国家出版基金项目
NATIONAL PUBLICATION FOUNDATION

何氏二十八世

医著新编

何氏内妇科临证指要

何新慧 主编

孔祥亮 刘恬姗 何大平 何以丰

何婷 周毅萍 姚亮 蔡珏 王振伟 参编

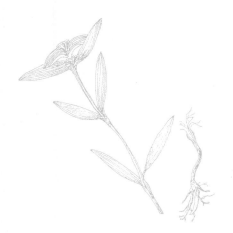

全国百佳图书出版单位

中国中医药出版社

·北京·

图书在版编目（CIP）数据

何氏内妇科临证指要 / 何新慧主编；孔祥亮等参编 .—北京：
中国中医药出版社，2023.8
（何氏二十八世医著新编）
ISBN 978-7-5132-8008-2

Ⅰ . ①何… Ⅱ . ①何… ②孔… Ⅲ . ①中医妇科学—
中医临床—经验—中国—现代 Ⅳ . ① R271.1

中国版本图书馆 CIP 数据核字（2022）第 255345 号

中国中医药出版社出版

北京经济技术开发区科创十三街 31 号院二区 8 号楼
邮政编码　100176
传真　010-64405721
山东临沂新华印刷物流集团有限责任公司印刷
各地新华书店经销

开本 710×1000　1/16　印张 20.25　彩插 1　字数 309 千字
2023 年 8 月第 1 版　2023 年 8 月第 1 次印刷
书号　ISBN 978 - 7 - 5132 - 8008 - 2

定价　99.00 元
网址　www.cptcm.com

服 务 热 线　010-64405510
购 书 热 线　010-89535836
维 权 打 假　010-64405753

微信服务号　**zgzyycbs**
微商城网址　**https://kdt.im/LIdUGr**
官 方 微 博　**http://e.weibo.com/cptcm**
天猫旗舰店网址　**https://zgzyycbs.tmall.com**

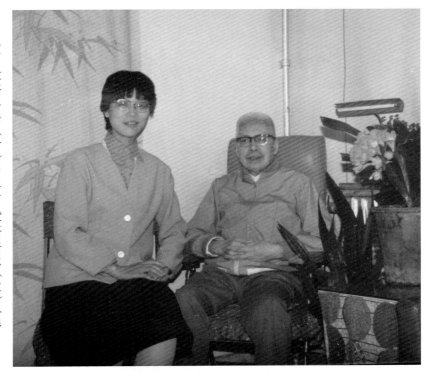

二十八世何时希（右）与二十九世何新慧（左）合影

摄于 1988 年 5 月。

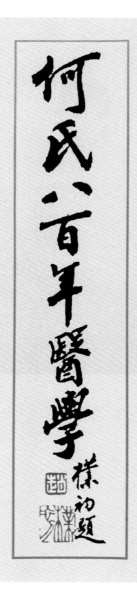

何氏八百年醫學 樸初題

20世纪 80 年代中国著名社会活动家、诗人、书法家赵朴初（1907—2000）为何氏医著题写书名

2

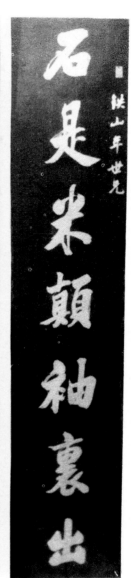
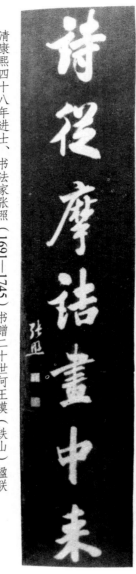

石是米颠袖裏出

诗从摩诘画中来

清康熙四十八年进士、书法家张照（1691—1745）书赠二十世何王模（铁山）楹联

3

玉林官舍怅盘桓未坐餼麦

青眼看十日羽觞举坐醉同

时莲华尽次欵 予晤先生在浙江巡抚鹿山李公署时为壬午冬

为陈澂君经王明经卓人

鹤书徵名永归鱼

鸿爪飘零各任栖芜熊挟身铜

好喜简高古史曾为此影 先生搜铜枝一枝踔铜牌山庄埽叶

菁圃之乾埽叶读书别墅

寄怀薛一瓢徵君　何王模诗

七榆草堂诗草

青浦何其章小山

秋心在襟　落月如梦　萝阴爽碧居庭　烟凉　小山词境似之　丙戌冬月廿晋　改琦

清末著名诗人、书画家改琦（七芗）（1773—1828）为二十三世何其章（小山）所著《七榆草堂诗稿》（右）题字（左）

清末书画家祁文藻为二十五世何运亨（八愚）书联

6

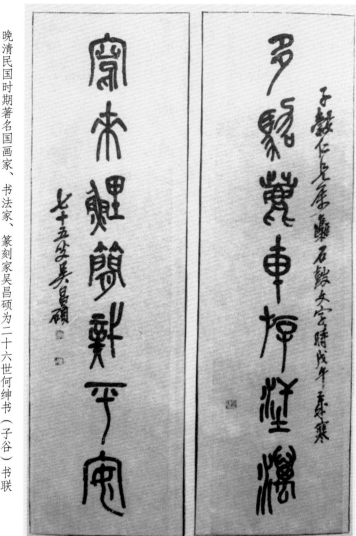

晚清民国时期著名国画家、书法家、篆刻家吴昌硕为二十六世何绅书（子谷）书联

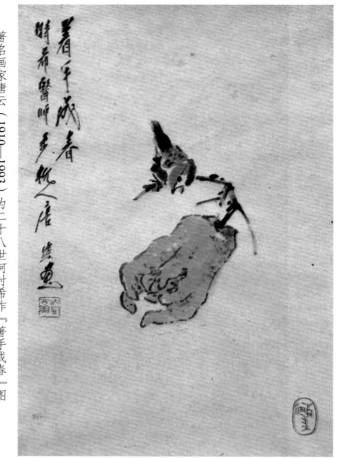

著名画家唐云（1910—1993）为二十八世何时希作『著手成春』图

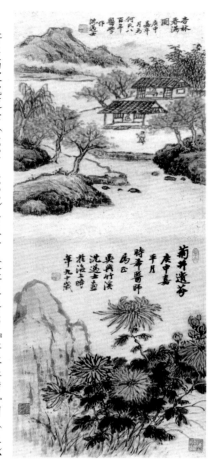

著名画家沈迈士（1891—1986）为二十八世何时希画『杏林春满』图（上）、『菊井遗芬』图（下）

著名学者、诗人、书法家、教育家沈尹默（1883—1971）为二十八世何时希画墨竹扇

何（十三印）

陈巨来　陈巨来　方去疾

方去疾　方去疾

方介堪　陈巨来

方介堪　方去疾

方介堪

方介堪

叶潞渊

著名篆刻家方介堪（1901—1987）、陈巨来（1904—1984）、叶潞渊（1907—1994）、方去疾（1922—2001）所作何氏印谱

11

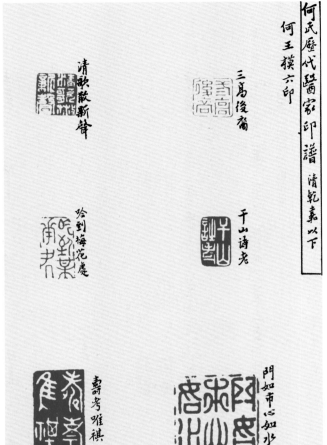

何氏歷代醫家印譜 清乾嘉以下

何王模六印

三島後裔

千山詩老

清歌散新聲

吟到梅花處

壽考唯祺

問如市心如水

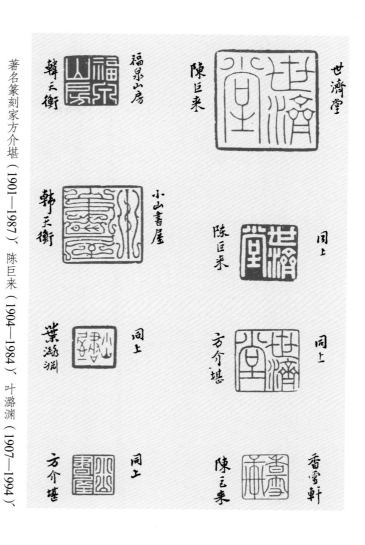

著名篆刻家方介堪（1901—1987）、陈巨来（1904—1984）、叶潞渊（1907—1994）、韩天衡（1940—　）所作何氏医家室名斋号印谱

七世何天祥——世济堂

二十二世何世仁（元长）——福泉山房

二十三世何其章（小山）——小山书屋

二十四世何昌梓——香雪轩

总序

何氏中医是吾祖辈世代传承的家业，自南宋至今已有 870 余年，历 30 代，曾医生群出，事业辉煌，成就显赫，令人自豪。传到吾八世祖元长公已二十二世，定居青浦重固，一脉相承，名医辈出，记忆中二十三世有书田（其伟）公、小山（其章）公等，二十四世有鸿舫（长治）公、端叔（昌龄）公等，二十六世有乃赓公，二十七世有我的祖父补榆（承耀）公等。小山公是我七世祖，一生济世为民，鞠躬尽瘁死而后已，他不仅医术精湛，且诗赋甚好，著有《七榆草堂诗稿》，手边这份今已泛黄的诗稿乃三叔维俭手抄，在诗稿末页，三叔记述了抄写经过：诗词原稿由父亲补榆公赠之，收藏箧中，时隔 22 年后，在 1963 年春节，维勤（按：我的父亲）哥到访说：时希（按：其六世祖是书田公）弟在编辑何氏医药丛书，需要我们弟兄收藏的有关何氏医书药方、文物照片等，对此，我们应大力支持。于是维勤哥献出先祖乃赓（端叔之孙）公照片，维馨（按：我的二叔）哥献出鸿舫公药方 32 张，维俭则献出此诗稿，翌日即送到时希府上，同观，并抄录保存。最后，三叔还感慨写道："祖先的伟大成就世传不绝，至今第二十八代，代代有名医，活人无算，但目今来说，何氏的医生太少了，二十七世何承志一人，二十八世何时希一人，只二人，希何氏子弟应竭尽智能，发掘何氏医学宝库，把医学发扬光大，为民服务，能有更多的传人为广大人民康健幸福而努力贡献。"

我作为何氏二十九代，一生从事生物学，研究动物、植物，成为这方面的专家权威，虽与医学有点关联，但终不能为医救人。所幸的是吾四叔维雄之女新慧 1977 年考入上海中医学院（今上海中医药大学）中医系，成为中医师而继承祖业，二十九世有传人了。她自幼聪慧，勤奋好学，努力奋斗，晋得教授、博导；2013 年"竿山何氏中医文化"入选上海市非物质文化遗产名录，她是代表性传承人。更令人兴奋喜悦的是新慧倾其智能，殚精竭虑，废寝忘食，历时五载，主编了《何氏二十八世医著新编》，洋洋数百万字，分列 11 册，有中药、方剂、外感病、内伤病、妇科、医案等专著，以及医家专著，如十九世何嗣宗、二十二世何元长、二十三世何书田、二十四世何鸿舫、二十八世何时希等。收录的医著较全，现存的何氏医著基本无缺，并对这些医著作整理校注以及评析，不仅使诸多抄本、影印本得以清晰明了，更释疑解难，使读者读之易懂易学，尤其是《何氏内妇科临证指要》一册，集何氏医学之大成，是传承发扬何氏医学的典范，能对临证指点迷津。至此，前辈的心愿得以实现，即如新慧所说："此套著作既告慰先辈，又启示后学，何氏医学代代相传，永葆辉煌。"故乐以为序。

何新桥

二〇二二年十月

前言

何氏中医自南宋至今，已历 870 余年，绵延不断，世袭传承 30 代，涌现了 350 余名医生。悬壶济世，医家足迹遍布吴、越、燕、豫、关、陇等地，服务患者无数，甚有辛劳过度，以身殉职的医生，如二十三世何其章；著述立说，积淀了深厚的中医文化、医学理论，以及丰富的实践经验。治疗病种遍及内科、妇科，抑或有儿科、五官科等，主要病种有外感温热病、咳喘、肺痨、痞积、鼓胀、中风、消渴、虚劳、痿痹，妇人月经不调，胎前、产后诸疾等。

何氏中医祖居河南，《镇江谱》所记始祖为何公务，是宋太医院使。世系传承主要有 5 支：镇江、松江、奉贤、青浦北竿山和重固。《青浦谱》中不少传序均称"何楠始为医"，《松江谱》说光启之四子何彦猷"为镇江始祖"。何楠与何彦猷是兄弟，均为何光启之子，何光启是何公务之四世孙，亦为医。《中国人名大辞典》说何彦猷："绍兴中，为大理丞。时秦桧诬岳飞下狱，彦猷言飞无罪，万俟卨劾其挠法。罢黜。"据考定当为 1141 年，由此而推为镇江支起始。而何公务至光启的四世部分，是为何氏一世以上的医家，可见何氏在南渡以前，在开封已有为医者。松江支源于四世何侃，他是何沧的曾孙，约在 1230 年。何沧与何彦猷是堂兄弟，《松江府志·卷六十二·寓贤传》载："从弟沧扈跸南渡居黄浦南之余何潭……爱青龙镇风土遂卜居。"当时青龙镇的商业和海上贸易已相当发达，更有良好的文化生态，人文荟萃，何侃亦迁居于青龙镇，悬壶济世，成为上海中医的始祖。奉贤支源于十六世何应宰，约在 17 世纪初叶。《何氏世乘》(《奉贤谱》) 说何应宰："从政长子。字台甫，号益江。徙居庄行镇，医道盛行。品行卓绝，乐善不倦。"何应宰之父何从政，为太医院医士。青浦北竿山支源于二十世何王模，字铁山，号萍香，约在 18 世纪 30 年代。《青浦谱》谓其："为竿山始祖。世居奉贤庄行镇……习岐黄术，名噪江浙间。性好吟咏，信口成篇，不加点窜。"重固支源于二十二世何世仁，字元长，何王模之孙，他于嘉庆八年（1803）迁到青浦重固，是重固一支的始祖。何元长旧居临靠重固镇河通波塘，当年登门求医的患者排成长队，求医者的船只停满河港。自何元长而下，一脉相传30余位医生，其中二十三世何其伟（字书田）、何其章（号小山），二十四世何鸿舫，均为一代名医。

何氏医学代代相传，在这漫长的岁月中能累世不绝，除了医术、医技外，还有文化因素，即医学与文化相互渗透，相互支撑，共同前行。何氏家族在元代已有"世儒医"的称呼，如七世何天锡，字均善，有钱塘钱全徵所撰《赠世儒医均善何先生序》中说："处博济之心，行独善之事者，其唯何君乎。"世医与儒医合流，宋元以降是较常见的，如刘完素、张元素、李时珍、喻昌等。因此，何氏医家始终将理论功底置于首位，在行医的生涯中，不断提高医学素养，且心存仁义，医德高尚，故能达到较高境界。何氏众多医家的医名、事迹被载入史册，如《中国医学人名志》《中国医学大辞典》《中国人名大辞典》以及地方谱志中，或被历代医家、学者所重视并记载，如陆以湉《冷庐医话》、魏之琇《续名医类案》、姚椿《晚学轩文集》、石韫玉《独学庐诗文集》等。一些著作被收录于《全国中医图书联合目录》。范行准、陈邦贤等学者均对何氏世医做出高度评价，认为是国际医学史上少见的奇迹。

何氏世医共有49位医生任太医院医官，更有众多医家拯救生灵，盛名于世，并留下了精深专著，据考有120余种，近千卷，现存50余种，包括医论、本草、方剂、医案等。如明六世何渊著有《伤寒海底眼》，是何氏现存最早的医著，且开启了何氏伤寒温病专著的先河，十七世何汝阈著《伤寒纂要》、二十二世何元长著《伤寒辨类》、二十四世何平子著《温热暑疫节要》等均受其影响，既有继承，又有发展。又十三世何应时、十四世何镇父子二人专注于本草与方剂，著有《何氏类纂集效方》《何氏附方济生论必读》《本草纲目类纂必读》等书，其中收有不少何氏效方以及用药体会和经验，实难能可贵。还有十三世何应璧著《医方捷径》，书中所述妇人病和胎前产后病的诊治思路和方法，为后辈医家在妇科病辨治方面奠定了基础。十九世何嗣宗著《何氏虚劳心传》《何嗣宗医案》，其对疾病的认识以及提出的理论思想、治疗法则、养生却病等精粹，是何氏世医诊治内科病的典范，有承前启后的作用。此外还有诸多医案专著，如《何元长医案》《何书田医案》《春煦室医案》《何鸿舫医案》《壶春丹房医案》《何端叔医案》《何承志医案》《医效选录》等，从中可见世医学术思想的传承和发展，亦反映了医家善于辨证论治、用药精细、轻清灵动、讲究炮制等医术、医技。

这些医著蕴含了丰富的医学理论、学术思想、临床经验和特色，这不仅是何氏中医的灵魂，亦是传承发扬何氏医学的根基和保障，更是中医学史上难能可贵的资料。由于年代久远，文献散佚甚多，在20世纪80年代，二十八世何时希曾对一些文献做收集整理、抄录影印，计有42种，分为35本书出版（上海学林出版社），多为单行本。其中23本书为抄本，这对保存何氏医学文献起了很大作用。转眼到了2013年，"竿山何氏中医文化"被列入上海市非物质文化遗产名录，并认定二十九世何新慧为代表性传承人，保护发扬光大何氏医学的工作迫在眉睫，责无旁贷。自2014年起，着手整理现存何氏二十八世文献，分四个步骤：首先对现存何氏文献作进一步的收集整理，在原来42种基础上去芜存菁，主要是剔除内容重复，纠正张冠李戴者，留取37种，新增5种，计42种；接着按书种分档归类，计有伤寒温病、本草、方剂、妇科、医案、以医家命名专著等6类，前5类每类合刊为1本书，以医家命名专著有5本，即何嗣宗医著二种、何元长医著二种、何书田医著八种、何鸿舫医案与墨迹、何时希医著三种，这些医家的著作有的已归入前5类专著中，剩余的合刊为个人专著；然后逐一对收入的每种书进行校注和评析；最后通过对上述42种医书做分析研究，将何氏医学理论思想、临床诊治的璀璨精华挖掘展示，书名《何氏内妇科临证指要》。历经五载，洋洋数百万字而成本套丛书《何氏二十八世医著新编》，共11本，以飨读者，便于现代临床研究学习与借鉴，并能更好地继承、发扬、光大。

本套丛书在编撰过程中，对各书中有关医家传略等内容有所增删梳理，以较完整地反映作者的生平事迹，个别史料较少的医家，如十三世何应时、何应豫未出传略。原各书的"本书提要"均作了删增，或重写，以突出主要内容和特色。对于错字、异体字、古今字、通假字、繁体字等一并纠正，不出校注。药名据《中医大辞典》予以统一。原书中双排小字及书的上栏眉注均用括号标出。新增书种版本出处，以及有些目录与内容不合之处等改动，在各书中另行说明之。鉴于水平有限，未尽之精粹，或有舛误之处，望高明者以及后学之士指正与挖掘。

何新慧

二〇二二年十月

本书提要

　　本书是对何氏现存二十八世医著 42 种进行整理分析研究、总结提炼而成。

　　本书在概论中阐述了何氏中医理论的核心思想及主要的临床经验、特色，以及其形成和积累的过程。在内妇科病证两篇中，选择何氏医家主要诊治病种，分列 28 节，其中内科 16 节，妇科 12 节，涉及病证 45 种。每节中分别从病证认识、治法切要、擅用方药、病案举隅等方面进行阐述。书采众家，其中药味多取习用名称，未按现代规范过多修改，仅对错误处进行相应更正。由于古代病证分类较模糊，有些病证表现有相似或夹杂之处，或何氏对其病机认识及治疗有类同之处，故合并一节论述，其中包括相似或相类病证的鉴别诊治要点。在调护养生篇中介绍了何氏医家有关调摄、保健、养生的方法和经验。以冀后世学习继承和发扬光大。此外，在附篇中对何氏中医文化的研究和何氏医家事略、谱系等做了论述和介绍。

目录

概

论

何氏医学源远流长，历 870 余年而不衰，形成了系统且具特色的理论思想和临证经验，此乃众多医家在漫长的行医过程中研读经典、学用结合、立足临床、总结提炼、传承发展才得以成就的。了解何氏中医理论思想的形成及临证经验的积累过程，有助于理解和掌握何氏医学的精华，有助于继承和发扬何氏医学，使其更好地用于临床、服务民众，亦有助于中医人才的培养。

一、何氏中医理论与观点的形成

从何氏医学现存文献及相关史料看，何氏中医理论和观点的形成，主要有四方面的成因：其一是有学于《内经》《难经》以及《易经》的理论；其二是有考于《伤寒论》《金匮要略》等经典书籍的辨治样本；其三是有鉴于历代各派名家如钱乙、张洁古、朱丹溪、李东垣、缪仲醇、李时珍等的论点；其四是有赖于临床实践，患者的需求敦促医者"勤求古训，博采众方"，悉心细究，开拓创新，传承发展。何氏世医自南宋至今，在漫长的岁月中学经典，做临床，不断锤炼，逐渐积累而形成了丰富的何氏学术思想与观点，其中有不少特色，成为指导临床的理论主线，且有世袭传承、不断发扬光大的足迹，现就其主要者，聊举数例。

外感病的发生，甚则流行，在历代疾病谱中始终是占主要地位的，故何氏医家诊治甚多。他们在临证中发现除单纯的外感致病，还有在内伤的基础上感受外邪，以及外感导致内伤的诸多患者，因此提出以内因为本，感受外邪为标，二者共同致病的理论。六世何渊《伤寒海底眼》首篇"病机总论"即说："夫伤寒何由而起也。经曰：'邪之所凑，其气必虚。'[1] 故元气充实，肌表固密，则邪不易入，而内不受伤，所谓藩篱固而贼难攻，内有备而外难侮也。若使元气衰于嗜欲之不节，脾胃衰于饮食之不调，肌表衰于起居之不慎，则风寒易于感冒，或坐卧当风，或远行劳逸，或空腹勤动，因而感受寒邪。"可见对于外

---

[1] 邪之所凑，其气必虚：语出《素问·评热病论》。

感病的发病，一方面强调机体内在元气充足与否，另一方面即提示是否有外邪所干。而之所以正气有虚，乃饮食、起居、劳逸不当等所致，由此亦揭示了防病与诊治的关键。

在内伤基础上感受外邪，此种情况在《伤寒论》中即有阐述，仲景提出六经病均有中风，其中太阳中风可谓单纯外感，其他五经病中风均是在原有疾病基础上感受外邪，如："阳明中风，口苦咽干，腹满微喘，发热恶寒，脉浮而紧。若下之，则腹满小便难也。""少阳中风，两耳无所闻，目赤，胸中满而烦者，不可吐下，吐下则悸而惊。"仲景虽未出方，但治疗显然不能沿用麻黄汤、桂枝汤，当疏风解表，兼清里热。又："太阴中风，四肢烦疼，阳微阴涩而长者，为欲愈。""少阴中风，脉阳微阴浮者，为欲愈。""厥阴中风，脉微浮为欲愈，不浮为未愈。"由于三阴病属阳气虚衰，感受外邪后可致疾病加重，故仲景辨脉以测预后，凡阳气存尚能抗邪者可治，否则预后不良。何氏医家临证当有同感，十七世何汝阈在其所著《伤寒纂要·伤寒赋第一》中提出"伤寒为病，反复变迁"的观点，即外感病既有六经传变规律可循，又有诸多不可预测的因素影响而出现千变万化的病况，其中当包括患者素有体质，是否有基础疾病等，故临证当随证治之。比如外感热病的诊治，他认为辨别虚实尤为重要，实证以祛邪为主，一旦正气虚极，则要及时扶正，脉象是辨证的重要依据。如《伤寒纂要·热论第三》说患者"始得之，多气高而喘，身热而烦，其脉缓大而虚，或头疼，渴或不止，皮肤不耐风寒而生寒热，此乃劳役损伤，自表之里，宜补中益气汤"。二十二世何世仁（元长）《伤寒辨类》中有专门论述劳力伤寒、夹食伤寒、夹痰伤寒、夹气伤寒、夹血伤寒等，其发病均在内伤因素的基础上感受外邪。在此理论思想指导下，何氏所论伤寒病的内容主要有三类：单纯的外感，内伤基础上的外感，以及外感后导致内伤。

熟谙五脏生克关系，并在疾病诊治中应用，这是何氏世医的特长之一。《素问·标本病传论》谓："诸病以次相传，如是者，皆有死期，不可刺。"这是言五脏循五行相克次序发生克制太过，而出现相乘的传变。十九世何炫（嗣宗）《虚劳心传·虚劳总论》中说"病之传变，尤宜熟察。如肾传心，心传肺，五脏相传，每侮而乘之，谓之贼克，大凶之兆"即言此现象，患者抗病能力很差，一脏之病，五脏皆受累，临床当高度重视，防止五脏克遍而病危不治。又《难经·五十三难》曰："经言七传者死，间脏者生，何谓也？然：七传者，传其所胜也。"何嗣宗阐释说："如肾病必不传心而传肺，此间一脏，以子病及母也。肾病不传心、肺而传肝，此间二脏，以母病及子也。如肾病不传心、肺、肝而传脾，此间三脏，而传于己之所不胜，所谓轻而侮之也。"此言五脏病变不按五行相克次序而发生传变，如肾病传肺，即间隔一脏心，然肾与肺有五行相生关系，即金生水，故肺金为母，肾水为子，此种传变是为子病及母。同理，肾病传肝，此间隔心、肺二脏，而肾与肝亦是相生关系，即水生木，所以肾水为母，肝木为子，此即母病及子。这两种情况是非常容易发生的，如肺病日久，肾水亦亏；肝病发生，乃根于肾水不足等。至于肾与脾，原本土克水，但是当肾水太强时，或脾土太弱时，反而受到肾水的反克，即反侮，于是发生了肾病轻而易举地传于自己所不胜的脾，临床上脾肾同病是常见的病况。由此种种病情，其产生的根源都与五脏之间原有的相互资生、相互制约关系的被打破有关，如不明白这些五脏之间的生理、病理关系则无法把握治病的主动权，亦不能取得满意的疗效。因此何氏医家非常重视五脏相传乘侮病况的发生而往往治于未病。

二十八世何时希对此颇有见地，在其《读金匮札记·治肝补脾之要妙》中有载，试举一例："《金匮要略·脏腑经络先后病脉证》说：夫肝之病，补用酸，助用焦苦，益用甘味之药调之。酸入肝，焦苦入心，甘入脾。脾能伤肾，肾气微弱则水不行；水不行则心火气盛，则伤肺；肺被伤则金气不行；金气不行则肝气盛，则肝自愈。此治肝补脾之要妙也。肝虚则用此法，实则不在用之。经曰：虚虚实实，补不足，损有余，是其义也。余脏准此。"此段原文虽是谓"治肝补脾之要妙"，然何时希从五脏辨治纲领角度认为，治病之法，首先要辨明所病脏腑之虚实，一般先治本脏，此乃常规；不效，则进而以求脏腑胜复生克之治。如治肝实者，先泻肝以治本脏；其次可补脾以御肝，或助肺金以制肝木。如治肝虚，先当补肝；不效，或肾虚者则补母以养子，滋水以生木，或养其心火，子健则不盗母气，母体可以自复。又原文所谓酸、苦、甘三法，何时希解释认为酸补肝，以治肝虚；苦补心，心旺不盗母气，肝木可复；甘补脾，肝实脾虚当用之，因此，酸、苦二法治肝虚，甘法治肝实。可见治已病和治未病两者相辅相成。其分析有理有节，颇合临床，可参考运用。

　　阴阳五行与人体五脏相应，具有对立统一的关系，故人体五脏当互相制约，相协相调，以达平和安康。这一理论思想颇具哲理，而何氏医家普遍具有儒学背景，擅于将哲理、文理与医理融会贯通，并进一步用于指导临床，这是何氏医习常遵循的，且是承前启后的。如十三世何应璧（继充）《增编药性赋·用药法象论》认为：天地有阴阳，阴阳无限可分。即宇宙间的任何事物都可概括为阴和阳两类，这就是事物既相互对立又相互联系的现象。而天人相应，故人体部位、器官、脏腑亦具有阴阳对立统一的概念，包括发病的季节、所用的药物等均有阴阳归属的现象和特性，而这一切现象，作为医者在诊病用药时均要仔细把握，确认无误，才可施行。何汝阈《伤寒纂要·伤寒赋第一》说："土衰木旺则为贼，能克无制之灾。水升火降则为和，会见欢忻之举。"此从五行五脏生克关系角度分析认为脾虚、肝火旺（木亢乘土）则于病不利；肾水充盈上济于心，心火下降于肾，水火既济（制约）则平和安康。何时希《雪斋读医小记·亢则害承乃制浅解》中对《素问·六微旨大论》"亢害承制"理论，即五脏之间"亢则害""承乃制"的相互关系阐释甚明，颇有心得。他认为：亢，实也，皆不虚之义；害（动词），传也，侮也，皆相克之义。因此亢则害，言其邪盛为实之相克病理变化，寓有病转重之义，即如肝火旺则乘脾土，导致脾虚。承乃制，既解释亢虽为害，而有承则不害，又谓有相生之道介于其间，则可以制其相克，使不为害，意义较深，如母以生子，子又生子，此亦相生之常。仍以肝火旺脾虚之例说，滋水可以涵木，木能生火，火又生土，土得此气之煦，可以抗击贼邪而不病。说明承乃制言其正虚之相生病理变化，寓有病转轻之义。因此，亢害与承制是机体的必然病理变化规律，既有五脏之相克相害，而复又有五脏相生相制，以调其平衡。对于此现象何时希有谓："人之气血阴阳，五脏相互约制而又循环灌养，盖处于此相克相生、相害相制，所谓'动态循环'中生存，然后生生得以不息。"这些理论是何时希辨治妊娠病子烦、子痫等证的指导思想，在《妊娠识要》中他主张"子烦"阶段要积极治疗，清心凉营，气营双清，以平心火之亢，以防亢则害而病进为"子痫"。同时需养心血、补肾滋阴，以收滋水济火之功，又可获滋水涵木之效，此即承乃制，亦是治本之意，尤其在"子痫"发作，平肝风、降心火救急治标之后，必须进一步这样治本，方能巩固疗效和防止再发。

脾胃虚损是疾病发展之关键，何氏医家深刻领会这一思想并运用之。《难经·十四难》云："一损损于皮毛，皮聚而毛落；二损损于血脉，血脉虚少，不能荣于五脏六腑；三损损于肌肉，肌肉消瘦，饮食不能为肌肤；四损损于筋，筋缓不能自收持；五损损于骨，骨痿不能起于床。从上下者，骨痿不能起于床者死；从下上者，皮聚而毛落者死。"因皮毛为肺所主，血脉为心所主，肌肉为脾所主，筋为肝所主，骨为肾所主，故分别指代五脏。此文是《难经》论损至脉的病证，至脉的病由肾到肺，是从下向上传变的，损脉的病由肺到肾，是从上向下传变的。脾属土，位居于中，无论病由肾到肺，抑或由肺到肾地传变，大凡传过于脾胃，病已不浅了，如再发展下去，五脏传遍，则是死证。可见脾胃虚损在疾病发展中是处于重要地位的。何氏医家深明脾胃的重要生理功能与在五脏中所处的关键位置，因此在何嗣宗《虚劳心传·调治三要》中提出的虚劳治疗三大要中，就有培脾土法，这是阻断疾病恶化而向好转变的重要治法。何嗣宗还进一步阐述道："盖脾胃之强弱，关动五脏，况土强则金旺，金旺则水充。又当男子以脾胃为生长之本，女子以心脾为立命之根，故以此治虚劳者，无论何脏受伤，皆当以调养脾胃为主。"这又从五行相生关系看，土生金，金生水，配属五脏可知，脾气强健，则肺之气阴旺盛，肺旺则肾中精气充盈。况无论男女，脾胃都是生长立命之根本。因此不管何脏虚损，调养脾胃总要顾及，不可忽视。何嗣宗且以理论指导实践，如《虚劳心传·选方并论》中载自制"四五培元粉"以治虚劳，此方的构思，即如他所言："《易》曰：大哉乾元，万物资始；至哉坤元，万物资生。人身小天地，其藏象悉皆应之。故肺主气，其象如天，天道下济而光明。其在经曰：肺朝百脉，输精于皮毛。脾为孤脏，灌溉四旁，其象应地，地道卑而上行，其在经曰：脾气散精，上归于肺，通调水道，下输膀胱。若使土不能生金，则肺气先绝。其见于外者，毛发憔悴，形容枯槁，咳嗽气促不能言。诸病从生，变症蜂起，其祸可胜言哉。"由此可知，何嗣宗制此方是为治疗肺病而脾虚者。他又说："余深悯之，因构思一方，培补后天，以滋化源，名之曰四五培元粉。取地四生金，天五生土之义。"金指肺，土指脾，肺金与脾土在五脏生克关系中具有相生关系，即肺为子，脾为母，方取子母相生法，即培土生金。

有鉴于此，何氏医家重视并擅于治脾成为其临证指导思想和特色之一。从何氏医著治法选方中可看出，既沿用了仲景的建中、理中之法，也吸纳了后世的补中、调中之法。如《伤寒海底眼》中以建中为名的方剂有大建中汤、小建中汤、柴胡建中汤、附子建中汤、黄芪建中汤、加味黄芪建中汤、黄芪建中加术附汤、当归建中汤、乐令建中汤、八味大建中汤、十四味建中汤等11首方。这些建中汤的运用具有层次性，先以小建中汤、小建中加当归汤为第一层次，两方的主症中均有腹中疼痛；第二个层次为附子建中汤、黄芪建中汤、加味黄芪建中汤、黄芪建中加术附汤，均是在小建中汤的基础上，出现了表虚、漏汗、足冷等表阳不固的症状；第三个层次为大建中汤、乐令建中汤、八味大建中汤、十四味建中汤，均在第二个层次上又加了人参、肉桂、蜀椒等热性药物，其组方逐渐向理中类靠近。以理中为名的方剂有理中汤、理中丸、参附理中汤、丁附理中汤、吴萸理中汤、香砂理中汤、安蛔理中汤、枳实理中汤等15方，治疗偏于温中祛寒，其所加之药分为两类：一是加入温药，以加重其温中的作用，如加附子、吴萸等，或加茯苓、花椒、乌梅以安蛔理中；二是加入理气之品，如丁香、枳实等，以加强其调理气机升降的作用。此外，在何氏所用方剂中，方中含有二陈汤底方的多达60余首，对二陈汤加减变化之法也有20余种，此与江南气候温润潮湿，易生痰湿，而湿邪易伤脾有关。如何元长《伤寒辨类·痰症类伤寒》中以二陈汤为基本方，随证加减，并有一些验法验方，如凡痰久胶结，状若寒凝者，须用温药引导；痰在胁下，非白芥子不能达；痰在皮里膜外，非竹沥、姜汁不能导。凡痰药用竹沥、姜汁、磨木香为传送，外用炒姜渣揉熨，其法甚妙。另外，在何氏所用方剂中，以调中、治中，养脾、归脾，安胃、养胃等命名，治疗以中焦脾胃为重点的方剂有50余首，可见何氏对于中焦脾胃的重视。

朱丹溪《丹溪心法》将郁证分为气郁、湿郁、痰郁、热郁、血郁、食郁等六种，何氏医家多宗之，并有己见。如《何元长医案》中认为六郁中常见气、火、痰三郁。二十三世何其伟（书田）《何书田医案》中认为郁证多由于情志所伤，肝气郁结，进而引起五脏气机不和所致，其中尤以肝、脾、心三脏受累为多。情志不遂既伤心损脾，又使肝失条达，气失疏泄，肝气郁久则化火，脾失健运则生痰，气郁、火郁、痰郁由是而生，因此治疗以调和肝脾为要。这种善学善思、在学用中提高进取的例子，在何氏医著中不乏少数，亦是何氏医家的长处。

在组方用药方面，何氏医家亦以《内》《难》二经为准则。如治虚劳方的组方原则，《灵枢·邪气脏腑病形》说："阴阳形气俱不足，勿取以针，而调以甘药也。"《内经》这一以甘药调阴阳之旨意，张仲景亦用之，如小建中汤，即以甘药建立中气，以生血化精，何嗣宗《虚劳心传》称之"为复虚劳之良法"。又《难经·十四难》："损其肾者，益其精，此治损之法也。"《虚劳心传》中治阴虚火旺、骨蒸劳瘵的保阴煎，其组方的指导思想，即体现了滋阴填精益肾为主，益气建中补脾为辅的治法，方中有甘草一味，何嗣宗注曰："妙在此味，《经》所谓调以甘药也。"此外，《素问·阴阳应象大论》说："精不足者，补之以味。"何嗣宗认为："非独药也，五谷之味皆味也，补以味而节其劳，则渐有余矣。"此说尚可取，五谷等食物调补，再加节劳减负，均是虚劳治疗所必需。

何应璧《增编药性赋·五脏经络补泻法》中所述的五味补泻，是据《素问·脏气法时论》所说而来，如病在肝，用辛补之，酸泻之；病在心，用咸补之，甘泻之；病在脾，用苦泻之，甘补之；病在肺，用酸补之，辛泻之；病在肾，用苦补之，咸泻之。所云四气补泻，当据《素问·宣明五气》所说的五脏所恶理论而得出，如心恶热、肺恶寒、肝恶风、脾恶湿、肾恶燥等。他对药物功效的认识有其独到之处，且对后辈，尤其是何嗣宗所著《何氏药性赋》影响较大。如柴胡在脏调经，在肌主气；升麻引诸药游行四经；防风泻肺；木香泻肺气；槟榔有引诸药下行功能；吴茱萸散寒通阳止痛，对咽部、心胸部阻塞疼痛均可应用等。又何元长《治病要言·咳嗽》谓："治表，药不宜静，静则留连不解，变生他病，故忌寒凉收敛，所谓'肺欲辛'是也；治内，药不宜动，动则虚火不宁，燥痒愈甚，故忌辛香燥热，所谓'辛走气，气病无多食辛'是也。"此论乃据《素问·五脏生成》和《素问·宣明五气》之说。

十四世何镇《本草纲目类纂必读》中吸取了诸多本草著作的内容，如南北朝时期药学家陶弘景《本草经集注》，宋·唐慎微《经史证类备急本草》，宋·苏颂《图经本草》，宋·寇宗奭《本草衍义》，明·李时珍《本草纲目》等，但他对某些药物的功效不拘泥于本草或古人所说，而是依据实际，独立思考。如木香，本草云主气劣、气不足，补也，但何镇认为木香和气兼散，若云能补，则未也，归脾汤内加，恐黄芪、白术壅补，以此疏之耳，又芳香醒脾之意也。香附，本草多认为是女科之要药，然何镇说亦可施于男子，不可忽也。又如众以为柴胡治寒热必用，何镇主张要辨证为先，如虚阳现于外而发热者万不可用。并提出柴胡治虚劳，非补乏也，加于滋补剂中以清热，则补者自补而清热之药正不可不佐使用之的见解。同理，升麻是升阳举陷要药，然非单用能取效者，其功专于辅佐。

综上所述，何氏医家既学经典，汲取精粹，又对经典著作进行研究和发挥，并结合临床实际，验证总结，形成了较系统的、颇有特色的学术思想和观点，尤其是那些经临床锤炼，并在世袭传承中不断发展完善的核心理论和观点：无论外感还是内伤，疾病的产生都与气血的亏损，或气血流行不畅所致，气血病变可累及五脏，五脏病变亦可波及气血，故何氏医家认为人体气血充盈流畅是根本，然其有赖于脏腑功能的和调。故治疗善用和理法，和理气血，以气机流畅为先导，因气能生血，气能行血；和理五脏，以疏和肝脾、调补脾肾为契机，因肝主气机之疏泄；脾为后天之本，气血生化之源；肾为先天之本，五脏阴阳之根本。这些理论、观点和诊治特色在何氏世医的学术思想和临床经验中是处于主流地位的，且不断发扬光大。

二、何氏临证经验与特色

何氏医家擅长内、妇科疾病的诊治，从现存何氏50余种医著文献看，其中医案专著12部，载医案5000余例，诊治病种50余种。其中内科疾病有四时外感和心脑、肺、脾胃、肝胆、肾膀胱等内伤杂病；妇科疾病有月经不调、带下、胎前产后病等，以及某些五官科疾病，如鼻渊、鼻衄、喉痹等。内科疾病中尤以肺、肝、脾胃病证为多，如咳嗽痰喘、咯血、吐血、痞积、鼓胀、脘痛嘈闷等。此外，虚劳、中风、痿痹等病证亦有不少。

何氏世医最多一代的医生有39人，是第十六世，第十七世也有38人，其时代约为明·隆庆间至清·嘉庆间（约1567—1803），这些医生分处在青浦、奉贤、镇江三地，医治了大量的患者。又何氏重固支系，自二十二世何元长至二十四世何长治（鸿舫），三世4人，其时代约为清·乾隆间至光绪间（约1776—1889），医务鼎盛，救人最多，医学成就辉煌，誉享大江南北（见《福泉山上海历史之源·何氏故居》）。医生诊治了这么多患者，那么当时在江南地区，常见病、流行病是什么呢？从这一时期留存的5部何氏医案著作看，年代跨度约自1690—1889年，多发病种有咳嗽、吐血、肿胀和痞积。

咳嗽、吐血，此吐血症从何氏医案叙述看，大都指咯血、咳血，故当为肺脏病，且以脏腑虚损为要，属虚劳范畴。虚劳一证，可见于因气血、脏腑等正气损伤、久虚不复的慢性疾病中，或因年老体衰所致，或某些具传染性、表现为虚弱证的疾病。虚劳病自古至今均为多发，在明清时期尤为多见，其中不仅有诸如肝硬化、高血压、糖尿病、肿瘤等慢性病所致，亦包括了相当一部分的痨瘵，即结核病，尤其是肺结核病所致。何氏世医面对诸多患者，大力诊治，积累了丰富的实践经验，其中具有代表性的医家是十九世何嗣宗，他擅治虚劳。在其著《虚劳心传·虚劳总论》中认为：虚劳一证总由脏腑内伤所致，且以五脏虚损为主。从其所罗列的肺阴消烁、肾精空虚、相火无制、心神血耗、火易上炎等病理变化来看，五脏阴精亏损、虚火内扰是为虚劳产生之根本。而五脏阴精亏损总由肾阴亏虚，真阴一亏则相火妄动，水不涵木则肝阳亢，肝旺则乘脾土、刑肺金，诸病乃生。

咳嗽、吐血，一方面是疾病发展所致，另一方面与强力负重，挫伤阳络有关，因古代民众体力劳动强度较大，像《何鸿舫医案》中说是"气屏力伤"，多以虚劳调治。何嗣宗《虚劳心传·调治三要》中对虚劳的治法有补肾水、培脾土、慎调摄等三大要，尤其擅于从阴阳平衡、五脏生克之理方面进行治疗，如培土生金、抑木保金、金水相生等理论指导下处方用药。何嗣宗提出的虚劳致病机理，以及主要表现，与二十二世何元长、二十三世何书田、二十四世何鸿舫等医案中所述的咳嗽、吐血病证中相当大的一部分病例类同，治疗既有沿袭，又有各自的独到之处，效果甚佳，颇具特色。

肿胀者在何氏医案中描述的症状多为鼓腹凸肚，满面灰黄，在当时大多是血吸虫病所致的肝硬化腹水，即鼓胀。痞积证，医案中有的记录是疟疾不解，致成疟母，亦有可能是血吸虫病所致，或属脾胃病、肝胆病等。可见当时血吸虫病、疟疾等猖獗区域之广且久。临床上大多先有痞积，后发展为鼓胀，常同时存在。对于此类病证，何氏医家既吸取《内经》和历代医著的阐述，又结合临床实际，提出自己的看法，如《何嗣宗医案》谓肝血虚则木强侮土，土失运化，湿热壅遏而成胀；《何元长医案》说是肝木犯胃；《何书田医案》认为是脾虚不运，肝气郁滞，瘀血内结；二十三世何其超（古心）《春熙室医案》以为是肝脾内伤，气阻水停，累及肺气不利，高源不行，甚则肾阳虚衰，火不化土；二十四世何昌龄（端叔）《何端叔医案》主张中虚木旺，或肝阴与脾气并伤；二十四世何昌福（平子）《壶春丹房医案》提出肝郁脾虚，下焦火衰；《何鸿舫医案》归为肝脾交困。由此可见，脾虚肝郁是主线，可涉及肺气不利和肾阳虚衰，尤其是下焦火衰，由此导致水停血瘀。这些认识与经验的形成，是诸多何氏医家辛勤努力、传承发展的结果。

痞积鼓胀的治疗，何氏医家认为，治宜扶正祛邪兼顾，不宜峻攻，如何嗣宗善用养肝运脾，理气活血，通利水气；何元长喜用分利法，并据证采用开泄、燥土、通阳、温补等法；何书田常用疏肝化滞、燥湿补中、疏和气血、温补滋纳等法；何平子所取治法尤多，然以分清疏理为主治，大多采用虚实兼顾治法，所出鼓胀方（方见内科病证篇，痞积鼓胀节），即以上补宗气，下通六腑为旨；何古心治疗亦以"疏""补"为大法，如温疏、疏理、疏化、疏通、培补、滋养等；何鸿舫治痞积、鼓胀以肝脾为主，兼顾肺肾，以行气为要，兼以祛水、化瘀。总之，采取和理肝脾、和理气血为主的法则。

中风一证，在古代文献中含义较广，然在何氏医案中，尤其是《何元长医案》所述中风病证以类中风为主，亦有少数为真中风，或有类中前兆者。类中风病机有阴亏而肝阳亢，或肝火夹痰，或下焦阳虚等，总属本虚标实之证。由于类中风属内虚暗风，治当清热、顺气、开痰，以救其标，次当治本，滋阴养血，或益气补阳，或阴阳气血兼治，辅以活血通络以收全功。何氏医家十分重视预防中风，如见足软肢麻、耳鸣头眩等先兆症，或年高气血两衰，或气亏阳弱、血不周流者，或气亏痰盛、肝阳内扰者，主张及时治疗，并叮嘱须开怀调养，戒酒谨慎以防微杜渐。这从当今来看，亦属十分重要。

又如痿痹，虽痿、痹、历节可分为三病证，但均病在筋、骨、肉，临床表现均以四肢，尤其是下肢的经络、肌肉、骨节疼痛，活动不利，甚则痿废为主症，即临床症状可兼有，故何氏医案中常痿痹并称。从何元长《治病要言》论述看，痿痹的形成，一是因风寒湿邪侵袭经络、肌肉、骨节所致；二是病邪痹阻脏腑经络所致的各种病证，如痛风、走注、心痹、肝痹、脾痹、肺痹、肾痹、胞痹、肠痹等病证。总之，痿证抑或痹证、历节，病久则正气亏虚，因脾主肌肉，肝主筋，肾主骨，故痿痹与肝脾肾关系密切。何氏医家治疗痿、痹、历节，总以祛邪通络、扶正疏经为要，初期多以祛邪通络为主，久病则多合以滋养固本。经验之谈，值得借鉴。

妇科病在何氏医著中亦占有一定的分量，诸如月经不调，痛经，不孕，脏躁郁烦，以及胎前产后诸疾，这些都是女科所常见、多发的病证。现存何氏文献中最早见有妇科病诊治的医书是明代十三世何应璧所著《医方捷径》，以及十三世何应豫的专著《妇科备要》。《医方捷径·妇女科》记载了许多妇科常用方剂，其中尤为重要的记载是："妇人一科有专工，余病皆与男子同，独有胎前并产后，血崩经候滞难通。常使乌陈和气饮，逍遥散服最多功，四物汤中加减用，怀胎凉燥莫交逢。"言简意赅，连同所创的乌陈汤（乌药、陈皮、川芎、甘草、当归、香附、芍药）、和气饮（紫苏、川芎、陈皮、甘草、厚朴、茯苓、荆芥）两方，表达了调和气血、调理肝脾的观点，体现了妇科病与肝脾、气血不和的密切关系，这一理论思想对后辈影响较大。从现存医案看，二十二世何元长以降，诊治妇科病，多从肝脾入手，注重气血的和畅。

如月经不调，《何元长医案》谓月经闭阻，亦属脾不统血；《春熙室医案》认为与冲、任、带脉等奇经关系密切，而奇脉统于肝脾，肝脾内亏，或脾虚肝郁则奇脉失调，经乱带下。又肝脾主气营，营虚气不调，则中空脉络阻滞；《妇科备考·经脉》认为崩漏总因血病，而但以微甚、虚实分辨之。何氏医家治疗月经不调重在调益血气，调和肝脾，《何元长医案》中治月经闭阻擅用建中养血法；《何书田医案》中治疗月经不调每以调冲任、疏肝络为主；《壶春丹房医案》中常用健脾疏肝法；《何鸿舫医案》中则擅从疏肝清营，和肝滋化入手，兼以益脾。对于崩漏不止，《妇科备考·经脉》谓"治此之法，宜审脏气，宜察阴阳。无火者，求其脏而培之、补之；有火者，察其经而清之、养之，此不易之良法也。"何时希《医效选录》中治经闭、不孕案，治疗虽以因证施治为主，但调经、补气血、活血、和阴阳等治法是共取而不可或缺的。何镇《本草纲目类纂必读》卷三载：泽兰为女科常用，调经通血脉，破宿血，使子宫清洁，自能调经结孕。此说甚有理，在古代能认识到子宫清洁始能怀孕，实属高明，乃临床经验之结晶。

对于胎前病，诸如妊娠呕吐、胎动胎漏、子肿子满，甚则子烦子痫等病证，何氏医家均有不少见解和对策。如治恶阻，主张疏利气机，调和肝胃，《医方捷径》创制乌陈汤、和气散，用药轻灵，安和母体与胎儿，并认为寻常亦可服。何元长治妊娠呕恶，擅用甘寒泄热，滋阴养胃。何时希治疗以补中气、安胃气、固胎气为大法。治胎漏，止漏安胎是治疗原则，何时希喜用补中益气升提，合以补肾固充奇经法。《本草纲目类纂必读》卷三有载用药经验，如牡丹皮凉血，不伤脾胃元气，且有滋肾降火作用，胎前可服，产后专医。苎麻根擅于安胎止漏，并能行滞血。《伤寒纂要·热论》谓："妇人妊娠，劳伤胎动不安，或下血，治宜疏气，不宜止血，瘀血去则血自止。"亦为经验之谈，可鉴。治子肿，何时希《医效选录》常以白术、茯苓为主药，且剂量重用至四两或六两，以运脾利水，这既是古人的经验，亦是何时希所赞赏和亲历的效验。

关于产后病，如产后发热，产后腹痛，何氏医家治疗首先据证，同时顾及产后的特点，因产后多虚，尤其是阴血亏虚。如外感发热，则发表不宜峻猛，且解表同时，常合以养血和营，以防伤正。治产后瘀血发热，或腹痛，《妇科备考》治以活血祛瘀，温经退热、止痛，用生化汤。《医效选录·蓐热辨治综述》认为产后首7日以畅行恶露、通行乳汁为第一义。《医方捷径》治产后病注重气血双调，肝脾兼顾，常用自制乌陈汤、和气散以疏利气血，调和肝脾，有益于产妇恢复。《本草纲目类纂必读》卷六载治产后气喘面黑欲死，乃血入肺也，用苏木二两，水二碗，煎至一碗，入人参末一两服，随时加减，神效，同煎服亦可。此类似今之产后肺栓塞，可参可研。

何氏世医诊病无数，因证因病施治，为提高疗效而创立的自制方达50余首。如何嗣宗《虚劳心传》创保阴煎、回生丸、清金散、加味清宁膏、白凤膏、四五培元粉等治疗虚劳。何应璧《医方捷径》创乌陈汤、和气饮调治妇科病。何书田《救迷良方》创忌酸丸、补正丸戒疗鸦片毒瘾。何其超《春煦室医案》载何氏自创方3首，加味六合定中丸治疗暑湿痞胀、泄泻呕吐；绀珠丸治疗怔忡健忘、头眩不寐；茉萆温中丸治胃脘痛。何平子《壶春丹房医案》创鼓胀方专治鼓胀。二十七世何承志《何承志医案》创三奇汤治再生障碍性贫血；金胆片治胆石症。何时希《医效选录》创安金膏治慢性支气管炎、哮喘；三龙三甲汤治肝阳上亢、头痛眩晕；胃痛象乌蜜方治胃脘痛；开音丸方、开音简方治咽炎失音；自制羚珀散、羚羊角汤治子痫；还有养心通脉祛脂茶等。十三世何应时《何氏类纂集效方》中载自制方23首，诸如七红丸治胃脘疼，诸气痛；天香快气丸治痰饮类膈气、噎病；镇怯丸治相火虚炎，厥逆冲突；秘方嚼化丸治久嗽不止；澄源固本丸治痰饮；鹿胎丸治精气虚损，眩晕耳鸣，梦遗精滑；琥珀镇心丹治神志失守，癫狂谵妄等。这些自制方中富含了何氏医家的诊疗经验和心得，疗效甚佳。

何氏世医对药物的功效主治，时有新的见解和使用经验。如荷叶常用新鲜之品，以解暑清热，滑石利水渗湿，清热解暑，合以甘草名六一散，何氏医家常用荷叶包之入药，清暑功良。桔梗有泻热、散寒邪、提气血多种作用，可通过配伍来达到，如配以辛温发表药则散寒邪，配清热药则泻热；欲治上部或肺部疾，则加入桔梗有提诸药到达病所之作用。如何元长认为，治头痛方药中需加用桔梗，以开提诸药上行，且多以风药治之，因高颠之上惟风可到，宜选用味之薄者阴中之阳，取其自地升天之功；咳病属上焦，故用桔梗为舟楫之剂，能引药上行达于高处。何镇认为玉竹能去黑黯，故对面部色斑有治疗作用；何书田谓可用于祛湿热而补脾虚。何时希认为琥珀通过配伍，可取得多种功效，如从镇坠药则安心神；从辛温药则祛瘀生肌；从淡渗药则利窍行水。此外，如防风不仅泻肺且泻肝；薄荷搜肝抑肺；天麻通血脉、疏痰气等，均为经验之谈，并得以传承。

药物产地、品种不同，则功效有异，这方面何氏医家亦有不少见解。如何镇《本草纲目类纂必读》卷一中论独活、羌活，他认为产地是关键，其气味、形色悉由地变，气味既变而主治自是有刚柔之异。又桂的种类较多，入药常用菌桂，官桂品质较好。何应璧《增编药性赋》谓厚朴须川中产，厚有紫油者佳；山栀宜取形紧小者；雷丸白者良，赤者有大毒，能杀人；乌药惟天台者为胜。此外，对于药物的禁忌和注意点亦有阐述，如《本草纲目类纂必读》卷三中说：附子，性大热、温阳散寒，能回阳救逆、拯危为安，然有毒，俗医不知，妄称补剂，日相习用，而伤人无算。然他亦列举数个久服且剂量较大的患者服之有益无害的例子，说明附子毒性与否可能与脏腑所禀之偏，或地气风土有关，不可一概而论。又如龙胆草之类大苦大寒之药，过服恐伤胃中生发之气，反助火邪，亦久服黄连，反从火化之义，《别录》云久服轻身，不足信也。何嗣宗《何氏药性赋》云川芎能通肝，但易走泄真气，不宜单服等。并认为凡补药、涩药必佐之以利气，故可配用陈皮，这对后辈医家颇有影响，不乏为喜用陈皮的依据。

何氏医家对于药物剂量的把控颇有特色。如《何嗣宗医案》载一病案：胃能纳食而脾不能运化，导致痰浊内阻而见呕吐，治疗重在扶脾，脾气健运，痰浊自去。方以四君子汤加橘红、枇杷叶，方中人参剂量由一钱渐增至五钱。并用结气丸，人参一两，橘红四两，每日开水和服一二钱。第二料起用人参二两，橘红三两，直至人参增至四两，橘红减至一两。从药物剂量的递增递减用法，可见何氏用药讲究药物功力与病情的适应性，以逐渐达到治疗目的。此法在何书田《救迷良方》戒烟方中亦有应用，采用忌酸丸与补正丸递减递增服用，直至纯服补正丸，至此烟瘾尽除而愈。

对于药物的炮制，何氏医家十分重视，因为炮制得当与否，不仅降低药物的毒性，还可提高疗效，故常因证制宜。如何首乌、茅术等炮制过程的九蒸九晒。地黄的炮制有多种，若痰多，用海浮石粉炒，或蛤粉炒；若脾虚纳少，用砂仁炒；若肾虚，用青盐炒；气逆用沉香炒；若心虚心悸用牡蛎粉炒。何嗣宗《何氏药性赋》谓：知母清三焦之火，不同的炮制可增疗效，如上行酒浸，下行水拌。山栀炒用止衄吐，泡酒用可凉肺胃。柴胡外感生用，升气酒炒，汗、咳蜜炒。吴茱萸治呕吐，用黄连炒；治疝，用盐炒；治血分病，用醋炒。茴香酒用入肾，盐用暖丹田。牛膝生用下行，入补酒浸。酸枣仁治疗多睡，用生；不眠用炒。何镇《本草纲目类纂必读》卷一中谓：当归如欲行表，洗片时；行上部，浸一宿；体肥痰盛，用姜汁渍，而经姜、酒浸制后，当归之流滑致泻弊端可减。此外，桃仁生用行血，炒用润燥。延胡酒炒行血，醋炒止血。诃子治疗久咳、久泻，生用则清金行气，熟用则温胃固肠。豆豉用桑叶、青蒿等同制，称清豆豉，可有辛凉解肌作用；如与麻黄、紫苏等同制，称淡豆豉，则有辛温发汗解表作用等。有些药经炮制可增强功效，如赤石脂宜醋炒，有益气生肌，止血固下作用。琥珀宜煮过，研粉，冲服则效佳。阿胶用蛤粉炒，滋肾养肝，和血补阴。均为何氏医家的心得体会。

总之，何氏医家之所以积累有如此丰富的临床辨证及组方用药的经验和特色，与其擅继承、勤思考、多实践、讲疗效、求创新的思想精神有关，即如十四世何镇《本草纲目类纂必读》卷五中所说的格言："所谓读本草当明药性，不可徒读其文而不细心体究。"言之确凿，可参可学。

内科病证篇

第一节　四时外感

● 【病证认识】

　　何氏医家认为"邪之所凑，其气必虚"，因此对于外感病的发病因素，一方面是元气充足与否，另一方面是有否外邪所干。在正邪两方面因素作用下，外感病的证情大致有三种：单纯的外感，内伤基础上的外感，以及外感后导致内伤。就外感病性质而言，可分为伤寒和温病两大类。

　　关于伤寒，六世何渊《伤寒海底眼》细分六经病传变，每经病又有标病、本病之分。二十二世何元长《伤寒辨类》以"发表以温，攻里以寒，温里以热"之治疗大法来代表外感病发生发展的主要病变过程，即首先是太阳表证阶段，风寒侵袭人体肌表，卫阳被遏郁，当用辛温发汗治法；如病邪不尽，化热入里，正邪抗争，则转为阳明实热证，宜用寒凉清里攻邪；如病未愈，而人体阳气受损，无力抗邪，病邪寒化，则传入少阴，治当温热助阳散寒。此病变的三个阶段，以表里分，无非是表证、里证两端，然里证又有虚实之分。详细的表里、虚实辨证则可参照何渊的六经标病、本病之辨，其法分层细致，如患者出现目痛鼻干、不得眠、额热、微恶寒、无汗、脉浮洪有力等症，提示病邪有化热入里，病入阳明之象，但还有微恶寒，无汗，脉浮，说明邪侵尚不深，是阳明病初浅阶段，何渊称其为足阳明之标病，治用葛根汤解肌散邪。至于内伤基础上的外感，诸如劳力伤寒、夹食伤寒、夹痰伤寒、夹气伤寒、夹血伤寒等，均属表里同病，内外合邪，《伤寒辨类》中有专门论述。

　　关于温病，十七世何汝阈《伤寒纂要》论述了五种温，即温病、温疟、风温、温疫、温毒的诊断、治疗以及与他证的辨别。温病发于春季，来势较重，如冬季感寒即发者，病势较轻；素有伏热，复感疟邪成温疟；风温是温病误汗所致的变证，如阳气未伤，其症如《伤寒论·太阳病脉证并治（上）》所说："风温为病，脉阴阳俱浮，自汗出，身重，多眠睡，鼻息必鼾，语言难出。"如误汗可致气虚，甚者阳气虚衰，症见脉沉微，但欲寐，四肢厥冷，当治从少阴、厥阴病；温疫又称时气病，乃属传染病、流行病，故老少长幼皆可受染而得病；阳毒、阴毒均为感受疫毒所致的温毒证，然一为阳热实证，一为阴寒虚证。

斑疹多见于外感病中，故何汝阈又将其分为伤寒发斑、时气发斑、温毒发斑、阳毒发斑、内伤寒发斑及阴证发斑等六种。他认为斑疹总由病邪入血分所致，血热乘虚发于皮肤，或如疹子，多责之于肺热；或呈斑如锦纹，多责之于胃热。大凡斑疹鲜红透发，脉洪数有力者，说明正气抗邪有力，预后较佳；如斑疹紫暗密稠成片，脉沉小而弱者，则正气虚衰，无力抗邪，预后不良。

何汝阈认为不管是伤寒还是温病，乃至时疫，临床辨证总是分阴阳两类，仲景的六经辨治都是适用的，治疗的最终目的是要达到人体阴阳调顺，阴阳自和，即"阴阳调顺自和同"。何元长《伤寒辨类》阐述了阳证与阴证的辨证要点是有无发热，如《伤寒论·辨太阳病脉证并治（上）》所说"发热恶寒者发于阳也，无热恶寒者发于阴也"，并补充了诸多症状以作鉴别，如阳证面唇红活光彩，口鼻之气往来自温；阴证面虽赤色而不红活光彩，唇口或青或紫或白，口鼻之气往来自冷。尤其是脉象，他认为不拘脉之浮沉大小，但脉来指下无力，重按全无，便是阴证。

关于外感病的鉴别，《伤寒辨类》指出，症见发热恶寒、脉浮数者，不可即认为是外感伤寒，尤其是寒热交作，有可能是将发疮痈，需诊察患者头面脊背等处有无小红白疮头，是否有触痛之处。如此细辨，才能不致误诊。又有内伤气虚火旺的热中证可见身热，恶寒，此与外感发热，恶寒有相似，前者伴有乏力、短气等气虚证，起病缓而长，治取甘温除热，用补中益气汤；后者发病较急，伴有鼻塞、咳喘等表证，治当发汗解表，用麻黄汤，或羌活冲和汤。

● 【治法切要】

外感病的治疗，需按疾病发展规律来辨证施治，初起病邪在表，宜用汗法，辛温或辛凉之剂；病邪化热入里，则用辛寒、苦寒之剂；病如不解，进一步深入，损伤阴液，则宜用甘寒、咸寒之剂；损伤阳气，则宜用辛温、大热之剂。

若为单纯外感者，祛邪先宜宣散后宜清解，从用双解散，到三黄石膏汤，再到解毒六一汤，即是体现了这一先宣散后清解的原则。感邪初起解表散邪需分四时，何渊《伤寒海底眼·足太阳膀胱经论》说伤寒"治宜发散寒邪，冬月麻黄汤，三时用羌活冲和汤、芎苏散以发表也。若脉浮缓无力而自汗者为伤风，乃风伤于卫，治宜发散风邪，冬月桂枝汤，三时用加减冲和汤、神术汤以实表也"，即辛温发汗法宜冬令应用，其他季节因气候较热，病邪易从热化，宜用羌活冲和汤（九味羌活汤）。

如内伤兼外感，当分主次治疗。如劳力伤寒，治以补虚解表；夹食伤寒需表里同治，或先解表，后治里；夹痰伤寒，痰郁虽为内伤，但与表证关连较大，如不治痰，则表证咳嗽、痰喘不得愈，故治当兼顾；内伤气郁兼外感，治以理气解表；内伤血郁兼外感，或外邪入血分，瘀热互结而成夹血伤寒，里证轻者，宜先解表，里证重者当先治里，桃仁承气汤是为常用，犀角地黄汤、当归活血汤亦可选用。里虚兼外感者，何氏医家常以扶正祛邪为治则，善用和理法，以达到气血流畅，表里协和；若平素有正气不足之人，祛邪终末当兼以扶正，轻平调和以防变；如感受寒邪，阳气素虚，治疗多以理中四逆辈，常用附子理中汤、当归四逆汤、生脉四逆汤等；若感受热邪，在阳明气分未解，则宜内传，伤及营血分，一方面要祛邪，另一方面更要通过扶正来祛邪，常用犀角（代）、玄参、地黄等，既清血热，又养营阴。

温病初起治宜辛凉之剂，随经解散，方如冲和汤、葛根解肌汤、升麻葛根汤、小柴胡汤等合芎苏散，如传入三阴，则治同伤寒。如营虚兼夹湿热，日发寒热，或寒热久缠，时发白痦，二十四世何端叔《何端叔医案》中告诫"毋早补养"，治以清疏和营为主，需祛邪而不失扶正，扶正而不恋邪。

何汝阈《伤寒纂要》认为时气（即疫疠之气）初起急宜发散，不可攻下，以免病邪内陷。何元长《伤寒辨类·时行》谓温疫通用人参败毒散，加升麻、芍药、葛根。并注重时气与脏腑的相关和相应，如春感寒邪，在肝，用升麻葛根汤；夏感凉邪，在心，用调中汤；秋感热邪，在肺，用苍术白虎汤；冬感温邪，在肾，名曰冬温，用葳蕤汤。

暑邪热盛，易伤津耗气，治当清暑益气养阴，何汝阈的经验是热轻而正气虚者，用生脉散；热重阴伤者，用滋阴降火汤。暑邪伤气夹湿，清暑益气汤是为主方。然夏日亦有因避暑纳凉，为风寒所伤，可用辛温之剂，以解散表寒，何元长用自制清暑藿香汤治疗（《伤寒辨类·中暑中暍》）。

何汝阈《伤寒纂要·发斑辨》治斑疹分表里虚实，初起在表者，宜透发，用玄参升麻汤；里实热盛，宜凉血化斑，用化斑汤；虚寒湿甚，用大建中汤；正气虚弱，斑发不达者，用四君子汤加附子。温毒发斑疹，宜凉血解毒，可用黑膏散；重证邪陷，症见黑斑、神昏、抽搐者则用紫雪丹解毒、开窍、镇痉。斑疹的治疗虽以清热凉血解毒为大法，然何汝阈认为尚有正气不足的一面，即所说血热乘虚发于皮肤，故主张用人参化斑汤、犀角黄连汤等祛邪佐以扶正来治疗。

何氏治阳毒用阳毒升麻汤、玄参升麻汤、黑奴丸等，治阴毒用阴毒甘草汤、附子汤等，这些方法在《伤寒海底眼》《伤寒纂要》中均有载，何元长有沿袭，并有拓展，如灸关元、气海二三百壮，葱熨脐等法。

祛邪常辅轻平调和法亦为何氏医家所习用，故无论是常用的三时芎苏散，还是冲和汤等，均不忘用姜、草、枣温顾脾胃；而对于邪气偏热，伤津耗气者，又常以麦冬、粳米等滋养胃液，既有对脾之温护，又有对胃之清润，根据病性选而用之。

此外，何汝阈《伤寒纂要》还提出治疗表证用汗法要注意的事项。首先，发汗要透，即全身有汗，微微汗出而持续，不可如水流离。其二，发汗的力度要随季节变化而不同，如冬令、初春人体阳气弱，不可过汗伤阳；夏暑时节腠理常开，汗易出，亦不可发汗过猛。其三，有里虚脉微弱者，不可峻汗，甚者不可发汗；有里热者，不宜单用辛温发汗。其四，妇人月经期用汗法要谨慎，唯恐伤正气，导致热入血室、郁冒等证。

何氏还丰富了外感病的外治法，如舌上擦洗给药法、熨灸法、熏洗法、外敷法等 11 种外治法，并强调治疗后的积极防护。

● 【擅用方药】

何氏医家治疗外感病常用经方及时方，然亦有自己独到的擅用汤方与自创汤方，如下所列可见一斑。方剂加减变化亦有规则和特色，尤其是治表证初起所用药物随证候和四时气候变化而不同，如十三世何应璧《医方捷径·治伤寒诸药方》谓外感病初期，即太阳病阶段，治宜发汗解表，用麻黄汤，或桂枝汤，但麻黄性热，惟冬及春可用正方，夏至之后，须加知母、石膏、黄芩等药。桂枝汤亦然，唯春初可用，春末夏至以前，加黄芩；夏至后，加石膏、知母、升麻。又如，在立春后清明前用防风、葛根、甘草，伤寒加前胡、生姜，中风加薄荷、人参；清明后芒种前用桔梗、厚朴、甘草、生姜，伤寒加葛根、柴胡、芍药，中风加防风、旋覆花；在芒种后立秋前用石膏、甘草，伤寒加人参、桔梗、荆芥、麻黄，中风加川芎、升麻、厚朴。可见，治伤寒证的发表力稍强于中风证，治中风证的扶正和胃药力稍强于伤寒证；气候由凉转热，药物药性由温转寒。

《何端叔医案》中治营虚兼夹湿热而发白㾦，擅用鳖血炒柴胡，桂枝配芍药，生姜配首乌，荆芥配石斛，秦艽配麦冬，青蒿配当归等法，以扶正祛邪。

羌活冲和汤（又名九味羌活汤）：羌活、防风、黄芩、苍术、川芎、白芷、甘草、细辛、生地，加姜、枣煎。出自王好古《此事难知》卷上引张洁古方，组方具有温散兼清，燥湿兼滋，功能平和的特点。

芎苏散：川芎、陈皮、苏叶、柴胡、干葛、桔梗、姜半夏、茯苓、枳壳、甘草、木香，加姜、枣煎。

芎苏散是何渊在《太平惠民和剂局方》参苏饮基础上去人参、前胡，加柴胡、川芎而成，有解表、和胃、化痰功能。病在表，如无虚证，一般不宜补益，故去人参；加入柴胡，可有辛凉解表作用。

神术汤：苍术、川芎、白芷、羌活、藁本、炙甘草、细辛，加姜、葱煎服。本方药物组成同《太平惠民和剂局方》神术散，功用祛风散寒，解表止痛，对恶寒发热，头痛无汗者尤适。

双解散：方以益元散、防风通圣散各七两，每服三钱，加葱白五寸、盐豆豉五十粒、生姜三片同煎。出自《宣明论方》卷六方。有解表清热，表里双解的功效。

三黄石膏汤：黄连（酒洗）、黄芩（酒洗）、黄柏（酒洗）各一钱，石膏五钱，栀子二十枚，豆豉一合，麻黄一钱，生姜三片，葱白三茎，细茶一撮。用地浆水煎服，以得汁为度。出自《外台秘要》卷一引《深师方》，又名石膏汤。功能清热泻火，发汗解表。方中生姜、葱白、细茶为后人所加。

解毒六一汤：黄连、黄芩、黄柏、滑石、甘草。出自《伤寒海底眼》。功能清热解毒利水。

桃仁承气汤：桃仁、大黄、桂枝、甘草、芒硝。出自《伤寒论》。功能活血化瘀。

犀角地黄汤：犀角（代）、生地黄、赤芍、牡丹皮。出自《千金方》。功能清热解毒，凉血散瘀。

当归活血汤：当归、赤芍、桃仁、红花、生地黄、人参、干姜、桂心、枳壳、柴胡、甘草，水、姜煎服。出自《伤寒六书》。功能理气活血，益气养营。主治夹血伤寒。

附子理中汤：附子、人参、白术、干姜、炙甘草。出自《三因极一病证方论》。功能温阳健脾散寒。

当归四逆汤：当归、桂枝、芍药、细辛、炙甘草、通草、大枣。出自《伤寒论》厥阴病篇。有温经散寒，养血通脉功效。

升麻葛根汤：升麻、葛根、芍药、炙甘草，加生姜煎服。出自《太平惠民和剂局方》。功能发表透疹。《伤寒纂要》本方加紫草茸。

人参败毒散：柴胡、甘草、桔梗、人参、川芎、茯苓、枳壳、前胡、羌活、独活。出自《太平惠民和剂局方》卷二方。有益气解表，祛风湿，止痛作用。

调中汤：大黄、黄芩、葛根、芍药、桔梗、茯苓、藁本、白术。本方为何元长自制。功效祛风散寒，又清热泻心。

苍术白虎汤：苍术、知母、石膏、甘草、粳米。出自《类证活人书》。功用清热祛湿。治疗湿温多汗，身重足冷。

葳蕤汤：玉竹、石膏、葛根各一钱，杏仁、川芎、麻黄、羌活、白薇各六分，青木香五分。水、姜煎服。一方有甘草。出自《类证活人书》。葳蕤即玉竹。功能解表、清热、养阴。

生脉散： 人参二钱，麦冬三钱，五味子三分。出自《内外伤辨惑论》。功能益气养阴，敛汗，生脉。

滋阴降火汤： 地黄、当归、白芍、川芎、知母、黄柏、玄参。出自《伤寒海底眼》。功能滋阴清火。

清暑益气汤： 黄芪、人参、麦冬、五味子、白术、苍术、陈皮、炙甘草、当归（酒洗）、青皮（麸炒）、神曲、升麻、葛根、黄柏（酒炒）、泽泻。姜、枣煎服。出自《脾胃论》。功能清暑益气。

清暑藿香汤： 柴胡、苏叶、川芎、藿香、香薷、厚朴、苍术、草果、陈皮、半夏、茯苓、甘草。本方为何元长自制。功效清暑散寒祛湿。

何氏家制加味定中丸： 陈香薷三两，软柴胡一两，法半夏二两，川羌活一两五钱，白檀香一两，苏叶二两，宣木瓜二两，茅山术二两，广木香一两，赤茯苓三两，建泽泻二两，飞滑石四两，公丁香一两，山楂肉四两，川厚朴一两五钱，粉甘草五钱，广藿四两，葛根二两，陈枳壳二两。研末蜜丸，每丸重二钱，朱砂为衣。开水送下，小儿服二三钱，壮年服五六钱。孕妇及血证忌服。何氏家制加味定中丸出自《杂症总诀》，乃二十二世何元长所创制，有清暑祛湿和中的功效，可作为中暑的基本方。

升麻玄参汤： 升麻、甘草、玄参。出自《伤寒纂要》。功效滋阴清热解毒，治肌肤发斑。

人参化斑汤： 人参、石膏、知母、甘草，水煎，加糯米。《伤寒海底眼》本方为白虎汤去粳米，加人参，治胃热发瘫脉虚。

犀角黄连汤： 犀角（代）、升麻、射干、人参、黄连、玄参、甘草。出自《伤寒纂要》。功能益气凉血，清热解毒。

● **【病案举隅】**

案例 1 风寒外感（风寒袭表）（选自《何元长医案》）

恶寒发热，头痛身疼，脘闷无汗，脉来弦紧。乃卫阳疏而风寒外袭。例用辛温解散。

羌活一钱，法半夏一钱五分，苏叶一钱五分，炒川朴一钱，老姜三片，防风一钱五分，新会皮一钱五分，桔梗一钱，苦杏仁（研）三钱，葱白二枚。

【按语】 经曰："邪之所凑，其气必虚"。故何元长认为卫外不固，而风寒外袭。证属伤寒表证初起，卫阳被遏，腠理闭塞，太阳经脉不疏，故治宜辛温发散。方以羌活冲和汤加减，方中虽无苍术、川芎、白芷、甘草、细辛等药，但有苏叶、葱白、桔梗、半夏、杏仁、川朴等药辅助羌活、防风、姜以发散风寒，宣肺利气，有不用麻黄，功同麻黄之效。因无内热，故去黄芩、生地黄。

案例2 内伤复感外邪（外风袭表，肝胃不和）（选自《何嗣宗医案》）

初诊：中焦气阻，微感外风，脘次不舒，时或作呕，畏风微热。肝胃不和，肺亦不达，脉右涩。拟用和解。

制小朴一钱，黑山栀一钱半，姜汁炒竹茹八分，法半夏一钱半，枳壳一钱半，全福花[1]七分，象贝三钱，炒蒌皮三钱，橘红八分，薄荷七分，赤苓二钱，生姜三片，甘蔗汁（冲服）一杯。

二诊：外邪已解，中焦已清。脘次不舒，舌干而黑，津液亦耗。拟通阳明。

麦冬三钱，全瓜蒌四钱，当归三钱，麻仁三钱，知母二钱，炒枳壳一钱，杏仁三钱，鲜石斛六钱，陈皮一钱，焦谷芽三钱，青麟丸一钱，甘蔗汁（冲）一杯。

【按语】 初诊病案句首说"中焦气阻，微感外风"，可见此患者素有脾胃病证，其二诊病证表现亦可佐证，此番外感风邪虽不重，但可使原有病情症状明显，或加重，而致肝胃不和，如症见胃脘不适，恶心呕吐。因新感外邪，故有恶风，发热等表证症状。右脉涩，示肺气失宣，当有咳嗽、咳痰等症。治用和解法，即治疗兼顾表里，方中疏风利肺解表与理气和胃治里同用，薄荷配生姜是发表主药，竹茹配半夏是和胃止呕主药。大凡有宿疾之人，新感解后，尚

---

[1] 全福花：即旋覆花。

需再治旧病，本案患者素体阳气较旺，易生内热而耗津液，故二诊症见舌干而黑，胃气虽安，但肠腑不通，当有大便秘结，故方中既清热养阴，又利气通便。方中青麟丸，即九制大黄丸，有祛热、消滞、通便作用。

案例3 冬温（郁热，阴亏）（选自《何嗣宗医案》）

冬温不得宣化，以致风毒郁蒸化火，身热耳聋，谵语，脉象弦数，舌红无液。症羔非轻，不易治也。姑以救阴降火泻肺一法，以候明裁。

羚羊片一钱半，鲜生地五钱，连翘心二钱，鲜石斛三钱，淡黄芩一钱半，牛蒡二钱，杏仁三钱，炒全瓜蒌二钱，灯心全扎。

【按语】冬温为病，病邪不得宣发，郁而化热，热毒尤盛，故见发热，谵语；气阴亦亏，故见耳聋，舌干，正虚邪实，故曰不易治。然据辨证，总以扶正祛邪为则，滋阴清热为法，羚羊角、鲜生地、连翘心、鲜石斛、灯心等是常用的药物。

案例4 暑风（暑热夹湿）（选自《何鸿舫医案》）

头痛发热，口干胸闷，大便溏。暑风[1]为病，防其增剧。

香薷四钱，连翘三钱，炒黄芩钱半，防风钱半，赤苓三钱，神曲钱半，竹叶百片，枳壳钱半，青蒿二钱，加六一散（荷叶包）三钱。

【按语】暑邪为患，多有夹湿，故治以清暑化湿为主，药如香薷、茯苓、青蒿、黄芩、六一散等，尤其是六一散，且用荷叶包煎，此乃何鸿舫之用药特色，清暑利湿兼具。

案例5 湿温（湿热中阻，营阴不足）（选自《何端叔医案》）

时热之后，寒热日发，胃气未醒。营虚兼夹湿热，毋早补养。

荆芥钱半，炒归尾钱半，川石斛三钱，瓜蒌仁一钱，香青蒿二钱，秦艽钱

---

[1] 暑风：病证名。一指中暑而兼昏迷、搐搦者。可见于中枢神经系统感染，或热病伴有中毒性脑病及重症中暑等疾患。二指暑月身痒赤肿的病证。三指中暑，即中暑的别称。

半，大麦冬三钱，炒枳壳一钱，赤茯苓三钱，鳖血炒柴胡六分。

【按语】本证感受时邪后，湿热缠绵，伤及营分，日发寒热不解，然胃气未复，不能过用苦寒清热燥湿，又邪未清泄，虽虚而毋早补养。何端叔治以清疏和营、气营兼顾为法，方用鳖血炒柴胡，荆芥配石斛，秦艽配麦冬，青蒿配当归，既解气分湿热，又和营宣络，炮制与配伍巧妙结合，祛邪不伤正，扶正不恋邪。

第二节　咳嗽痰喘

● 【病证认识】

何氏医家认为咳嗽主病在肺，可分外感与内伤。何元长《伤寒辨类·咳嗽》认为咳嗽总由"肺为邪所乘，气逆而不下也"。具体可表现为或由表邪束肺，或因痰饮、水气犯肺，或因里热犯肺等。外感咳嗽初起多为风寒袭肺，如何渊《伤寒海底眼·手经惟肺经受邪多论》云："手经惟肺经受病最多，故外感风寒，不从足经络入，从毛孔而入者，其邪在肺。肺主皮毛，气通于鼻，故肺经有病，症显于鼻，是以天气暴寒，衣被单薄，因而感受风寒，则鼻流清涕，喷嚏咳嗽，喘急，痰涎潮涌，咽喉不利，恶寒拘急，是外感于寒也……天气暴暖，失于解脱，汗出当风，因而感冒风邪，则鼻塞声重，咳嗽喘急，痰唾稠黏，声音不出，唇口生疮，口干舌燥，咽喉肿痛，潮热自汗者，是外感于风也。"

二十三世何书田在其医案中表示外感咳嗽日久不愈，耗伤肺气，可发展为内伤咳嗽，或他脏病变伤及肺气，肺虚易于复感外邪，使咳嗽加剧。内伤咳嗽病变不限于肺，可累及脾、肝、肾等脏，如肺脾积湿、肝气上逆、木火刑金、肺肾阴亏等。

何元长《治病要言·咳嗽》说："有声无痰曰咳，肺因火烁也；有痰有声曰嗽，脾受湿侵也。"他临证辨别仔细，如症见喘咳稠痰转剧，咽痛，此证似属邪热犯肺；如咳逆音哑，似属阴亏火动，然脉象未见虚数，可见蕴邪未得清彻；如久呛中虚，肢体困倦，但频作呕吐，乃肝胃不和；如畏风咳喘，伴腹痛，食后胀，为脾肺两虚。咳嗽伴喘症，当辨病在何脏何腑，然肺、脾、肾三脏受病关系最大，多为虚实夹杂，互相影响。

十九世何嗣宗《虚劳心传·虚劳总论》云："在肺则为咳嗽多痰，为胸满气逆或喘息促急，为两颧红若胭脂，为鼻中气如火焚，为咳血衄血，甚则吐涎如白沫，一边不能睡，咽痛喉烂，声嘶音哑。"此肺虚咳嗽，多表现为阴虚有热，病久则累及他脏，常见有（肺）金不生（肾）水，故肾阴亏虚，虚火上炎；又（肺）金弱而（肝）木反侮，即木火刑金。是以二火上逆犯肺，甚则肺络受伤，痰火交结，而咳嗽益甚，痰中见血；又肾虚不能纳气，故喘逆日甚；肺阴伤极，症见音哑郑声，则预后不良。

咳嗽痰喘当与哮喘鉴别，哮证是一种经常发作性的疾病，以呼吸急促、喉间哮鸣为特征，且病有宿根，外邪、饮食、情志、劳倦等均可诱发。何书田认为哮证病发日久，则肺气耗伤，甚则累及脾肾，故多本虚标实之证。哮必兼喘，故一般通称为哮喘，而喘未必兼哮，然两者均以肺气失于宣肃，气道不利为特征，且发作多与外邪引动伏邪有关，尤其是哮喘，邪留于肺俞，痰饮内停是病发的主要病机，因此何书田在哮喘的治疗中，注重化痰散邪，如定喘汤可治痰热，小青龙汤治寒饮。哮喘久作，必致正虚，健脾益气，补肾纳气当随证用之。二十八世何时希对哮喘有独到研究，《医效选录》载有其所创制的安金膏，立方旨意乃据肺主呼吸，治疗要使肺气之开与阖，宣与肃的体用统一，从而有利于肺功能的恢复和健全。

● 【治法切要】

何氏医家治疗外感咳嗽多以祛邪利肺为法，如何渊治咳嗽伤于寒者，法以散寒化痰平喘，用参苏饮合二陈汤加减，甚则麻黄汤。外感于风，脉浮洪，治取疏风清热，化痰定喘，用葛根汤合二陈汤，或柴胡二陈，或小前胡汤、金沸草散加减。何元长《伤寒辨类·咳嗽》谓咳嗽初起当以开肺气为主，以防邪恋不去。《何元长医案》中治疗风温伤肺初起，咳嗽痰多者，用桑菊饮之意，合以半夏、橘红，可避免药性过凉有碍散邪。当化热入里，痰黄，则用泻白散法，或用麻黄杏仁甘草石膏汤、葛根黄芩黄连汤等。如喘而腹胀满，大便闭，治宜通腑降逆，方如大柴胡汤、承气汤等。如症见嗽久失音，舌红脉弦，属外寒内热，用仲景大青龙汤法，然不用桂枝，而加射干、桔梗、鸡子白等药。

内伤咳嗽多治从肺脾肾。如中虚痰多者，《何元长医案》中治以淡渗灵动，脾肺兼治，用二陈汤加减，如六君子汤；胃津亏用麦门冬汤，然不用半夏，加川贝母、石斛等。肺肾亏用金水六君煎等。如咳喘而四肢沉重水肿，乃心肾阳虚，水气乘心，治当温阳利水，方如真武汤。

肺阴虚有热，何嗣宗《虚劳心传》治以清肺润肺，止咳化痰，用自制清金散，加味清宁膏。还创制四五培元粉，以养胃生肺。何嗣宗治虚劳咳嗽，常需肺脾兼理，此一方面培土可生金，有利于肺病的愈合，另一方面肺久病每伤脾，脾虚则肺之气阴更亏。此两种情况临证需辨别，如肺热阴亏，脾气不虚，即能食不泻者，治以清肺润肺为主，兼以补脾，如清金散；如肺病喘嗽不宁，同时脾虚，即虚羸而食少泻多者，治当补脾为主，清肺润肺之品不可多用，以免碍脾，因脾喜温燥，如四五培元粉。何嗣宗制加味清宁膏，意在肺清脾宁，既肺脾兼理，又互不相碍，即润肺不碍脾，补脾不碍肺。对于虚劳咳嗽，证属肺肾阴虚者，治疗须分三步法，首先用六味地黄丸类方补肾阴，泻虚火，大凡阴液足则虚火降，热邪祛除，就可用人参，或党参、黄芪补肺气，同时亦可补脾气，此乃培土生金之意，这是第二步，即补肺气。为防阴虚咳嗽加重而发喘，故第三步要固本助元，须六味加麦冬、五味、牛膝之品，大剂服用，此取上病疗下之法。何嗣宗还指出三步法的注意点：其一，火热之邪未尽，不可用温补阳气的药物，误用反使阳火愈盛而伤肺，咳痰加剧而致喘。其二，大剂补肾助元阴之品，一般六味加麦冬、五味、牛膝即可，不必峻补，要长久缓图，不要急骤，方可返本归原。

《何书田医案》治肝肺肾三脏俱亏，真阴内损，虚阳上扰，气升痰喘，治疗取法是先润肺化痰，痰喘稍平，再接纳气摄下。如脾肺肾同病，症见久咳，肢肿，便溏，纳呆，治当补肾阳、健脾气、利肺气。对于肺气不肃，举动喘急，咳痰者，当从肺调治，即益肺养肺，又化痰降气而利肺，用药补而不热，利而不寒，颇合肺为娇脏之生理。何书田《杂症总诀·痰》提出的"痰随气升先治气，气升属火降火胜"亦是治痰的要诀和原则。

《何元长医案》中有咳嗽痰喘证情复杂者，治疗多权衡轻重主次，如气虚肝液亏，须重剂滋补，如投凉剂则反伤胃气。似属阴亏火动，然蕴邪未得清彻，治宜轻剂和理。脾肺两虚，伴腹痛，食后胀，则暂用玉屏风法，然后进补奏效。

此外，尚有提出治疗禁忌和注意点，如病虽有虚，但肝胃不和，则腻补不合；肺中有热，或伴气逆血热而见咯血、鼻衄，不可早用参、芪；阴虚火升凝痰者，不可妄用二陈汤；肺气不肃，喘急，咳痰者，不宜用偏阴之药，惟恐伤阳气、恋痰湿等，皆可为诫。

● **【擅用方药】**

治疗咳嗽痰喘诸证，何氏医家随证选方较为常用的方剂如下所列。在汤方因症加减以及选药、配伍方面亦有不少经验和特色，如何渊散寒、疏风、降气，擅用防风、细辛、桔梗、桑皮、杏仁等药，痰热者加金沸草、贝母。何书田对于热甚者加薄荷、黄芩；燥胜者加天花粉、石斛；喘逆者加旋覆花、白前。清润肺肠，以桑白皮、麦冬、杏仁与知母、石膏同用；清肝化痰，以羚羊角、石决明与海浮石、川贝母等并用；滋肾补脾养肺，用熟地黄、麦冬、党参、茯苓、甜杏仁、蛤壳、枇杷露等药三脏并治。纳气摄下，药如熟地黄、山萸肉、坎炁、紫石英、枸杞、胡桃肉等，且用药讲究阴阳配对，即阳中有阴，阴中有阳，如附子与熟地黄同用，且熟地黄用沉香拌炒，既不黏腻，又可降气；五味子与胡桃肉共用，益阴温阳纳气。

又如，何元长治痰证以二陈汤为基本方，随证加减，痰火内扰于心，加黄连、石菖蒲、郁金；肝火夹痰，加羚羊角、石决明、白蒺藜；中虚积湿生痰，合以平胃散，阳虚者加桂枝、干姜；肺气不通，胶痰内滞，加苏子、苦杏仁、金沸草，以微苦微辛之品，既不伤中气，又利于肺气的宣通。并指出脾肺二家之痰，尤不可混，脾为湿土，喜温燥而恶寒润，故二术、星、夏为要药；肺为燥金，喜凉润而恶温燥，故二母、二冬、地黄、桔梗为要药。这些用法颇具代表性，有承上启下的元素。

此外，十四世何镇《本草纲目类纂必读》对一些常用治咳嗽痰喘药物提出了不少有益的见解，如五味子可治疗热嗽而火邪太盛，不可一时骤用寒凉者，或虚人无根之火上炎，非寒药能制，必资酸以收之，然亦不宜多用，恐致虚热为殃，但如取益气强阴之效，则宜多用。百部、百合、前胡、旋覆花等药均可治肺止咳，但各有所长，百部气温不寒，故何镇说治虚劳咳嗽，凡脾胃虚损，用二冬则胃弱而泻，以此止嗽，绝妙。百合解毒，且有润肺宁心作用。前胡疏风降气，化痰热；旋覆花消痰降气，除满行水，大抵中气虚者，用前胡、旋覆花等药须以参、苓、术、草兼之可也。又，天冬、麦冬均能保肺，但天冬大寒，性润所以伤脾，则不可单服、久服，麦冬则不然，用者当别轻重，不可一概弃之也。

参苏饮：苏叶、人参、葛根、前胡、桔梗、茯苓、甘草、枳壳、半夏、陈皮、木香，加姜、枣煎。出自《太平惠民和剂局方》。功能益气解表，利肺化痰。

二陈汤：半夏、陈皮去白、茯苓、甘草，加姜煎服。出自《太平惠民和剂局方》。功能燥湿化痰，理气和中，是化痰的基础方。

小前胡汤：前胡、黄芩、半夏、甘草、人参，姜、枣煎服。出自何渊《伤寒海底眼》。功能益气清肺化痰。本方以前胡易柴胡，即为小柴胡汤。

金沸草散：金沸草、前胡、荆芥、半夏、甘草、麻黄、芍药，姜、枣煎服。一方无麻黄、芍药，有细辛、茯苓。出自《太平惠民和剂局方》。有发散风寒、风热，祛痰平喘的功效。《类证活人书》亦有金沸草散，但无麻黄，有细辛。十三世何应璧《医方捷径》载金沸草汤：甘草、麻黄、旋覆花、前胡、荆芥、赤芍、半夏。

泻白散：地骨皮、桑白皮、生甘草、粳米。出自《小儿药证直诀》。功能泻肺火，清虚热，止咳平喘。

大柴胡汤：柴胡、黄芩、芍药、半夏、枳实、大黄、生姜、大枣。出自《伤寒论》。功能和解肝脾，泻下热结。

麦门冬汤：麦冬、半夏、人参、甘草、粳米、大枣。出自《金匮要略》。功能滋养胃津，降逆下气。

金水六君煎：当归、熟地黄、陈皮、半夏、茯苓、甘草。出自《景岳全书》。功能养阴化痰。

真武汤：附子、白术、茯苓、芍药、生姜。出自《伤寒论》。功能温肾散寒，健脾利水。

六味地黄丸：熟地黄、萸肉、山药、牡丹皮、茯苓、泽泻。出自《小儿药证直诀》。功能滋阴补肾。

清金散：麦冬、天冬、白花百合、桑皮、地骨皮、薄荷、天花粉、茯苓、贝母、枇杷叶、薏苡仁、人乳、牛乳各一杯，煎成，加炼蜜，或饴糖数匙，薄荷、贝母碾细末，亦和匀其内，频频温服。何嗣宗《虚劳心传》创立，主治虚劳咳嗽。功能清肺润肺，止咳化痰。

加味清宁膏：生地黄四两（酒拌，略蒸），麦冬四两，白花百合八两、晒干四两，桑皮（蜜炙）三两，款冬二两，百部三两，玉竹四两，薄荷三两，贝母二两（二味研细入膏），桔梗一两，枇杷叶（蜜炙）八两，橘红一两，薏苡仁（炒）八两（泄泻加四两），茯苓二两，山药（蒸）六两（研细入膏），白芍（酒炒）三两，炙甘草一两，桂圆肉四两，大枣二两。

将十六味先煎成膏，加饴糖一斤，白蜜一斤，俱煎极熟收之，俟冷，入贝母、薄荷、山药末拌均，时时挑至口中嚼化，或白滚汤[1]调服亦可，临卧及睡觉嚼之更佳，亦可小剂作煎服食饮，空心服之。何嗣宗《虚劳心传》创立。本方与清金散功效基本相同，均可润肺清肺，降气止咳化痰，但本方养阴力量较强，化痰止咳力亦增强，健脾养血功效有所增加，而清热力量稍有减弱。

四五培元粉：百合十六两（煮熟捣烂，同诸末拌和晒干，再磨末），芡实（炒）六两，焦滞[2]（炒）六两，山药（炒）八两，莲肉（去心炒）八两，薏苡仁（炒）八两，谷芽（炒）三两，麦芽（炒）三两，神曲（炒）三两，粳米（炒）

---

[1] 白滚汤：即白开水。
[2] 焦滞：指焦饭滞、焦锅巴。有和中、消食、止泻之功。

三十二两，糯米（炒）十六两，砂仁（去衣，炒，后入）三两。共净末七斤。

加减法：於术（土炒）三两，扁豆（炒）五两，糯米（炒）廿四两，芡实（炒）八两，薏苡仁（炒）六两。共净末八斤。何嗣宗《虚劳心传》创立。功能养胃生肺，肺脾双调。

噙化丸： 麦冬（去心）三两，天冬二两，桑皮（蜜炙）三两，款冬花三两，贝母（去心）二两，百部二两，薄荷末三两，柿霜一两，天花粉四两，橘红一两，枇杷叶（蜜炙）二两，紫菀一两，玄参一两，五味（蜜炙）一两，桔梗一两，甘草（蜜炙）一两。

共十六味，蜜丸如弹子大，不时噙化，临卧更佳，亦可更膏服。出自《先醒斋医学广笔记》。功能润燥清肺，降气化痰，兼以收敛。用治阴虚咳不止者。从方药组成看，祛邪的力量大于扶正，故适用于感受外邪后，邪恋于肺，肺阴受损，肺失清肃的病证。

秘方噙化丸： 熟地黄、真阿胶（蛤粉炒成珠）、五味子、贝母（去心）、杏仁（去皮尖，炒）、款冬（去梗）、甘草（去皮，炙）、人参各等分。上药为极细末，炼蜜为丸，每用少许噙化下。治久嗽不止。出自十三世何应时《何氏类纂集效方》。功能益气养阴，化痰降气。

安金膏： 生黄芪 240g，炒防风 90g，淮小麦 300g，炒党参 120g，天冬、麦冬各 120g，南沙参 240g，北沙参 120g，野百合 180g，炙麻黄 30g，白杏仁 180g，生石膏 240g，生甘草 120g，炙乌梅 90g，五味子 90g，北细辛 60g，清半夏 90g，化橘红 90g。

煎 3 次，取浓汁，滤净去渣，加白蜜适量收膏，以滴水成珠为度。每早、晚分冲 50～100g。合川贝末 6g、河车粉 3g 同冲更佳。出自《医效选录》，为何时希所创。有益气养阴、化痰利肺的功效，并可增强肺部抵抗力。适应证：慢性支气管炎，咳嗽喘息，咯痰不爽。

● **【病案举隅】**

案例1 外感咳嗽（风热犯肺）（选自《何元长医案》）

风温伤肺，咳嗽多痰。治以辛凉解散。

冬桑叶一钱五分，苦杏仁（研）三钱，制半夏一钱，橘红一钱，天花粉二钱，薄荷叶一钱，象贝母（去心，研）一钱五分，苦桔梗一钱，枳壳一钱五分，冬瓜子三钱。

【按语】 本案风热犯肺，证属初起，故治以宣散为主。方中桑叶、薄荷辛凉发表；杏仁、桔梗、枳壳宣肺降气；制半夏、橘红、象贝母、天花粉、冬瓜子化痰散邪，共奏宣肺散邪、止咳化痰功效。

案例2 咳嗽痰喘（内外合邪）（选自《何嗣宗医案》）

咳痰喘急，上不降则下不纳，时或气升；右脉浮大而濡，左略见虚。兹拟清金滋水。

海浮石一钱半，炒熟地黄六钱，生绵芪三钱，五味子五分，西洋参一钱半，麦冬二钱，橘红一钱，干百合二钱，牡蛎四钱，云茯神三钱，怀牛膝三钱，冲入沉香汁三分。

【按语】 本案属素有宿疾，新感引发加重的证候。肺肾同病，肺有邪而气上逆，肾阴虚而不纳气，故治以清金滋水，用麦冬、百合、地黄、五味子等药；同时亦需化痰降气，用海浮石、橘红、沉香等药。沉香不仅是下气佳药，还可入肾暖精，入脾调中，合黄芪、洋参，共奏培土生金之功。

案例3 咳呛（肺肾两虚）（选自《何嗣宗医案》）

咳呛痰多，时感气升，舌干少液，多出盗汗。肺肾两亏，幸脉不弦大。拟用补摄，参用疏降。

大熟地黄八钱，生绵芪三钱，甜杏霜三钱，炒牛膝一钱半，高丽参一钱半，炙五味四分，橘红二钱，麦冬二钱，川贝母二钱，煅牡蛎四钱，沉香（磨冲）四分。

【按语】 本证以咳嗽、痰多、气逆为主症，乃肺有邪阻、宣肃失常的证候，然伴有舌干少津，盗汗，此乃阴虚内热之象，提示患者素有肺肾两亏，脉不弦大，说明邪气不甚，病尚不会进展，故治疗可以补摄为主，兼以疏泄降逆。方中熟地黄、生黄芪、高丽参、五味子、麦冬气阴双补，肺肾兼顾；麦冬、甜杏霜、橘红、川贝母清肺化痰；沉香、牛膝有降气下行作用；煅牡蛎、五味子有敛汗作用，全方调补肺肾，滋阴清热，化痰降气。

案例 4 久嗽（木火刑金）（选自《何鸿舫医案》）

嗽久肺虚，邪反易感，脉弦。有金不制木，木不畏金之象。以养金制木法。

南沙参二钱，肥玉竹二钱，川贝母二钱，蛤壳四钱，紫菀钱半，杏仁三钱，桑叶钱半。

加枇杷叶（去毛）二片。

【按语】 肝肺液亏，木火刑金是常见证型，何鸿舫治以滋化、清化为主，药如沙参、生地黄、玉竹、蛤壳、桑叶，甚者羚角片、青黛等，以冀滋养肝肺，清肝化热。

案例 5 咳逆（下虚上实）（选自《何鸿舫医案》）

饮邪痹肺，遇寒即发。咳逆，气急多痰，脉弦，舌白，溺黄。病属下虚上实，先治新邪。

苏子二钱，银杏（打）四枚，紫菀钱半，茯苓三钱，薏苡仁三钱，桂枝五分，款冬钱半，冬瓜子三钱，杏仁三钱。

加海石二钱。

【按语】 饮邪阻肺，肺气受损，遇寒即发，症以咳嗽、多痰、气逆为主，病久则累及脾、肾、心，可见气逆而喘、足肿身肿等症，对此等下虚上实之证，何鸿舫的对策是急者先治，先治新邪，方如五苓散，加杏仁、薏苡仁、苏子、海浮石等药以祛饮化痰利肺；后治以摄纳培本，仿肾气丸之温理法，药如海浮石拌熟地黄、山茱萸、紫石英、当归、党参、附子、桂枝、茯苓、苏子、款冬花、陈皮等。

第三节　咯血、吐血

● **【病证认识】**

咯血，是指喉部以下的呼吸器官（气管、支气管或肺组织）出血，并经咳嗽从口腔排出的过程。咯血不仅可由呼吸系统疾病引起，也可因循环系统疾病、外伤以及其他系统疾病或全身性因素所致，在何氏医著中多称作咳血。吐血可以是上消化道出血，也可以是呼吸系统出血，在何氏医著中吐血是常见病证之一，从证候及治疗用药看，大多属于咯血、咳血范畴，然亦有属消化系疾病，或劳力外伤所致。

何氏医家认为咳血、吐血的病因可分为外因、内因，或不内外因，然内因是主导，即脏腑受损，尤与肺、肝、脾三脏受损密切相关。如何嗣宗《虚劳心传》认为大凡出血之由，或因血热妄行，或因瘀血阻脉，或因肝阳亢而不藏血，或因脾气虚而不统血。何书田《杂症总诀》提出其病因有外因，即外邪侵入血分所致；有内因，即脏腑受损，血络不宁所致，如肝阴亏，肝火烁阳络，或肝阳亢，血随气逆，或脾虚不摄血等；有不内外因，即外伤，烟辛烁肺，酒热伐胃等所致。他还认为吐血之因总不离血络受伤，且以阴虚络伤为多。受其影响，二十四世何鸿舫《何鸿舫医案》中认为咳血一证，出血量有多少，证有轻重缓急之别，然总与肝肺两伤相关，如肝肺液亏，咳血不多，或痰血，常伴有骨热，脉弱；如肝肺阴亏，木火刑金，咳血稍多；如肝肺络伤，阴亏浮火上升，或木火上炽，吐血量多色鲜红。

二十四世何端叔《何端叔医案》中呕血多责之于阳明络伤，或肝胃之络并伤，究其病因，主要有阳明络热、阴虚络热、阳虚络瘀等。《何鸿舫医案》中有吐血伴脘胀，或便血腹痛，此乃病在胃肠，主因肝郁，肠胃积瘀者。其医案中还有不少因劳力过度，导致络脉损伤所致的出血证，包括肺、胃、肠、肾、膀胱等络脉损伤而见咳血、吐血、鼻衄、便血、尿血等证。然劳伤力屏当为血证的诱因，基础疾病的存在是主因，故何鸿舫较强调患者当注意节力、节养等饮食起居，以免重发。

何元长《伤寒辨类·吐血》中对吐血一症有做辨别：血从口出，或从胃来，或由肺来，鉴别要点："色如玛瑙而成块者，皆胃口来；若痰中见血，或一点之小，一丝之细者，乃肺脏来也。""又胃火上蒸，血从口出，肺火上腾，血从鼻出。"还对失血的预后做判断："凡失血诸症，脉静身凉者生，躁急身热者死。"这些论述可为临床参考借鉴。

何嗣宗在《虚劳心传·选方并论》仲淳验方中，从临床实际总结了因阴虚火旺致肺络损伤出血的治误，主要有三：一是过用苦寒而伤脾；二是误用辛热使阳亢阴竭，而伐肝助火；三是过用人参、黄芪温燥伤肺。此乃有益之告诫。

● 【治法切要】

咯血、吐血的治疗当分外因与内因，即外邪引起者以祛邪为主，内伤所致者以调脏腑为要，具体治法何氏医家颇有独到之处。如外邪所致者，何元长提出，外感吐血初期，可用泻白散法，以清肺降气。何元长还指出，外感日久，病邪侵犯脏腑，则多虚实夹杂证，治宜兼顾，如胃有火、肾阴亏，用玉女煎佐固摄法；气郁络伤，以归脾汤佐疏郁治等，或先清理后补益。何嗣宗《虚劳心传·选方并论》仲淳验方中谓感寒于外，郁热于里，迫血而出，治取发汗解表，郁热得伸，血自循脉；若暑邪迫血，多伴气虚，宜用竹叶石膏汤，以清解暑邪，加犀角（代）、生地黄以凉血清心，总当以邪气特性而随证治之。

内伤所致血证，何元长治疗以肝、脾、肺三脏为主，常用治法有平肝降气、清火润肺、疏滞通络、醒脾柔肝、清上纳下、培阴保肺、补气保肺、健脾益气、甘温纳补等。并认为血以上出为逆，下出为顺，苟非大虚泄泻者，皆当行之，此釜底抽薪之妙法。内有火热之邪，易迫血妄行，宜用犀角地黄汤加减治疗；久病成虚劳之疾，则以滋补为法；病情急重则以扶正为主，从心脾肾调治，如去血过多，阳气无依，颇有脱势，治以补气养心法，用人参饮子或独参汤等。何书田善用五脏相生相克法治疗，可取事半功倍之果，如培土以生金、益金以生水、滋水以涵木等相生之法，肝木得以柔养，则阳潜火熄，使木不乘土、侮金，即相克有度而不过，则胃络、肺络得宁而血不外溢。他还认为脾胃为气血生化之源，且脾主统血，故治血证，健脾养胃至关重要，方如人参建中汤，沙参麦冬汤等均可选用。何鸿舫治血证，因所病脏腑不同而治亦有异，如咳血（包括部分吐血）病在肺，治以滋肝益肺、清热凉血；吐血病在胃肠者，治从肝脾疏化；如证属虚寒，则治以温理肝脾。

二十三世何古心《春熙室医案》治疗以清肺降气、养阴宣络为主，即其所说"金清乃能生水""水旺则浮火自熄"，可见重在滋养阴液，以降火宁络。何端叔治咳血有三要点，一是降肺气，气降则火自归原；二是清热泄火，从和理肝、肺、胃入手；三是滋补调摄，重在滋养肺肾，总以和理疏降为主，辅以静养。

对于呕血，多因阳明络伤，或肝胃之络并伤，何端叔治疗以和肝理胃、宣络为主。何嗣宗对缪仲淳治吐血三要法，即宜行血，不宜止血；宜补肝，不宜伐肝；宜降气，不宜降火，颇为推崇之，认为只要切中病机，所创方剂效如桴鼓。总之，不是见血止血，而是求本治源。

关于血证的治疗注意点，何元长《伤寒辨类·吐血》说：凡吐血色鲜而新者，急导之使归经；色不鲜而旧者，勿止之，任其自出。此乃前者属血不归经，当急宜治之；后者乃瘀血，瘀去则血止、血生。他还指出，如内有蓄血，瘀血未清，不宜早用滋腻，宜用通络法。何书田亦重视络中积瘀，治以通达营络，以通为补，使瘀血去，出血止，新血生。此外，何书田《杂症总诀》谓：大凡失血之证，以凉血宁血为要，方如犀角地黄汤，但亦不能过投凉剂，以免损伤元气。何古心《春熙室医案》治疗咳血正虚者，谓大凡调补，需待咳减纳增再做商议，此举可避免邪恋瘀阻。何元长则告诫外感吐血初期，不宜早进滋补，以恐恋邪。

何嗣宗《虚劳心传·选方并论》仲淳验方中对血证的善后治疗亦提出见解：血证患者出血后，如热退，神情，脉静，症状渐退，说明邪随血去，病将愈，可不必再用药。又失血之后，往往阴亏内热而多有发热，此种血虚发热，治疗当以滋阴、养血、清热为佳。即使有阳虚寒证，需用温阳散寒之品，亦须中病即止，不可过用，且阳回寒祛后，即需休养其阴以善后。何鸿舫亦常叮嘱患者要注意节养、静养，以免动血复作。

● 【擅用方药】

何氏医家治疗咯血、吐血，除据辨证选方外，常随证加用一些药物，以增疗效，他们既有同点，又各有擅长。如何元长、何书田、何鸿舫均重视络中积瘀，常加用牡丹皮、茜草、当归、参三七、花蕊石、郁金等药以通达营络，祛瘀生新。均以脏腑所喜而随证选药，何元长擅用天冬、麦冬治肺肾；阿胶、郁金、黄芩、茅花灰治肺；黄柏、知母、玄参、血余灰、地黄治肾；青皮、黄连、苎麻灰治肝；白术、白芍、黄连、干葛治脾等。治以补肾填精时，还常用胡桃肉、大贡菜、生藕、红枣等食品以益病情。何鸿舫喜用郁金、橘络、茯苓等药疏理肝脾；温理肝脾，则用四君子汤合以白芍、当归、青皮、炮黑姜、地榆炭、槐花炭等药。二十四世何平子《壶春丹房医案》中治咯血常用润肺、和肝、滋肾等法，药如沙参、麦冬、蛤粉炒阿胶、牡丹皮、橘红、枇杷叶、石决明、牛膝、熟地黄、龟板、五味子、枸杞、坎炁等。治呕血重在降气清热，健脾补中法，用黑归脾丸加减，药如知母、牡丹皮、牛膝、砂仁炒熟地黄、益智仁、白芍等，有瘀阻者常加入丹参、归须、鳖甲等活血化瘀药；热甚者加人中白、羚羊角、犀角（代）等药物。

何书田擅用犀角地黄汤加减，血去过多，需加入洋参、党参、冬虫夏草等补益元气；如阴阳两虚者需温补下元，则加附子、肉桂、吴茱萸等药。何鸿舫还善于根据咳血多少来随证选药，如咳血少者，肝肺液亏，治宜滋化，药如黄芪、生地黄、鳖甲、牡丹皮、秦艽、麦冬、款冬花、枇杷叶等；咳血稍多，木火刑金，治以清化，可加入羚角片、桑白皮、藕节等药；如吐血量多色鲜红，阴亏浮火上升，或木火上炽，治当凉化，可仿犀角地黄汤法，合以知母、山栀、盆秋石等药。何元长擅用釜底抽薪之法，集生地黄、赤芍、桃仁、大黄之属，从大便导之。何古心认为血从气行，治血先宜宣络，常用旋覆花、当归、茜草、郁金、牛膝等药行气宣络。尤为神妙的是用黄连炒丹参、小茴香炒白芍这样的炮制法，以达到清热宣络、养阴宣理两不误的效应。对于去血多而致血脱者，当补气，如弱而不能复者，当扶阳温补，用人参、黄芪配附子、干姜、紫石英等。

何端叔治咳血常用桑白皮、杏仁、枇杷叶、苏子、旋覆花等药降肺气；用牡丹皮、石决明、连翘、知母、瓜蒌皮等以清肝、肺、胃火；用生地黄、熟地黄、天冬、麦冬、鳖甲、旱莲草、北沙参等药滋养肺肾。

泻白散： 地骨皮、桑白皮、生甘草、粳米。出自《小儿药证直诀》。功能泻肺火，清虚热，止咳平喘。

竹叶石膏汤： 竹叶、石膏、半夏、麦冬、人参、甘草、粳米。出自《伤寒论》。功能清热养胃，生津止渴。

玉女煎：石膏、熟地黄、麦冬、知母、牛膝。出自《景岳全书》。功能清胃火，养肾阴。

　　归脾汤：人参、黄芪、白术、茯神、酸枣仁、桂圆肉、木香、炙甘草、当归、远志、生姜、红枣。出自《济生方》。功能健脾益气，补血养心。

　　犀角地黄汤：见四时外感。

　　沙参麦冬汤：沙参、玉竹、生甘草、冬桑叶、麦冬、生扁豆、天花粉。出自《温病条辨》。功能甘寒生津，清养肺胃。

　　清金散：麦冬、天冬、白花百合、桑皮、地骨皮、薄荷、天花粉、茯苓、贝母、枇杷叶、薏苡仁（米仁），人乳、牛乳各一杯，煎成，加炼蜜，或饴糖数匙，薄荷、贝母碾细末，亦和均其内，频频温服。何嗣宗《虚劳心传》创立。功能清肺润肺，止咳化痰。主治虚劳咳嗽，或虚火内动，伤及血络，症见咳血、痰血，可加生地黄、茅根、藕汁、童便等，以凉血止血。

　　仲淳验方：生地黄、白芍、麦冬、天冬、贝母、桑皮、薏苡仁、苏子、橘红、枇杷叶、茅根、牛膝、鳖甲、降香。出自缪仲淳《先醒斋医学广笔记》。功能滋阴凉血，清热降气，而兼行瘀。

　　治吐血久不止欲成虚劳方：生地黄（酒洗）五钱，真郁金二钱，降香节二钱。上三味作一剂，浓煎，顿服，立止。极验。出自十三世何应时《何氏类纂集效方》。功能凉血降气。

● **【病案举隅】**

　　案例 1　咯血（温邪伤肺）（选自《何元长医案》）

　　咳血气秒，六脉弦数模糊，此温邪入络，肺胃受伤。以清理救肺治。

　　羚羊角（镑）、地骨皮、知母、象贝母、茜草、生薏苡仁、橘红、冬瓜子。加枇杷叶、茅根、藕节。

　　【按语】因温热之邪侵犯所致咳血，故治以祛邪为主，清热降气，化痰止血。方中清热祛火用药顾及肝肺胃，即羚羊角、地骨皮、知母；枇杷叶降逆气；象贝母、橘红、冬瓜子化痰止咳；茜草、茅根、藕节凉血止血，茜草、藕节还能行血祛瘀；生薏苡仁清肺排痰浊。此组方用药体现了何氏医家治血证的经验和特色。

案例2 咯血（血热妄行）（选自《何书田医案》）

火铄肺金，血证大作，咳呛不止，脉沉而数。防衄血狂吐。

犀角尖一钱，牡丹皮钱半，黑山栀钱半，麦冬肉二钱，蛤壳四钱，天花粉二钱，小生地黄四钱，冬桑叶钱半，紫菀茸一钱，光杏仁二钱，生藕二片。

复诊：痰红已止，脉尚带数，知木火尚未平也。终以静养为妙。

原生地黄四钱，石决明四钱，麦冬钱半，天花粉三钱，肥知母二钱，羚羊角片钱半，粉丹皮钱半，老桑叶钱半，橘红一钱，杏仁二钱。

【按语】本案初诊时咳血尤甚，乃肝木火盛，刑金动血，正气受损，故脉见沉数。急则治其标，当下失血之证以凉血宁血为要，何书田善用犀角地黄汤，合以山栀、桑叶、蛤壳清肝肺之火热；佐以麦冬、杏仁、紫菀益肺降逆止咳；使以生藕止血祛瘀，天花粉清热生津排浊。经治见效，复诊咳血已止，正气得保，然脉尚未静，故仍当乘胜追寇，重在清肝平肝。并嘱患者静养，以防正不敌邪而复作。此证后续按何书田之治，当取滋水以涵木等相生之法，肝木得以柔养，则阳潜火熄，使木不乘土、侮金，即相克有度而不过，则肺络得宁而血不外溢。

案例3 咯血（肺脾交损）（选自《何鸿舫医案》）

沈　二十七岁　丁亥十一月十七日申刻

频发吐血，近则咳呛气升，又兼泄泻，脉细软无根。肺脾交损，至节恐增剧。

潞党参钱半，制於术钱半，款冬花钱半，煅牡蛎三钱，秦艽钱半，辰砂拌茯神三钱，干百合二钱，橘白一钱，怀山药二钱，远志钱半，生甘草四分。

加冬虫夏草钱半，枇杷叶（去毛）二片。

【按语】本证当属痼疾，咳逆咯血反复发作，肺损及脾，脾失健运，故症见泄泻；脾不统血则咯血频作。至节气交接，气候生变，正气不耐邪气，往往病情易于加重。治当健脾固本，四君子汤为基础，寓培土生金法，合以冬虫夏草、百合、款冬花、橘白、远志、枇杷叶等药，益肺化痰，降逆止咳。煅牡蛎收涩止泻，兼有抑肝作用，秦艽清虚热，二药皆有防肝肺火热动血之意。何氏医家治血证非见血止血，而是求本治源，可见一斑。

案例4 吐血（脾虚络伤）（选自《何鸿舫医案》）

左[1]

大吐血后，脘胀艰于消食，脉右软左数。系气屏络伤。亟宜少食，忌生冷为妙。

炒党参二钱，炒归尾钱半，广木香五分，茯苓三钱，丹参钱半，炙草四分，焦冬术钱半，炒枳壳钱半，炮黑姜四分，炒山栀钱半，广皮八分。

加白蔻壳五分，藕节四枚。

【按语】 患者吐血伴有脘胀，而无咳呛，且方药一派治从脾胃，此病变当在肠胃无疑。素有宿疾，劳力气屏伤及胃络，故血出而吐；脉右软左数，提示脾气虚，肝有火，肝旺乘脾，脾气愈弱，脾虚运化不及而艰于消食，并失于统血。治取健脾益气，清肝疏化。方用四君子汤加木香、陈皮、枳壳、白蔻仁以健脾疏化；炒山栀清肝泻火，凉血止血；炮黑姜温中止血；丹参通络祛瘀，藕节止血祛瘀。全方补中有疏，温中有清，止（血）中有通，轻清灵动，共奏效应。

案例5 咳血、痔漏（阴虚有热）（选自《何嗣宗医案》）

藩台李公子

公子见红一症，去冬稍安，自春至夏，红漏两作。无他，岁当午，火旺而热益深。病因肝郁而热益炽，肺移热于大肠而痔漏作，热久痛久而胃日伤故也。热愈盛则水愈涸，津液少故大便艰，真阴亏故身热时见。况炎夏伊迩[2]，是必汲汲[3]于养水壮阴，庶克有济。然养阴一道，其效最难，积月之功，或一朝之忿，一念之妄，肝肾之火一炽，而前功尽弃矣。是必有恒惩忿[4]，静养耐心，清肺以治漏，补肾以降火，和肝以养血，庶图渐安耳。

---

［1］左：指男性。

［2］伊迩：将近。

［3］汲汲：心情急切貌。

［4］惩忿：克制忿怒。

【按语】患者咳血一症，去冬虽减，春夏又作，外加痔疮出血，此乃肝郁肺热，久则阴亏肠燥，故见身热，大便干结。况正值夏日，易助热伤阴，急当滋肾以降火，清肺以治漏，和肝以养血，且要坚持治疗，并耐心静养，庶图渐安。本案遗方，参《虚劳心传》可选六味地黄丸合自制清金散加减，即可于六味地黄丸去泽泻，加麦冬、天冬、百合、桑白皮、地骨皮、枇杷叶、贝母、薄荷、天花粉、白芍、藕汁、茅根汁等药物治疗。

第四节　诸虚劳倦

● **【病证认识】**

虚劳指虚损、劳伤，是由气血、脏腑等正气损伤、久虚不复所致的虚弱证，以及某些具传染性、表现为虚弱证的疾病。后世多将前者称为虚损，后者称为劳瘵或传尸劳，包括现代医学的结核病。何氏医著中虚劳又有劳倦、怯证、弱证、干血劳、蓐劳等病证名。十九世何嗣宗《虚劳心传·虚劳总论》认为，虚劳一证总由脏腑内伤所致，且以五脏虚损为主，即如他开篇所说："虚劳之症，无外邪相干，皆由内伤脏腑所致。如酒伤肺，湿热熏蒸，则肺阴消烁；色伤肾，精室空虚，则相火无制；思虑伤心，神伤血耗，则火易上炎；劳倦伤脾，最能生热，热则内伐真阴；忿怒伤肝，郁怒则肝火内烁而灼血，大怒则肝火上冲而吐血。此五者，皆能劳其精血。"从所列肺阴消烁、肾精空虚、相火无制，心神血耗、火易上炎等病理变化来看，五脏阴精亏损，虚火内扰是为虚劳产生之根本。因此，何嗣宗对虚劳的认识有其独特之处，即阴虚则内热生，而成虚劳之证矣。此说的形成一是来自临床实践，当时患有慢性疾病者，即如现代结核病、肝硬化、高血压病、糖尿病、恶性肿瘤等疾病中，均多见到表现为脏腑阴精亏虚，夹有邪热内扰等虚劳证候。一是源于《内经》理论，《素问·解精微论》说："夫一水不胜五火。"何嗣宗阐述道："一水者，肾中真阴之水也，即精也。"然五脏阴虚，皆可生火，由此来看，一水要制五火，确有难以胜任之嫌，故在虚劳证中表现为阴虚内热者较多。何嗣宗此说对何氏后世医家影响较大，大多认为虚劳之根总由肾阴亏虚，真阴一亏则相火妄动，水不涵木则肝阳亢，肝旺则乘脾土、刑肺金，诸病乃生。

由于脏腑虚损，五脏之间原有的相互资生、相互制约关系被打破，故虚劳病证中常见五脏相乘的传变，何嗣宗对此阐述甚详。如肾传心，此循水克火，心传肺，循火克金，肺传肝，循金克木，肝传脾，循木克土，脾又传肾，循土克水，即所谓"五脏克遍也"，这种情况出现，说明人体抗病能力很差，一脏之病，五脏皆受累，故何嗣宗称此是"大凶之兆"。临床上又有五脏病变不按五行相克次序而发生传变，如肾病传肺，即间隔一脏心，然肾与肺有五行相生关系，即金生水，故肺金为母，肾水为子，此种传变是为子病及母。同理，肾病传肝，此间隔心、肺二脏，而肾与肝亦是相生关系，即水生木，所以肾水为母，肝木为子，此即母病及子。这两种情况是非常容易发生的，如肺病日久，肾水亦亏；肝病发生，乃根于肾水不足等。至于肾与脾，原本土克水，但是当肾水太强时，或脾土太弱时，反而受到肾水的反克，即反侮，于是发生了肾病轻而易举地传于自己所不胜的脾，临床上脾肾同病是常见的病况。

《何元长医案》中虚劳案例多有肝肾阴虚，肺肾阴虚，亦有命门火衰的脾肾阳虚，更有心脾肾俱亏，或三阴素虚的多脏虚损。《何书田医案》中，除有五脏虚损证外，还有属营卫虚、气血虚、阳亏阴损等病况。何古心《春煦室医案》中劳怯的病机还有脾阴虚而火升络热；肝脾营亏，奇脉失调；心火亏，阳弱不能入阴等。《何端叔医案》中虚劳案例除有脾胃气阴亏虚、肝肾阴亏、阴虚肺弱、肝脾肺肾俱虚等证外，还可夹有风寒、血热、痰湿、气滞等病况，呈虚实夹杂等证候。二十七世何承志《何承志医案》中载有再生障碍性贫血，他诊断为中医虚劳病证，从辨证看，此属脾肾虚损，气血亏乏，阴阳两虚。

关于虚劳的证候表现，《虚劳心传·虚劳总论》论述甚详，如在肾以腰膝酸软、骨痛、梦遗、耳鸣等症为主；在心以惊悸怔忡、虚烦不寐、口苦舌干或口苦糜烂等症为主；在肺则以咳嗽多痰、喘息促急不得卧、咳血衄血等症为主；在肝则以寒热如疟、胁肋痛胀、头晕眼花、目涩、易怒等症为主；在脾则为饮食少思、恶心呕吐、腹胀满隐痛、食不消化、肌肉消瘦等为主症。并以此来辨别何脏受病。然临证要注意，每有二脏或三脏同病出现，此时当辨明以何脏虚损为主，一方面从症状表现的主次来辨，另一方面可从病因入手，来辨主要受病的脏腑，主病者为本，次病者为标，治病当求其本。

虚劳证的脉象当见浮软、微弱，虚证见虚脉，提示脉证相合，病情为顺，预后较好。如脉虚而数，说明火热较盛，真阴易损，故难治。阴亏甚极，必损及阳，此时虽发热而脉涩小、或结代，提示心气受损，预后不良。若见两手脉弦，说明肝阳亢盛，极易乘脾，如左手脉细，右手浮大劲急，提示肝木克脾，脾土衰败，预后不良。凡疾病过程中，邪去正虚，病退易治，如失血，发热渐退，脉由芤转小；反之，邪盛正虚，病进难治，如失血，发热不退，脉由芤转数大，正如《素问·脉要精微论》所说："大则病进。"

此外，何元长还提出虚劳与外感当做鉴别，莫将虚损误作外感，如虚劳所致的身痛、骨节痛，不可误作风湿；虚劳发热恶寒亦不可误作外感风寒。

● 【治法切要】

何嗣宗《虚劳心传·调治三要》提出虚劳治法三大要：一曰补肾水。肾阴、肾阳是人体之根本，然人的一生中，由于不节房劳，或疾病缠绕，或年老体衰，肾阴更易受到伤伐，阴亏不纠则阳亢，补阴则可制阳，而阴液亏损难以速补，因此主张填补真阴需及时、持久。补阴之剂如保阴煎、六味地黄丸、左归丸等。二曰培脾土。脾虚证的治疗，可宗仲景建立中气法，主方小建中汤，有阴阳双调之功。此外，五谷等食物调补亦所必需。三曰慎调摄。虚劳的成因众多，单靠药物治疗是不够的，还需养成良好的生活习惯，劳逸结合，抒情调志，才能有助药力，五脏条达，精气内存，早日康复。

何嗣宗的虚劳三大治法对何氏后代医家影响甚大，多有继承，然亦有发挥。如何古心《春熙室医案》中常用滋水涵木，育阴潜阳；用益气健脾，以培土生金，补血养心；注意夏令调摄，以杜疾病加剧等。然何古心亦有不少独到的认识和治疗经验，如对于脏腑阳衰者，当用温补；证属肝旺乘脾，虽有木火烁阴，但不可清泄，以免伤气；虽有气血亏虚，亦不可骤补，恐滞胃气，惟宜养胃和肝；如见脘胀作肿，治当健脾疏肝，但需祛柔腻之品，以免碍脾恋邪；如见腹痛便溏，舌红脱液，此肝脾两虚，木郁克土之证，治疗颇为棘手，养营则滑大肠，扶阳则燥阴液，惟宜甘酸济阴法，既扶脾敛肠止泻，又益肝化阴养燥。可见何古心对于肝脾两虚，肝脾不和的治疗目的是要木达土旺，这亦是他对培脾土一法的拓展和发明。

《何端叔医案》中认为虚损夹有邪气者的治疗当权衡，或施以柔养滋补，或补泄兼顾，或先清利，待气机疏顺再作调补。《何书田医案》治疗气血虚，阳气弱者，则用温补，以四君子汤加味；如气血虚，瘀阻经闭者，治以调营通经，以四物汤加味。《何鸿舫医案》对劳倦的治疗重在补脾，常用四君子汤，或归脾汤加减。如肝脾交困，症见腹痛、腹胀、泄泻者，治以温理法；心肾不足，气阴两亏而症见腰疼骨楚，头眩，心跳，治取柔养，用归脾汤加减。

从《何元长医案》中可见，何元长运用补法十分注意细节，首先观察脾胃的纳运能力，如连进补剂而不膜胀作痛者，方可重剂频补，反之则以和胃健运先行。何时希对元长先生虚劳大法评价甚高，认为他以气血、脾肾两大纲，"既不从仲景劳者温之之法，又不阿丹溪阴虚相火之说，诚温阳之足以助火，清相之足以伤脾。又引土旺而金生，毋拘拘于保肺；水壮而火熄，勿汲汲于清心之论。如是，于五脏之中，独推崇于脾肾，法理俱备，探骊龙而得颔珠矣"。

《何承志医案》载有治再生障碍性贫血，立意通过调补脾肾之阴阳来纠正脏腑气血虚损，创立三奇汤，三奇是指人体精、气、神而言，此三者是人体维持生命的根本，虚劳证此三者皆匮乏，故用天冬、熟地、人参三药，寓意"天、地、人"三才而补之，法以扶正固本为主，兼以祛邪治标。

《虚劳心传》对于虚劳阴虚内热的治疗注意点告诫甚详，提出调治七误：一是引火归原之误。乃告诫不要将阴虚火旺证当作阴盛格阳证，而误用引火归原法治疗。为何会误治？因为两者均可见面赤、烦躁、口渴而不欲饮、下部足冷等症，临床须仔细辨别。二是理中温补之误。即不要一见腹满泄泻，就认为是脾胃虚寒，而投温中升提之剂，要考虑有阴虚所致者。如不辨明阴虚所致脾虚的种种病机，而误用理中等温燥之剂，则更伤阴液，促病发展。三是参芪助火之误。这是提示用人参、黄芪培土生金时，需确诊肺中无热。人参、黄芪是健脾补中的要药，即使病在肺，培土生金法亦为临床常用，然两药虽性味甘、平、微温，总以补气升阳见长，大凡内有实热火炎者，用之当慎，恐助阳热更甚，火灼阴液尤亏，于病不利。四是苦寒泄火之误。此乃提示阴虚火热证治当滋阴润燥为主，不可过用苦寒泄火药。因苦寒药有伤脾败胃之虞，一旦造成脾胃虚损，出现纳呆，泄泻，反而给治疗增加麻烦。因此阴虚火热证的治疗宜滋阴润燥为主，适当配以清热泻火可增强疗效，但需中病即止，不可过用。五是二陈消痰之误。此乃告诫对于阴虚火升凝痰者，不可妄用二陈汤。二陈汤有燥湿化痰，理气和中之功，对于因脾失健运，痰从湿生者尤适。对于阴虚者，或为肾阴虚，或为肺肾阴虚，由于阴亏不能制阳，虚火上炎，肺受火灼，失于清肃，而致津凝痰生者，如误用二陈汤，则更伤阴液，助火灼肺，而应治以滋阴润燥，使虚火得降，肺气清肃，则不治痰而痰自清。六是辛剂发散之误。这是告诫医者不能将阴虚发热认作外感发热而误用辛散发表之剂。可因汗出过多而损伤人体阳气和阴液，致变证迭起。八是疗治过时之误。此乃提倡医者要治未病，并告诫人们有病要早治。他还提出治疗步骤和疗程："火之未清，清之为急，火之稍清，壮水为先。""盖益阴之药，必无旦夕之效，以阴无速补之法也。"因此，虚劳的治疗当持恒，方能见效。

● 【擅用方药】

　　滋肾、健脾方药是何氏医家治疗虚劳所常用，其中有些是历代医家的经典方，有些是自创自制的汤方，包含了祖传的验方，如保阴煎、回生丸、白凤膏、四五培元粉等，如下所列。医家随证加减变化各有见长，如二十四世何平子擅用地黄、菟丝子、首乌、枸杞、女贞子、天冬等补肾滋阴；用人参、黄芪、山药、扁豆、白术、茯苓等补脾益气。虚甚者加阿胶、鳖甲、坎炁等血肉有情之品填补精髓；热甚者加羚羊角、犀角、丹皮、青蒿、石决明等清火凉润之药去除邪气。何书田治阴虚内热，除用滋阴方药外，常辅以清虚热药，如鳖甲、秦艽、地骨皮、青蒿等。阳气弱者，则用温补，以四君子汤加附子、白芍、煨姜、大枣等药。气血虚、经闭者，以四物汤加香附、肉桂、丹参、月月红等药。

　　何古心治脘胀作肿，擅用黄芪、白术、茯苓、鳖血炒柴胡、芍药、肉桂、玫瑰花、泽泻等，既扶脾养肝，又疏通祛邪。又用五味子、熟地、当归配山药、炮姜、白术、茯苓等甘酸济阴而治脾虚肝阴亏者。何鸿舫常以四君子汤加枳实、木香、炮黑姜、桂枝、大腹绒等药温理肝脾；心肾不足者用归脾汤加减，合以龙齿、枸杞、杜仲、胡桃肉等药。并注意补脾而不碍脾，常在方中加入陈皮、白蔻壳、砂仁等理气灵动药；桑枝、牛膝、荷蒂、香附等药亦常有加入，以利气机的升降、畅达，他称之为疏滞法。尤其是肝脾不和者，症见虚热，脘腹痞胀，或兼有食积、遗泄，在用黄芪、鳖甲、芍药、茯苓等药滋肝、健脾的同时，需合以疏滞，此在补益剂中实乃不可或缺。

何元长善用食药两用之品，如藕汁、百合、淡菜、山药等以增强补肾健脾之效。他还注意药物的炮制、五味对药物的药性、归经的影响，如咸味能入肾，故欲补肾则可加入少许青盐，或用青盐炒熟地、盐水炒陈皮等炮制法；欲补肺，可用蛤粉炒阿胶；欲补脾，可用陈阿胶等。

十四世何镇《本草纲目类纂必读》卷五中告诫说："近世医家治虚损劳瘵，不但脾胃未败之日不知利害，误用知、柏、芩、连、栀子等药，尤可为也，甚有脾胃已败，泄泻不食，瘦如鹤节，面目黧黑，尚不知悟，日习用之，待毙而已，可胜叹哉！清蒸降火，何只此数味可用耶！本草可不熟读乎？又可不细究经络乎？"过用苦寒药伤脾败胃，即如何嗣宗虚劳调治七误之苦寒泄火之误。然何镇倡导熟读本草、细究经络，以掌握诸多合适药物可供临证选用之建议，实乃可行可参。

保阴煎： 熟地三钱至三两，生地二钱至四钱，麦冬三钱至五钱，天冬二钱或三钱，牛膝（酒蒸）三钱至五钱，山药（蒸用，同茯苓炒黄）三钱至五钱，玉竹五六钱，鳖甲、龟甲（二甲酥炙）各二钱至一两。加桂圆肉十枚至三十枚，入牛乳、人乳各一杯。

方中生地、熟地、麦冬、天冬，即二地二冬同用，性寒与微温同用，有滋阴养血，清肺降火之功，是为主药；牛膝引药下行，助降火及调补肝肾作用；山药、茯苓、玉竹健脾滋阴，起协同作用；鳖甲、龟甲滋阴潜阳，退虚热；桂圆、牛乳、人乳滋养阴血，有辅佐之功。出自何嗣宗《虚劳心传》。功能滋阴填精益肾，益气建中补脾。

六味地黄丸：熟地、萸肉、山药、丹皮、茯苓、泽泻。出自《小儿药证直诀》。功能滋阴补肾。何嗣宗《虚劳心传》谓："六味加麦冬、五味名八仙长寿丸，再加人参，是合生脉散也。"

左归丸：熟地、山药、山茱萸、菟丝子、枸杞子、怀牛膝、鹿角胶、龟版胶。出自张景岳《景岳全书》。功能补肝肾、益精血。何嗣宗认为麋角补阴，鹿角补阳，因此他治疗肾阴不足之人，常用麋角胶代鹿角胶。

小建中汤：桂枝、白芍、甘草、生姜、大枣、饴糖。出自《伤寒论》。功能温中补虚，缓急止痛。

四君子汤：人参、白术、茯苓、炙甘草。出自《太平惠民和剂局方》。功能健脾益气。

归脾汤：见咯血、吐血。

四物汤：当归、地黄、芍药、川芎。出自《太平惠民和剂局方》。功能活血、补血、调经。

回生丸：熟地八两，萸肉（蒸）四两，菟丝子四两，牛膝（酒蒸）四两，枸杞四两，山药六两，茯苓（人乳拌，蒸晒至加倍重）四两，白芍（酒炒）四两，莲肉（去心）六两，芡实（炒）四两，砂仁（略炒）二两，麦冬三两，枣仁（炒）八两，五味（蜜水蒸焙）四两，桂圆肉（炙干）六两，莲须四两，麋角胶四两、龟甲胶八两、鳖甲胶四两（俱用地黄汁溶化。甲酥炙六两），虎骨胶四两（煎浓麦冬汤化亦可），鳔胶（牡蛎粉炒）半斤，黄牛肉（去油）十斤（熬膏），猪脊髓三十条（去筋膜，捣烂，入炼蜜熬），河车胶半斤（泔水洗净，隔汤煮熟，打烂，干药拌，晒干）。

共二十四味，诸胶髓丸如桐子大，空心桂圆肉汤或淡盐汤送下，每服四五钱。脾胃弱而难化者，煎膏服之。如嫌气腥，斟酌去之，熬成膏，或加人参、人乳、牛乳各十碗，猪髓倍之，麋角留之，亦可也。若兼咳嗽者，不时兼服噙化丸，或清宁膏。有血兼饮自便。先用麦冬、米仁煎汤多饮，则小便自清白矣。出自何嗣宗《虚劳心传》。功能填补精血，健脾益肺。

白凤膏：乌嘴凤头白鸭一只，令饿透。将二地、二冬、青蒿、鳖甲、地骨皮、女贞子各四两，共为末，或用八仙长寿丸[1]为末亦可，每籼米[2]一升，用药一两同煮。连汤水与食，令极肥。宰血陈酒冲服，将鸭去毛，挖空肚杂，如常用甜白酒，加盐少许，煮烂，空心食之更妙。

若作丸服，仍用前药一料，为细末，入鸭腹中，麻线扎定，以清白人溺煮烂，去骨，捣为丸服。此方亦血肉有情之剂，虚劳之人，所宜常服，诚圣品也。出自何嗣宗《虚劳心传》。功能滋阴除蒸，化痰止嗽。

四五培元粉：见咳嗽痰喘。

资生丸：白术（淘米水浸用山土拌，九蒸九晒，洗去土，焙燥，净细末）三两，人参（去芦，人乳浸，饭上蒸）三两，橘红（广陈皮，青盐汤泡，去白）、山楂（蒸，去核）、神曲（炒）、茯苓（去皮，水淘去筋膜，人乳拌，饭上蒸，晒干）各二两，川黄连（生姜汁炒）、白豆蔻（去壳，略焙）、泽泻（去毛，炒）各三钱，桔梗（米泔浸，炒）、真藿香（洗）、甘草（去皮，蜜炙）各五钱，白扁豆（炒，去壳）、莲肉（去心炒）各一两，薏仁（淘净，炒）三两，山药（炒）、大麦芽（炒，研粉）、芡实肉（炒）各一两五钱。

上研细极末，炼蜜为丸，每丸重二钱。每服一丸，若醉饱后服此丸，细嚼淡生姜汤吞之。出自《何氏类纂集效方》。功能健脾开胃，消食止泻。饥者服之可饱，饱者服之即饥，但少年人、虚寒人不可妄服。

三奇汤：天冬、熟地、人参、黄芪、黄精、仙灵脾、鹿角霜、阿胶、女贞子、丹参、羊蹄根。为二十七世何承志所创。方中用天冬、熟地、人参三药，寓意"天、地、人"三才而补之，并用黄芪、黄精以助人参健脾益气；用仙灵脾、鹿角霜、阿胶、女贞子与天冬、熟地相合，调补肾阴、肾阳；辅以丹参、羊蹄根，以凉血化瘀止血。功能健脾益气，补肾滋阴，凉血化瘀。本方可治疗脏腑虚损，血不归经，常用于再生障碍性贫血、血小板减少性紫癜、各种原因引起的白细胞减少等疾病中。

---

[1]八仙长寿丸：六味地黄丸加麦冬、五味子即是。

[2]籼米：籼稻碾出的米。黏性小，出饭多。

● 【病案举隅】

案例 1 虚劳（阴虚内热）（选自《何嗣宗医案》）

真阴素亏，津液内耗，郁热不化。舌干脱液，脉象促数不和。虚象大著，延久恐成病怯。急宜培补。

生地、生绵芪、枣仁、熟地、党参、五味、怀山药、茯神、麦冬、炒黑归身、胡桃肉。

【按语】 证属阴虚内热，肾阴素亏，病已深重，不急速培补恐病难愈。观方药组成有六味地黄丸、归脾汤等法，此体现了何嗣宗治虚劳注重补肾水，培脾土，治疗重点在于培补人身之先天之本和后天之本。

案例 2 虚劳（阴阳两虚）（选自《何元长医案》）

失血后咳呛，便溏，六脉无力。不但阴络有伤，而阳气亦不足也。宜扶阳而生阴。

炒党参三钱，菟丝饼二钱，枣仁三钱，怀山药二钱，冬桑叶一钱五分，制於术一钱五分，云茯神二钱，枸杞二钱，炒薏仁四钱，橘白一钱五分，红枣四枚。

【按语】 证本在肺，久则肺肾阴虚、阴损及阳，故六脉无力；脾阳不足，故便溏。如一味以阴药滋补，则于脾阳不利，故取扶阳而生阴之法。方以四君子汤加怀山药、炒薏仁、红枣扶脾益阳；菟丝子、枸杞补肾益阴；桑叶、枣仁清肝养肝，以防木旺克土，土益卑监；橘白和胃化湿，化痰利肺。全方以扶脾阳为主，寓培土生金之义，肺金得益，可资肾水，扶阳而生阴之功乃获。

案例 3 干血劳（阴虚火炎）（选自《何书田医案》）

产后两载，癸水不至，时有鼻红、咳嗽，久而不止，火炎咽干，脉象弦细而数。此即干血劳之候也。防吐血。

西洋参、麦冬肉、牡丹皮、制女贞、橘白、川斛、清阿胶、甜杏仁、肥知母、天花粉、枇杷叶。

复诊：服前方咳嗽已止，大象安妥。惟经水两载不至，病由产后而起，总以调营通经最善之策。

上肉桂、炒归身、制香附、川芎、怀膝炭、大熟地、炒白芍、紫丹参、丹皮、海螵蛸、月月红。

【按语】产后营血亏虚，易受邪干，故咳嗽、鼻衄时作；病久肺肾阴虚，虚火上炎，故咽干；水不涵木，肝失柔养，故脉弦细而数；肝血无所藏，则冲任血枯，月水不能以时下，而成干血劳。治疗先以养阴清火为主，待咳止络宁，无吐血之虑，则可继以调营通经为策。

案例 4 虚劳（阳虚）（选自《何书田医案》）

气虚土弱，四肢不温，神委顿而脉细微，阳虚极矣。暑天防其变端。

生西芪[1]二钱，制附子七分，法半夏二钱，茯苓皮三钱，宣木瓜二钱，生於术二钱，淡干姜四分，广陈皮八分，生苡仁三钱。

丸方：

炙西芪二钱，制於术钱半，大熟地四钱，补骨脂钱半，半夏一钱，陈皮八分，西党参钱半，制附子六分，炙五味四分，菟丝子钱半，苓皮三钱，木瓜二钱。

以煨姜、大枣煎汤泛丸。

【按语】证属心脾肾三脏阳虚，故肢厥、神萎、脉细微。汤方以四逆汤加减，取温阳益气，散寒化湿之功。丸药补肾益气力量增强，且加入熟地、五味以滋阴，兼以散寒化湿。此乃急则回阳救逆，治当下；缓则阴阳双调，善其后。

案例 5 虚劳（肺肾阴虚，肝胃不和）（选自《春熙室医案》）

男

阳明络伤失血，咳呛胸胁不舒，气行有阻；肝藏血，木亢则侮土，脾阳受困，渐致色黄肌削，诸形疲乏；气弱则流行不畅，土郁而木亦不达，血少则络

---

[1]生西芪：指西域黄芪。主要分布于新疆天山以南，生长于山坡及河谷等地。

空失于滋养，久必动火，火旺必致烁阴，按脉六部皆弦，右关无冲和之象，左尺不潜，关乃独旺，水不滋木，木必乘土，土不生金，清肃之令不行，而木益亢矣。现当木令，令火将行，一于清泄，恐伤生气；骤用填补，则胃弱而格不能入。拟以养胃和肝为主，肝平则土不受克，而络气和，胃气渐复，酌进培补。后拟一方，可接服。

原生地五钱，高丽参一钱，制洋参钱半，川贝母二钱，橘红一钱，金石斛三钱，旋覆花一钱，郁金八分，茯神二钱，枇杷叶二片。

接服方：此方酌进滋补，益气生阴。

沉香炒熟地五钱，高丽参一钱，生绵芪二钱，麦冬二钱，川贝二钱，橘红八分，牡丹皮钱半，炒牛膝钱半，金石斛三钱，胡桃肉三钱，安南桂（研细末饭丸可酌加二三分，如见火象，即去。脾阳已伤，生气不足，此时内火未动，故可酌用）。

【按语】 何其超（古心）治虚劳亦重在培脾土，尤其是肝胃不和，脾阳受困时，更需扶脾健运为要，选方用药亦当补、疏相合，灵动方可。方中除配以橘红、旋覆花、郁金、贝母、枇杷叶等疏滞通络药外，药物炮制亦是重要一环，如用沉香或砂仁炒熟地，使补而不碍脾运。此外尚有治在肺者，用蛤壳炒熟地；治在肾者，用盐水炒熟地；治在心者，用牡蛎粉炒等。可随证选用。

第五节　痞积、鼓胀

● 【病证认识】

痞积，指腹部痞块，属积聚一类；亦指过食生冷油腻所致的痞块。鼓胀，以腹部膨胀、皮色苍黄、脉络暴露为特征，多由饮酒过多，饮食不节，情志所伤，血吸虫感染等因素所致，现今肝硬化、腹腔内肿瘤、结核性腹膜炎等形成的腹水，都属鼓胀病证。痞积和鼓胀在疾病发生发展中时有关联，或先有痞积，后发展为鼓胀，常同时存在。在何氏医著中对这类病证还有称作痞块、腹痞、胁下结痞、疟母、肿胀、单腹胀等名，其中肿胀包括肿与胀，肿指水胀，水溢肌肤为肿；胀，即鼓胀、腹胀，气滞于中，水积于腹。本节所取属鼓胀者。从病证阐述看，有属脾胃病、肝胆病、血吸虫病、疟疾后等多种病证，多为肝脾郁滞所致，延久则可发展为痞块、鼓胀等病证。

何氏医家认为痞积、鼓胀以肝、脾、肾三脏受病，以及气、血、水瘀结于腹内为病变关键，证属本虚标实，其病机多为脾虚肝郁、中虚夹湿、下焦火衰等。如《何嗣宗医案》认为："肝血虚则木强侮土，土失运化，湿热壅遏而成胀。"《何元长医案》中说："向有疟母，痞气攻冲，脘痛及胁右，脉右软左弦，肝木犯胃也。"何书田《杂症总诀·痞块积聚》认为，痞或痞块，均因中气不足，气机阻滞所致，痞块属聚、瘕范畴，表现为移动无定处，满而不痛；积或癥，多因邪气内结，初为气结，久则入络，表现为胀满疼痛，痛有定处。他还说："积聚，积为阴邪聚络，盖所以容此阴邪者，必无阳动之气以旋运之，而必有阴静之血以倚仗之。"此说可谓击中肿瘤生长发展之要害，亦对积聚的治疗开启思路和方法。至于鼓胀，虽与脾虚不运有关，但与肝气郁滞，瘀血内结密切相关，故为气、血、水交结而成，临床以腹大、身瘦、饮食不进为主症。何古心《春熙室医案》中认为肝脾内伤，土不培木，木来乘土，气阻则水亦不行；脾虚夹湿，可累及肺气不利，肺失于通调水道，即所谓"高源不行"，甚则肾阳虚衰，火不化土，肿胀尤甚。

《何端叔医案》谓腹痞总由气机阻滞引起，有虚实之分，然以虚实夹杂为多，其医案中多见中虚木旺、中虚木郁、肝阴与脾气并伤、肝木犯中、阳虚湿胜等。何平子《壶春丹房医案》中痞积的表现主要有二：一是以胁肋部胀满为主，故责之于肝气郁结，或肝胆郁热，侵犯脾胃而致肝胃不和，或肝脾气郁，或肝郁脾虚，中不胜湿等；二是腹部有痞块，结痞攻痛，或伤络呕血。医案中鼓胀病案较多，有百十余例，其病机多为肝胆郁热、中虚夹湿、下焦火衰等，病变以肝脾肾三脏为主。《何鸿舫医案》中所述痞积、鼓胀证候多表现为腹胀，或腹胀痛，腹膨肿满，并可伴有泄泻便溏、小便不利、纳食不消，甚则下血、发热等症。何鸿舫认为肝脾交困是本病之主因，脾阳衰，不克运化；肝液亏，气阻血瘀，腹胀肿满由是而成。

癥积、鼓胀的治疗，何氏医家认为，对于本虚标实之证，应权衡先后缓急，病在气分抑或血分，一般治宜扶正祛邪兼顾，不宜峻攻。治疗大法以和理肝脾、和理气血为主。如何书田擅用此大法，具体治法有疏肝化滞、燥湿补中、疏和气血、疏消化积、和胃降气、温补滋纳等，方如逍遥散、补中益气汤、济生肾气丸等。何嗣宗善用养肝运脾，理气活血，通利水气，方以四物汤加味。何元长善用分利法，并据证采用温解、开泄、燥土、通阳、温补等法，所用方药中可见有苓桂术甘汤、五苓散、二陈汤、真武汤、肾气丸等。

何平子《壶春丹房医案》中所取治法尤多，二十八世何时希对其总结有四大类，即泻法、补泻并施法、通补法（补而能通，通中有补）和补法，具体共有51法。然以分清疏理为主治，热郁者用苦泄分理；寒湿者用通阳涤饮；肝络不和者用疏肝分理；脾肾阳虚者用温通分理。大多采用虚实兼顾治法，何平子所出鼓胀方，即以上补宗气、下通六腑为旨，此方可视为治鼓胀的基本方。对于内热腹胀，阳明气滞者，正气虽虚，但补剂不可早用，宜先疏通，再接服养营和理剂。而对于气痹腹胀，命门不充者，经疏腑治疗后，膈次稍松，即以滋补，可谓"塞因塞用"。由此可见何平子胸有成竹，治法善变，医道高明。何古心治疗亦以"疏""补"为大法，如温疏、疏消、疏理、疏化、疏通、培补、滋养等。疏，以理气、利水、活血为要，疏补并进的组方原则，可达到祛邪不伤正，扶正不恋邪的作用。何鸿舫治癥积、鼓胀主次分明，即以肝脾为主，兼顾肺肾；以行气为要，兼以祛水、化瘀，变化灵动，值得学习参考。

《何承志医案》中治疗水湿内盛，腹胀明显，且伴黄疸，小便减少，起病急者，先治其标，以利水退黄为要，仿茵陈五苓散加减。如正虚明显，治宜标本兼顾，以健脾利水为法，用四君子汤合五苓散治之。他还善于使用外治法，以外敷药物治疗腹水，提高疗效。

何书田《杂症总诀·癥块积聚》中提出治疗积聚的大旨是当以辛温入血络治之。然用药要仗体阴用阳之品，方能入阴出阳，以施其温散辛通之力，而消除阴邪聚络。此说可参。

● 【擅用方药】

何氏医家治疗痞积、鼓胀旨在调和肝脾，调和气血，气行邪散而不伤正气，选方用药既有共性，亦有个性。如常以白术、茯苓、半夏、陈皮、神曲等药与白芍、郁金、香附、青皮、柴胡等药同用，以疏和肝脾；用香附、川楝子、郁金与茺蔚子、当归须、肉桂同用，以调和气血。利水渗湿常用白术、茯苓、车前子、泽泻、川椒目、桑白皮、冬瓜皮、胡芦巴、大腹皮等药。

何平子对于下焦火衰甚者，可早晨加服肾气丸。何元长治疗肝胆热郁者，用苦泄分理法，药如黄连、山栀，合以木瓜、白术、茯苓、泽泻、车前子等。除此，常用的药物有麻黄、葶苈子以开肺泄水；党参、炮姜、肉桂、砂仁以助脾温运。何书田治劳伤鼓胀，则温宣、温补同用，以真武汤加菟丝子、枸杞、补骨脂、肉桂等药；阴虚者加地黄、五味子等药；虚甚者，可合以资生丸、肾气丸以增疗效。何古心治疗正虚邪实证候擅用药对，采用鳖甲配柴胡，或鳖血炒柴胡；高丽参配青皮；芍药配半夏；熟地配沉香等补而兼疏，疏补并进，以达到祛邪不伤正，扶正不恋邪的作用。何鸿舫喜用炮黑姜、吴茱萸、附子、小茴香以温运脾肾祛水；用香附炭、当归、焦白芍、鳖甲、桂枝、槐花炭以柔肝行气化瘀。此外，还常用益智仁、党参以补益正气；山楂炭、麦芽助胃消食；山栀、黄芩、柴胡泄火退热；桑白皮、苏子、竹茹利肺化痰。

何书田还善用鳖甲、象贝、海蜇、地栗等软坚化积；用沉香、槟榔、代赭石、旋覆花、苏子降逆和胃；用白芍、菟丝子、枸杞子、紫石英、党参、益智仁等药滋补肝脾肾。对于癥积血络凝痹者，则选用归须、延胡、橘核、茺蔚子、香附、益母草、郁金、川芎、桃仁、木通、韭白、蜣螂、䗪虫等体阴用阳之品，以入阴出阳，施其温散辛通之力而获佳效。

鼓胀方：西党参、炙草、枳壳、腹皮、泽泻、生白术、厚朴、木香、赤苓。出自《壶春丹房医案》，为何平子所创。功能上补宗气，下通六腑。方中有五苓散、四君子汤合方，加枳壳、大腹皮、厚朴、木香，以增分理之效。

逍遥散：柴胡、当归、白芍、白术、茯苓、甘草、薄荷、煨生姜。出自《太平惠民和剂局方》。功能疏肝解郁，健脾和营。

补中益气汤： 黄芪、人参、白术、炙甘草、当归、陈皮、升麻、柴胡。出自《脾胃论》。功能益气升阳，调补脾胃。

济生肾气丸： 熟地黄、山药、山茱萸、泽泻、茯苓、牡丹皮、桂枝、附子、牛膝、车前子。出自《济生方》。功能补肾利水消肿。

四物汤： 见诸虚劳倦。

二陈汤： 见咳嗽痰喘。

苓桂术甘汤： 茯苓、桂枝、白术、甘草。出自《伤寒论》。功能温脾化饮。

五苓散： 泽泻、白术、茯苓、猪苓、桂枝。出自《伤寒论》。功能通阳利水。

真武汤： 见咳嗽痰喘。

外治方： 千金子20g，肉桂20g，甘遂20g，黑丑30g，川椒10g。共研细末，分六次和面粉、水调成糊状，敷于脐部，每日一次。使用第一天6～8小时后，观察局部皮肤有无反应，若发现局部皮肤发红，起泡即停用。使用前测患者腹围，使用中测腹围与尿量，并随访B超检查腹水情况，观察治疗效果。此方出自《何承志医案》，为何承志所创，可用于肝硬化腹水、晚期肝癌腹水、尿潴留、肾功能衰竭等疾病中。

● 【病案举隅】

案例1 痞积（肝郁乘脾）（选自《何书田医案》）

气郁食郁，腹作胀，而胸结不舒；脉弦劲不和。此木来乘土之候，延久防成鼓。暂拟疏肝化滞，以觇进退。

炒白芍、炒枳实、半夏、川郁金、赤苓、冬瓜皮、炒归须、瓜蒌仁、陈皮、黑山栀、泽泻。

复诊：服前方，胸次结滞渐舒，脉弦亦和。拟从肝脾和理，勿过劳多食为嘱。

炒白芍、炒川连、炒枳实、黑山栀、泽泻、炒归须、焦茅术、广陈皮、赤茯苓。

【按语】气郁、食郁而成痞积。脉弦劲不和，提示肝气郁结，肝旺乘脾，脾失健运，水湿内停，延久则可成鼓胀。当下首当疏肝化滞，以通气血，方可护脾防鼓。方中用郁金、枳实、半夏、陈皮、山栀、瓜蒌仁等药以疏肝理气，清热化滞；用炒白芍、当归养肝活血，与理气药相配，可调和气血；赤苓、冬瓜皮、泽泻利水祛湿，有防水停成鼓之功。二诊脉见弦和，胸腹渐舒，提示肝郁结滞减轻，故去除半夏、郁金、冬瓜皮、瓜蒌仁等药，而加入焦茅术以增健脾之力，全方以和理肝脾为要。

案例2 劳伤、鼓胀（肝郁，脾肾阳虚）（选自《何书田医案》）

向有结痞，复兼劳伤吐血，吐后腹胀，服舟车丸而得松。现在又有腹胀之象，脉形细数。劳伤与鼓胀兼病，不易治。

炒川连四分、炙鳖甲、川郁金、砂仁、茯苓皮、车前、炒川朴、焦白芍、炒枳壳、苡仁、大腹皮。

每朝服资生丸、金匮肾气丸各钱半，合服十朝。

复诊：投温通疏滞法，腹胀大松，脉形稍觉有力。可投补剂。

焦於术钱半，炒白芍钱半，牡丹皮二钱，带皮苓三钱，陈皮八分，砂仁四分，安南桂四分，山萸肉钱半，福泽泻钱半，大腹皮钱半，车前子钱半。

资生丸、肾气丸每朝仍各用一钱，合服。

【按语】患者腹胀停水，服舟车丸去水饮一时见效，然病根未除，故腹胀又起。再加劳伤，脾肾俱亏，此乃本虚标实之证，治宜兼顾。何书田取汤方疏利、化积、去水以治标，丸药益脾补肾以治本。待水邪有减，腹胀得松时，治以补益为主，以增机体抗病能力。

案例3 鼓胀（肝脾两虚，水湿内积）（选自《何嗣宗医案》）

初诊：雀目[1]多变，鼓胀。肝血虚则木强侮土，土失运化，湿热壅遏而成胀。右脉沉滑。宜用大针沙丸[2]。药未备，且进汤方。

---

[1]雀目：病证名。指夜间视物不清的一类病证。

[2]大针沙丸：出自《三因极一病证方论》。又名禹余粮石丸。方由蛇黄、禹余粮、针砂组成。针沙，当为针砂，出《本草拾遗》。又名钢砂。为制钢针时磨下的细屑。有补血、除湿、利水、散结的功效。

生地、归身、白芍、川芎、生白术、炒枳壳、麦冬、姜皮。

二诊：雀目少愈，膨胀未消，肝脾久伤，岂能速愈；右脉滑大略和，脾阴未复也。拟地黄汤加减。

生地、白芍、苓皮、丹皮、怀药、泽泻、麦冬、於术、归身、砂壳。

三诊：脉大稍柔。用八物汤滋肝补脾，以宽其胀。

生地、归身、白芍、川芎、於术、参须、云苓、砂仁、川连、车前、神曲。

【按语】 鼓胀一证，病在肝木，多犯脾土，肝乏疏泄，脾失运化，由此导致气滞血瘀，水湿内积，故见腹鼓且胀，脉沉滑。肝开窍于目，肝血虚，则目睛失养而视物不清，治当养肝运脾，理气活血，通利水气。方以四物汤加味，四物汤养肝活血；白术既可健脾，又可渗湿祛水，合用姜皮，则去水力增。二诊证情虽有改善，但鼓胀属久病顽证，还当守方长治。三诊用八珍汤之义，同前二方相比，加入参须，增强了健脾之力，以图缓治。可见，何嗣宗治鼓胀重在治本，不妄用峻药逐水，结合临床确实如此，峻药逐水图一时之快，不仅水饮不能根除，反伤正气，于病不利。

案例4 鼓胀（肝脾交困）（选自《何鸿舫医案》）

锦荣 庚辰九月初八日申刻

力伤食冷，腹胀足肿，脉弦细不应指。肝脾交困，鼓疾之重候也。少食为妙。

焦冬术钱半，煨益智钱半，炒枳实钱半，大腹绒（洗）钱半，香附炭三钱，广木香四分，制附片五分，炮黑姜五分，炒青皮钱半，茯苓三钱，炒小茴香七分。加砂仁末（冲）四分，川椒目四分。

复诊：庚辰九月十一日午刻复

腹胀足肿略减，咳呛气逆多痰，脉细数无神。尚非安境也。

炒党参钱半，焦冬术钱半，炒苏子钱半，茯苓三钱，广木香四分，山楂炭三钱，煅瓦楞壳（杵）四钱，炮黑姜四分，炒小茴香六分，大腹绒（洗）钱半，香附炭三钱，炒青皮钱半。

加姜汁炒竹茹钱半，官桂四分。

【按语】本案例阳虚水泛，是为鼓疾重候，何鸿舫认为证属肝脾交困，治宜温阳利水，以解水湿困脾之忧，方取真武汤为基础，加入大腹绒、川椒目以增去水之力；合以枳实、香附、木香、青皮、小茴香、砂仁理气通腑，以除肝气郁结之愁。肝脾得舒，则腹胀足肿有减，然病情深重，仍需调肝益脾，安稳病况，故复诊加入党参、竹茹、桂枝、山楂炭、煅瓦楞等药以增强健脾消滞，活血通脉之功，此乃治本之意。

案例5 鼓胀（阳虚水停）（选自《春熙室医案》）

作肿，举动喘急，二便不畅，脉来浮濡。鼓病已成，宜用温疏。

炒茅术钱半，生芪三钱，肉桂四分，淡吴萸三分，葶苈子钱半，甘遂钱半、泽泻钱半，炒车前子三钱，茯苓三钱，尖槟榔钱半，制香附三钱，蜜炙桑皮二钱，冬瓜皮三钱，黑丑子钱半。

【按语】患者腹水较多，上迫于肺，故举动喘急；肺通调水道，又与大肠相表里，今肺失肃降，故二便随之不畅。法取温疏，即温阳化气以利水，疏理气机以通腑，方中茅术、生黄芪、茯苓、肉桂、吴茱萸合以葶苈子、泽泻、车前子、冬瓜皮、桑皮、黑丑子等药，是为温化利水；槟榔、香附合以甘遂，是为理气通腑，二便通畅，水饮得去，则诸恙可减。

第六节 脘痛嘈闷

● 【病证认识】

脘痛，即指胃脘痛，是指中上腹部剑突下，近心窝处疼痛，又称胃痛、心下痛等。何元长《治病要言》说胃脘痛"治法与心痛相仿"，可见在历代文献中心痛是胸脘部疼痛的统称，并对心痛有多种记载，如真心痛、厥心痛、九种心痛等，其中包含了胃脘痛。嘈，又名嘈杂，俗称心嘈，是指胃脘饥嘈，或得食而暂止，或食已而复嘈。多因胃火肝郁，或脾虚湿痰，或酸水浸胃所致。胃脘痛常伴有心嘈胀闷，或恶心呕吐、嗳气泛酸，甚则呕血便血等症。

何书田《杂症总诀·心痛》将胃脘痛因症分为九种，即脾寒、胃火、瘀血、痰、食伤、蛔虫、惊伤、劳伤、心营伤等，可见病证有外感、内伤之分，寒热虚实之异，然病变总以脾胃为主，但可涉及肝、心。从何氏医家的医案中可知脾虚肝郁，肝胃不和是内伤胃脘痛的常见证候，如何平子《壶春丹房医案》记载胃脘部疼痛作为主症，可伴有泛酸、嘈杂等症，病机多属脾胃虚寒，营络不疏，或肝气郁结，中虚木邪侮土等。

《何鸿舫医案》中将肝脾不和，或肝胃不和分为四类：一是证属虚寒，即脾土虚寒，肝木来犯；二是肝旺郁火犯胃；三是肝脾久困，瘀血内阻，症见吐、下瘀血；四是脘痛减，中气虚。《何承志医案》亦认为肝胃不和，气失调畅是本病的主要病机。何时希《医效选录》认为萎缩性胃炎与肝郁犯胃关系密切，久则脾虚胃伤。《杂症总诀·吞酸吐酸》还指出吞酸、吐酸总因中焦湿热为患，但如吐出酸水多，亦有虚寒所致，治当明辨。

胃脘部，或心下疼痛，如是心所致病，即真心痛，临证当鉴别，多病情危急，需重视救治。

● 【治法切要】

何元长《治病要言·心腹诸痛》认为胃脘痛当辨虚实，实者以祛邪止痛为主，虚者以健理脾胃、调养气血为主。如有食积，按而满痛者，下之，用大柴胡汤；如食积则饱闷，噫气如败卵，得食辄甚，香砂枳术丸加神曲、莪术；有停饮则恶心烦闷，时吐黄水，甚则摇之作水声，小胃丹或胃苓汤；气壅攻刺而痛，沉香降气散；瘀血甚者桃仁承气汤；蛔虫啮心，痛有休止，或吐蛔虫，蛔动则恶心呕吐，宜乌梅丸、芜荑散。虚寒者，用理中汤，或归脾汤加姜、桂、菖蒲。何鸿舫治胃脘痛亦分虚实、寒热，虚寒者治以温脾疏肝，或温养中气，或柔肝养血；实热者治以清热化滞，或疏理通络。

《何端叔医案》治疗脾虚肝郁，常用疏肝健脾法，夹有外感者，治取表里温宣，以和理肺胃，表解里通。《何书田医案》中主张脾寒宜辛香开通；心营伤宜辛甘化阳；惊伤宜养血平肝；劳伤宜通络和营；中虚气郁，治从健脾理气和胃入手，并嘱患者要开怀，情志舒畅，以收事半功倍之效。《壶春丹房医案》

中治疗脾胃虚寒者，以温中健脾益气为主，方如四君子汤、理中汤，佐以和血通络，药如当归、白芍、肉桂等。《何承志医案》中亦认为治疗重在和理肝脾，疏肝和胃是常用治法，方以四逆散加减；胃嘈泛酸者，合左金丸；当肝胃转和，气机得调，诸恙均减时，则予和胃消食丸药图治，或益气扶正为主治，以善其后。《医效选录》中认为萎缩性胃炎脾虚胃伤者，治宜降燥润枯、补气血，四君子汤、四物汤均可选用，同时合以去腐生肌，如乳香、没药、血竭、败酱草等药。"胃痛象乌蜜"方即是去腐生肌思路的代表方。此外，乌梅丸法亦是何时希赞赏的适用之治。

● 【擅用方药】

何氏医家治疗胃脘痛，擅用疏肝和胃止痛法，何元长常用郁金、川楝子、延胡索、白芍、半夏、橘皮、瓦楞子等药；偏寒者加干姜、吴萸、桂枝；偏热者加黄连、山栀；脾虚者以四君子汤，或理中汤为基本，加益智仁、砂仁、当归等；脾肾阳虚，饮停中焦者，治以温补元阳，药如附子、紫石英等，但亦配以滋阴药，如熟地、白芍，以免温燥太过伤胃阴，然又防滋腻弊端，故熟地用砂仁炒制。此种阴阳平衡配对的方法还有如党参、白术、荜澄茄配山茱萸、白芍、桂圆；党参、吴茱萸、干姜配山茱萸、白芍等。何书田治脘痛甚者，加九香虫、肉桂、饴糖等；对于严重急痛者，除针对病因治疗外，亦可用镇痛剂，如延胡索（元胡）、罂粟壳类药物。何端叔治血郁络阻者，加当归、郁金、桂枝、川芎等药。

何鸿舫对于虚寒者，治以温疏，药如白术、茯苓、吴茱萸、附子、青皮、小茴香、焦白芍、炙甘草等；肝旺郁火犯胃者，治宜清化，药如茯苓、生甘草、山栀、枳壳、白蔻壳、山楂炭、竹茹等；瘀血内阻者，治以疏理通络，药如制白术、焦白芍、当归、炮黑姜、桂枝、槐花炭、蕲艾、香附炭、砂仁等；中气虚者，治以温养，或柔养，常用药物有党参、益智仁、白芍、当归、山萸肉、首乌、枣仁、麦冬等。由于脘痛总由气滞不通所致，故何鸿舫在方中所用理气药品种甚多，除上述外还有广木香、陈皮、槟榔、佛手柑、厚朴、檀香、川楝子、公丁香、沉香等，实乃"通则不痛"之意。

何承志治胃嘈泛酸者，合左金丸加海螵蛸、瓦楞子等；胃痛者，合金铃子散；纳呆者加山楂、六曲；便溏者加山药、诃子、白扁豆；脾虚甚者，加太子参、黄芪；胃阴不足者，加玉竹、枸杞、花粉；肝郁甚夹热者，加苏噜子、八月札、黄芩、平地木等药。可见何承志既有继承祖辈的学术思想和经验，又结合自己的临证体会而选方用药，可资参考。

何镇《本草纲目类纂必读》中提到莪术一药可入肝脾，并能行气消食积。芦根甘能缓中而止呕哕，寒能降火而退热除烦，但须以参、术、麦冬佐之，更加木瓜、五味子以收敛余焰则效增。均为经验之谈，可参。

大柴胡汤：见咳嗽痰喘。

香砂枳术丸：枳实、白术、木香、砂仁。出自《景岳全书》。功能行气消痞，健脾开胃。

胃苓汤：厚朴、苍术、陈皮、甘草、茯苓、猪苓、泽泻、白术、桂枝。出自《丹溪心法》。功能健脾化湿、利水。

桃仁承气汤：见四时外感。

乌梅丸：乌梅、细辛、干姜、黄连、当归、附子、蜀椒、桂枝、人参、黄柏。出自《伤寒论》。功能安蛔止痛。

理中汤：人参、干姜、白术、甘草。出自《伤寒论》。功能温中健脾。

四逆散：柴胡、枳实、芍药、甘草。出自《伤寒论》。功能疏肝理气，和营解郁。

左金丸：黄连、吴茱萸。出自《丹溪心法》。功能泻火，降逆止呕。

胃痛象乌蜜方：象皮（研细末）30g，乌贼骨（煅去腥）50g，五灵脂（先筛去杂质，研细后再细筛用）50g，乳香（研细，若粘碾，可合五灵脂粉同研）30g，败酱草50g，生甘草30g，蜂蜜适量。

制法：五灵脂砂石杂质多，所以要两次过筛，去之务净。象皮与乌贼骨略有腥味，但其量占全药三分之一，又有甘草、乳香、蜂蜜之气味以调和之，无碍。诸药经细筛后，先以蜂蜜一斤拌和之。过一周，药与乌已融透，如太稠，可再加蜂蜜半斤以稀和之，两周即可服用。

服法：每食前半小时，以瓷匙取一匙，入口含融之，待唾沫渐化则咽下。最好不用开水冲服，因水冲则稀释，而乌贼粉、五灵脂等粉剂，均失去附着之作用。甘草与蜂蜜甘以缓中，须使其附着于胃壁上，与诸药同起效用。甘、蜜又能解毒消炎、生肌，有助溃疡愈合。

出自《医效选录》，为何时希所创。功能解毒制酸，祛瘀生肌。主治长期胃痛，吐酸（或不吐酸亦可用），痞胀，嗳气，食入作痛（轻症食入痛减），多见于胃炎、萎缩性胃炎、胃窦炎等疾病中。

自制萸荜温中丸：吴茱萸一钱五分，荜茇二钱，淡干姜三钱，川芎三钱，制香附五钱，新会皮三钱，炒当归四钱，砂仁末一钱。上药共和为细末，大枣肉捣和为丸。出自何其超《春熙室医案》。功能温中、理气、通络。主治胃脘痛。

天香快气丸（自制方）：香附子（生用，研细）一两，石菖蒲、旋覆花、威灵仙各五钱，黑丑（头末）三钱。上为细末，皂角熬膏，丸绿豆大。每服七八分，食远灯心汤进。出自十三世何应时《何氏类纂集效方》。功能理气化痰。主治痰气交阻之胃脘痛、梅核气等病证。

七红丸（家传秘方）：牛黄、狗宝[1]、麝香各一分五厘，俱研细，朱砂（研细，飞过）、沉香（研细）各五分，赤石脂（煅，研）、松香（煮化，入冷水中浸过，又煮又浸各三次，研细）各一钱。上药各研为末和匀，煮红枣，去皮核，和丸，每粒重四厘。每服用三丸，五更时冷茶进，至天明方可吃热物。出自何应时《何氏类纂集效方》。功能理气活血，解毒止痛。主治膈气，胃脘疼，诸气痛，噤口痢俱效。

● **【病案举隅】**

案例1 胃脘痛（肝气犯胃）（选自《何书田医案》）

肝郁气滞，先从小腹作痛，上升及于胃脘，痛无间断；脉左弦右细。此木乘土位也，久恐呕吐反胃。

---

[1] 狗宝：为犬科动物狗的胃中结石。甘、苦、咸、平，有小毒。有降逆开结、消积解毒功效。

川连、川楝子、归须、枳实、瓦楞子、吴萸、川郁金、白芍、瓜蒌、橘叶。

【按语】患者胃脘痛而无间断，不通则痛，说明胃气郁滞，脉络不畅较甚，脉左弦右细，提示肝气郁结，横逆犯胃，是谓"木乘土位"，久则胃病及脾，导致脾虚胃逆而见呕吐反胃。故当治病于先，用川楝子、郁金、橘叶、白芍疏肝柔肝；用枳实、瓦楞子、瓜蒌和胃降逆；合以左金丸以增调和肝胃之效；更有当归须以通络祛瘀。本方亦不离何氏擅用的疏肝和胃止痛法。

案例2 胃脘痛（肝郁脾虚）（选自《何书田医案》）

肝木乘土，久痛不止，气分大伤，急切不能奏效。与温中定痛法，以冀势松为幸。

党参、干姜、益智、半夏、云茯苓、九香虫、肉桂、白芍、炙草、陈皮、川楝子。

【按语】本案肝气不疏，脾胃虚寒，故治以理中汤法温中健脾为君；白芍、川楝子疏肝柔肝为臣；佐以九香虫、肉桂散寒理气止痛；益智仁、半夏、茯苓、陈皮辅佐理中健脾之功。待胃痛得缓，仍当调理肝脾以杜后患。

案例3 胃脘痛（络脉瘀阻）（选自《何元长医案》）

胃脘作痛，痛久入络。近兼咳呛，惟恐失血。

归身须一钱五分，瓦楞子（炙）四钱，炒苏子三钱，九孔石决明四钱，橘红一钱，单桃仁二钱，川楝子（炒）一钱五分，延胡索（炙）一钱五分，新绛绒五分，郁金一钱五分。

【按语】此案脉络瘀阻较甚，有血不循经之忧，故治疗除用瓦楞子、橘红、川楝子、郁金、归身须、延胡索疏肝和胃通络止痛外，还加用桃仁、新绛绒以增活血化瘀之力；用石决明平肝潜阳、清热，以恐刑金或犯胃动血；炒苏子化痰降气，兼治咳呛。

案例4 胃脘痛（脾虚络阻）（选自《壶春丹房医案》）

《经》言：中焦如沤[1]。谓阳明胃腑司传化之职，以下行为顺。若胃气失其旋转之司，饮食便无力以化，停顿中官，脘痛乃作，业已多年，或甚或不甚，甚则冷汗呕吐。所谓痛则不通，胃失下行，反致上逆也。右寸关脉缓大，余部濡弱，症久中气自伤，不能腐熟水谷，且久痛入络，转输乏力，故投益气补中之品而稍缓，然究不易除根。拟以扶元理中气，温中通络之法。

参须（另煎冲）七分，半夏、范志曲[2]、茯苓、制香附，制朴五分，苏梗、高良姜、陈皮、旋覆花、鲜佛手。

【按语】 胃痛案，何平子认为痛则不通，胃失下行，反致上逆，且久痛入络，转输乏力，虚实夹杂之证，故治拟扶元理中气、温中通络之法。

案例5 胃脘痛（脾虚肝郁，下焦阳衰）（选自《何鸿舫医案》）

左

初诊：烦心，木郁气阻。脘闷作痛，时嗳酸水，脉两关皆弦数，两尺俱见细软。系阳衰不能生土，火亏水旺，为噎膈之根。调理非易也，须节烦、少食乃可。

焦冬术二钱，法半夏钱半，炮黑姜四分，茯苓三钱，炒枳壳钱半，炒小茴香八分，煨益智一钱，广木香五分，泡吴萸四分，制附片五分，炒青皮钱半，香附炭三钱，肉桂五分。

加姜汁炒竹茹钱半。

二诊：脘胀得畅吐酸水而舒，嗳气未通，脉仍见涩。中州化运失宣。拟疏中法，以觇进止。

米炒党参二钱，制川朴八分，建曲二钱，泡吴萸四分，炒青皮钱半，焦白芍钱半，焦冬术二钱，木香五分，黑姜四分，茯苓三钱，炒小茴香八分，玉桔梗一钱。

加姜汁炒竹茹钱半。

---

[1] 中焦如沤：语出《灵枢·营卫生会》："上焦如雾，中焦如沤，下焦如渎。"

[2] 范志曲：即建曲。由六神曲加味制成。

三诊：腹胀呕酸俱得舒化，脉有起色。当从温理。

炒党参二钱，制小朴八分，山楂炭三钱，泡吴萸四分，炒青皮钱半，焦白芍钱半，焦冬术二钱，木香五分，炮黑姜四分，茯苓三钱，川楝子钱半，炙草四分，荔枝核三钱。

加姜汁炒竹茹钱半。

四诊：呕酸脘胀，俱得舒化，脉有起色，惟下焦运化未宣。拟和理法。

炒党参钱半，制小朴八分，酒炒白芍钱半，茯苓三钱，炮黑姜四分，炒青皮钱半，山楂炭三钱，制於术钱半，炒川楝子钱半，广木香五分，炙草四分，泡吴萸四分，姜汁炒竹茹钱半。

加荔枝核七枚。

【按语】患者脘闷痛、嗳酸水，脉两关皆弦数，此乃肝脾失和之象；两尺俱见细软，则为下焦阳虚之征。何鸿舫先治以温下焦阳虚为主，方用制附子、肉桂，合以温中疏肝降逆止痛法，药如焦冬术、法半夏、炮黑姜、茯苓、炒枳壳、炒小茴香、煨益智、泡吴萸、炒青皮、香附炭、姜汁炒竹茹等药。二诊脘胀、吐酸水得减，然嗳气未通，治拟温中健脾、疏肝柔肝、降逆为主，故前方去附子、肉桂，加入米炒党参、制川朴、白芍等药；桔梗一味当取其宣通开泄之用，使胃气得以顺通。待患者呕酸脘胀，俱得舒化，脉有起色，则以和理肝脾收功。

第七节　泻、痢、便血

【病证认识】

泄泻、痢疾古称下利，并可伴有便血。何元长《伤寒辨类》认为下利一症有寒热、虚实之分，大凡三阳病下利多为实热，三阴病下利多属虚寒。

泄泻是以大便稀薄，甚至水样，次数增多为主症的病证。可因外感六淫，饮食不节，情志失调，或元气不足，脾肾虚衰等引起。由于病因、表现不同，而有风泄、寒泄、热泄、湿泻、暑泄、伤食泄、五更泄、飧泄、洞泄、直肠泄、大肠泄等各名。何元长指出临证首先要辨明病邪，如湿、火、寒、痰、食等，以因邪治之，其次要辨肝、脾、肾三脏之虚损，尤其是脾虚致泄、肾泄、肝泄的互相关联和影响。如泄泻属时邪所致，多见少阳阳明夹热；泄泻表现为腹胀便溏，且病程较长，多为脾虚湿停，甚则脾肾阳虚。何书田《杂症总诀》认为，水湿滞留，脾虚失运是为主要病机，或有肝木犯脾土，久病则及肾。湿邪致病有寒湿、湿热之分，寒湿多夹有脾虚或脾肾阳虚，然临证亦多见虚实夹杂、寒热交错之证。何平子《壶春丹房医案》认为泄泻表现为腹胀便溏，或腹痛水泻，有外感、内伤之别，如邪气久缠，可损伤脾气，脾失健运，湿浊内生，导致内外合邪，甚则致脾肾阳虚而泄泻迁延不愈。何时希《医效选录》认为慢性结肠炎患者泄泻大多病程迁延，时缓时作，证候多属本虚标实。

痢疾是以腹痛，大便次数增多而量少，里急后重，痢下赤白脓血为主症的病证。何元长《治病要言》谓其病机多因外受六淫邪气及疫毒之气而成。从病因分，有风痢、暑痢、热痢、疫痢等；从大便性状分，有赤痢、白痢、血痢、赤白痢、脓血痢等；从病情轻重和病程分，有噤口痢、休息痢、久痢、虚痢等。他还提出痢疾不同于伤寒协热利，乃因邪气乘虚而入，流入肠胃，湿热瘀积，气血阻滞所致。何应璧《医方捷径》认为此病除因外受湿热、疫毒之气，还因内伤饮食生冷，损及脾胃肠所致。总之杂食不洁，感受外邪是痢疾发生的主因，然与内因亦有关，如素有劳伤正虚，童幼、高年体弱等。本病常见于细菌性痢疾、阿米巴痢疾、溃疡性结肠炎等疾病中。

便血既指症状，即血从大便而下，或在大便前后下血，或单纯下血，又指病证，即以便血为主症的疾病。何书田《杂症总诀》谓大便出血分近血和远血，远血多病在脾胃，近血病在大肠，又可分为肠风、脏毒、脉痔等证，湿热内蕴，气滞血瘀是主因，但可夹虚，尤其是病久不愈，临证当辨明所病脏腑，属虚属实，以因证治之。何平子《壶春丹房医案》所载便血属虚者有：脾虚、阴络内伤；肝失所养、阴络受伤；心脾内伤；脾肾两伤等。属实证者有：湿热、热毒；木邪侮土；内滞宿血，或虚实夹杂，如气滞络伤；内伤兼少阳热郁等。便血可见于消化性溃疡，某些急性传染病，血液病，以及结肠、直肠、肛门等部位的疾患中。

● 【治法切要】

何元长《伤寒辨类》指出下利属实证，可用清法、下法，虚证宜用温补、固涩，然治利不能用汗法。他还罗列了《伤寒论》中的治法和代表方，如实热下利，可用葛根黄芩黄连汤、黄芩汤、承气汤、白头翁汤等；虚寒下利用桂枝人参汤、理中汤、真武汤、四逆汤、赤石脂禹余粮汤、桃花汤，甚者用白通加猪胆汁汤、通脉四逆汤等。

何元长《治病要言》谓泄泻治法有九：一曰淡渗，使湿从小便去；一曰升提，宜升、柴、羌、葛之属，鼓舞胃气上腾，则注下自止；一曰清凉，所谓热者清之是也；一曰疏利，痰凝气滞，食积水停，随证祛逐，勿使稽留；一曰甘缓，泄利不已，急而下趋，甘能缓中，甘为土味，所谓急者缓之是也；一曰酸收，泻下有日，则气散而不收，酸味能助收肃；一曰燥脾，泻皆成于土湿，湿皆本于脾虚，仓廪得职，水谷善分；一曰温肾，肾主二便，封藏之本，脾虚者必补肾；一曰固涩，注泄日久，温补无功，须行涩剂。何元长《伤寒辨类》治脾虚泄泻以补中益气为基本，方用参苓白术散、平胃散，甚则附子理中汤；肾泄用四神丸加木香、小茴香、人参、莲肉等；肝泄用当归厚朴汤。如泄泻属时邪所致，治以清疏为要。何书田《杂症总诀》认为健脾、燥湿、利水是泄泻的主要治法，方有理中汤、五苓散等。如有热邪，治宜清化湿热，方如葛根芩连汤。然临证亦多见虚实夹杂，寒热交错之证，或有渴饮腹泻反复不止者，何书田选用春泽汤、甘露饮等治疗。如肝木犯脾土，则当佐以平肝祛风，小柴胡汤可参。

《何承志医案》中治疗因感受暑湿引起上吐下泻，法以畅中宣化，用藿香正气散加减。何时希治慢性结肠炎本虚标实之证，常以赤石脂禹余粮汤、四神丸等补肾固涩为主；善其后则以补脾为法，如香砂六君丸、理中汤等；痛泻发作时，则先治其实，如痛泻要方、保和丸以清肠去湿滞、理气机。他尤赞赏乌梅丸之寒温并用，虚实兼顾，于慢性结肠炎病况颇合。

何应璧《医方捷径》认为痢疾初起治宜清热化湿解毒，兼以行气化瘀，可用黄连解毒汤、香连丸、白头翁汤等，或外疏内通，解表合以清化解毒，调气行血，方如芍药汤；久病伤正气，治宜健脾护胃为主，方如参苓白术散、胃风汤、真人养脏汤等。大凡泻痢初起，不可滥用收涩止泻，此与脾虚泄泻不同，如一时辨证不明，何继充出增补治泻痢经验良方，服之效佳，以避免误治恋邪。何元长对痢疾的诊治颇有心得，他认为痢疾治疗以清热化湿、凉血解毒为主，久痢正虚，宜扶正祛邪兼顾，休息痢屡止屡发，久不愈者，多因兜涩太早，积热未清。如里急而不得便者，火也，重者承气汤，轻者芍药汤；里急频见污衣者，虚也，补中益气汤去当归，加肉果。何鸿舫擅用运脾、益胃、清肠、涩肠等法，分初起和久病，初起以清肠、益胃为主，久病以运脾、涩肠为主。

何平子治便血重在治脾，常以归脾丸加减，且崇尚以通为补的治法。何书田《杂症总诀》治便血重在辨明所病脏腑，如病在肺，宜润降；病在心，宜清化；脾病宜燥升；肝病宜柔泄；肾病宜填补；胆病宜清养；大肠病宜辛凉苦燥；而胃病则诸病均可兼有之，宜随证治之。何鸿舫治以补脾温中、清热祛湿、和营止血为主，多以四君子汤为基本。此均为经验之谈，可参。

● 【擅用方药】

泄泻因外感时邪所致者，何元长常用香连丸合以黄芩、山栀、藿香、柴胡等药；何平子对于里有伏热，或湿热未清者，擅用温胆汤法，药如黄连、藿香、茯苓、陈皮、车前、枳壳、竹茹、米仁、滑石等。何承志则在化湿和中法中加入茵陈、山栀、枳实等药，或合以玉枢丹，如吐泻伤阴液，则加入白芍、花粉。何书田认为泄泻治当调脾土，药如白术、茯苓、煨姜、砂仁、木香等，此亦是何氏治疗泄泻的常用药物。泄泻日久，气虚下陷，方用理中汤加白芍、五味子、升麻等药；脾虚甚者，肾阳必亏，可加附子、补骨脂、菟丝子、煨肉果等药；如阴阳两虚，可再辅以益阴之品，如熟地黄、五味子、山萸肉等药。

痢疾治以清化湿热，香连丸加银花、藿梗、白芍是为基本。何元长治疗常以黄芩、芍药为主，加之大黄以彻其邪，取通因通用之义，并随气血而调之，以白术、当归、木香、黄连、槟榔、厚朴为主，久则以木通、泽泻渗之，升麻、防风举之，四物、四君子汤补之，病方能愈。何书田治取清疏通下，药如黄连、大黄、白头翁、枳实、木香、厚朴、茯苓、山楂等，痢久伤及脾阴，可加生地、阿胶、芍药；如脾肾两亏，久痢不摄，可用纳补法，六味地黄丸加附子、党参、补骨脂等药；如劳伤内损，真气下陷，亦可用苦燥酸涩法，药如秦皮、白头翁、乌梅、诃子、罂粟壳等；痢后脾虚，可用归脾丸调理善后。何承志喜用汤、丸并进治疗，即香连丸合白头翁汤法，可加地锦草、败酱草、紫草等药，以增凉血解毒之功；加刘寄奴、郁金、当归、丹皮等药以强理气活血祛瘀之力；并辅以山楂、六曲、鸡内金等药以和胃消积。十四世何镇治噤口痢，用人参、石莲肉、黄连为君，以木香、石菖蒲为佐；治脏腑虚热，或停寒、饮冷而成痢者，理中汤内加黄连甚效。或又有治噤口痢，用人参、黄连煎汁，不断呷之、咽下即好。休息痢治以运脾补肾，并加入当归、肉桂，既温补，又调血，使气血兼治。此外，十九世何嗣宗的经验是白芍药治下痢用炒，而治后重用生，可能指痢疾症见便血时，宜养血敛阴，故用炒，症见里急后重时，宜平肝理气，故用生。

何书田治便血首分虚实，属实者常用黄连、黄芩、苦参等药，配以白术、茯苓、芍药、阿胶等药；属虚者，或脾肾两伤，甚则心脾肾三脏俱损，则用六味丸、归脾汤等方加减，合以鳖甲、地骨皮、黄芩等药。对于积瘀下血者，则用活血止血法，药如归尾、丹皮、丹参、牛膝、花蕊石等。此外，方中常辅以炮姜炭，木香等药，以温经理气，有止血而不留瘀之功。何鸿舫多以四君子汤为基本，加木香，炮黑姜、补骨脂、黄芩、米仁、炒白芍、当归尾、槐花炭、侧柏叶、荆芥炭、山楂炭等药，有虚实兼顾之意。何平子在方中还常配用焦谷芽、焦饭滞、焦曲等以和胃、护胃。便血属气陷络伤，治以益气升清止血，用四君子汤加升麻、荷蒂、槐米、血余炭等药。何镇认为艾叶、地榆均有止血功能，然艾叶还有驱风除湿之能，又有养血益气之妙，治病灸火，俱当取陈久者佳。如血热妄行者，可用鲜艾叶配鲜生地、侧柏叶等药同用。地榆理血病，惟治下焦，何镇的经验是治血痢用酒炒，治结阴便血加炮干姜、砂仁，同平胃散和服，虚人更加人参、黄芪以佐之。又赤石脂宜醋炒，有益气生肌，止血固下作用。

葛根黄芩黄连汤：葛根、甘草、黄芩、黄连。出自《伤寒论》。功能解肌透表，清热燥湿。

白头翁汤：白头翁、黄柏、黄连、秦皮。出自《伤寒论》。功能清热燥湿，凉血解毒，止痢。

理中汤：人参、干姜、白术、甘草。出自《伤寒论》。功能温中健脾。

赤石脂禹余粮汤：赤石脂、太一禹余粮。出自《伤寒论》。功能涩肠止泻，止血。

参苓白术散：白扁豆、人参、白术、白茯苓、炙甘草、山药、莲子肉、桔梗、薏苡仁、缩砂仁。出自《太平惠民和剂局方》。功能健脾补气，和胃渗湿。

四神丸：补骨脂、五味子、肉豆蔻、吴茱萸。出自薛己《内科摘要》。功能温补脾肾，涩肠止泻。

春泽汤：白术、桂枝、猪苓、泽泻、茯苓、人参。出自《世医得效方》。功能补气利水。

藿香正气散：藿香、紫苏、白芷、桔梗、白术、厚朴、半夏曲、大腹皮、茯苓、陈皮、甘草。出自《太平惠民和剂局方》。功能芳香化湿，和中，疏散表邪。

痛泻要方：白术、白芍、陈皮、防风。出自《景岳全书》引刘草窗方。功能柔肝止痛，健脾止泻。

乌梅丸：乌梅肉、黄连、黄柏、人参、当归、制附子、桂枝、炒川椒、干姜、细辛。出自《伤寒论》。功能安蛔止痛，止久利。

芍药汤：黄芩、黄连、芍药、当归、大黄、槟榔、甘草、木香、肉桂。出自《活法机要》。功能清化湿热，行气血，导积滞。

胃风汤：白术、川芎、人参、白芍药、当归、肉桂、茯苓。出自《太平惠民和剂局方》。功能健脾化湿，活血祛瘀。

真人养脏汤：白术、党参、肉豆蔻、诃子、罂粟壳、白芍、当归、肉桂、甘草、木香。出自《太平惠民和剂局方》。功能温中补虚，涩肠固脱。

增补治泻痢经验良方（自制）：上好细茶三钱，生姜老者（切如麻米大）三钱。

上用水二碗，煎至碗半，时时饮半酒盏，服尽。渣用水一碗，再煎浓饮，神效。重者再服姜、茶各五钱，煎服，无不效者。出自何继充《医方捷径》。主治：凡泻痢初起，勿便服药，恐不对症，受害不小。余补此方，乃百用百效者，万勿视为平易不服，而遽任庸术施剂，是自误矣。

久近肠风奇效方（自制）： 蒲公英（连根采来，洗净，打烂，青盐腌一宿，晒干，将原汁收尽）、槐角子（炒）、柿饼（炙焦，存性）、木耳（煅焦，存性）。

上四物各等分，神曲糊为丸，每服二钱，空心温酒下，不能饮酒者百沸汤下。屡效。出自何应时《何氏类纂集效方》。功能清热止血。

● **【病案举隅】**

案例1 泄泻（湿热侵犯肠胃）（选自《何元长医案》）

邪热炽甚，脉来八至，腹泻神倦。此少阳阳明夹热为患，恐其下痢，则不易治。

柴胡、厚朴、黄芩、陈皮、赤苓、山栀、神曲、木香、广藿。

复诊：热象稍减，脉来尚六七至，腹微痛而泄泻不减，仍未离乎险境也。治以清疏为主。

姜汁炒川连、木香、赤苓、姜汁炒山栀、广藿、酒炒黄芩、陈皮、麦芽、厚朴、焦曲。

二复：时邪已退，余热未清。宜节饮食调治。

鳖甲、黄芩、陈皮、石斛、赤苓、地骨皮、青蒿、白芍、薏仁。

【按语】 本案为时邪侵袭，病入少阳阳明，症见发热、腹痛、泄泻，初诊治以散热泄热为主，兼以化湿和胃，方以小柴胡汤加减。药后发热减，腹痛轻微，然泄泻仍甚，故治以清化湿热为主，方取香连丸法，合以黄芩、山栀、藿香、赤苓等药。待时邪退，泄泻止，则治宜清余热，养阴液，和胃气，同时嘱咐患者要节食调治，以善其后。

案例2 泄泻（脾肾阳虚）（选自《何元长医案》）

久泻不止，色脉少神。此属脾肾阳衰，清气不升也。殊非轻恙。

炒党参三钱，茯苓二钱，炮姜炭五分，炒白芍一钱五分，炙甘草四分，制於术一钱五分，陈皮一钱五分，菟丝子（炒）二钱，煨木香四分，干荷蒂二枚。

复诊：

制於术一钱五分，党参三钱，煨肉果四分，炙五味三分，炙草五分，炮姜炭六分，茯苓二钱，补骨脂（炒）二钱，炒白芍一钱五分。

丸方：

绵黄芪二两，土炒制於术三两，茯苓二两，菟丝饼二两，破故纸（炒）一两五钱，炮姜炭五钱，炙五味子三两，炒白芍二两，霞天膏二两，炙甘草五钱，砂仁末五钱。

共为细末，以姜枣汤法丸。每朝服三四钱，滚汤下。

【按语】 泄泻属虚者，病本在脾，然久泻则及肾，而致脾肾阳衰。初诊治以温中健脾为主，方用理中汤加味，荷蒂升举清气，菟丝子兼以补肾。复诊则温中健脾与补肾并治，方取理中汤合四神丸之意。并以此法另制丸药，每朝服之，以增疗效。

案例 3 痢疾（湿热下注，兼有脾虚）（选自《何书田医案》）

热痢二十日以来，昼夜数十次，腹痛后重；脉象沉细无根。可见热邪未泄，而脾土大伤矣。殊非轻恙。

炒黄连、白头翁、炒中朴、炒建曲、炒银花、炒川柏、炒黄芩、煨木香、炒谷芽、炒苡仁、赤苓、泽泻。

【按语】 患者发热腹痛，里急后重，下痢日数十次，邪热尤甚，且因证已持续二十日，故脾气有伤。证虽属虚实夹杂，但何书田仍先治以清化祛邪为主，取白头翁汤合香连丸之意，辅以炒建曲、炒谷芽等药和胃消食，待邪去再作补益。

案例 4 便血（脾络内伤）（选自《何书田医案》）

脾络内伤，下血累月不止，每下必先腹痛。其为气分不疏，而营阴受损显然矣。以凉营滋肝为治。

炒川连、炒阿胶、丹皮炭、煨木香、地榆炭、炒黄芩、炒白芍、苦参子四粒（龙眼肉包）、新会皮、血余炭。

【按语】此便血症伴有腹痛，当为肠腑湿热蕴结，气滞血瘀，病久则营血亏损。何书田虽云治以凉营滋肝，然方中亦有黄连、黄芩清热燥湿，尤妙桂圆肉包苦参子，兼有养营祛湿热作用，此法何元长亦有用，可见书田颇得父之真传。

案例5 久痢（脾肾亏虚）（选自《壶春丹房医案》）

素来好饮，总多积湿，下痢至今，几及两载矣，昼夜仍有数行，小溲不利，有里急后重之兆，神色较减，时觉疲软，脉来右细微，而左关尺更属不扬。种种症情，初起靡不由湿邪内侵，中气受伤，继而肠液频下，营血不充，久则命火益衰，失于蒸化，以此推之，是脾命肾三经同受困也。刻下饮食起居须和，调中气，保摄元神，加以填补气阴之剂，育其阴精，三者相济，方可渐臻佳境也。未知前意然否。

熟地、於术、山萸、枣仁、吴萸、茯神、肉果、补骨脂、山药、甘草、五味、陈皮、附片。

【按语】本案症见下痢几及两载，虽无便脓血，但有里急后重之兆，且有神疲乏力，脉来细微等虚象。何平子认为初起靡不由湿邪内侵，中气受伤，营血不充，久则命火益衰，失于蒸化，是脾命肾三经同病，即不仅脾肾阳虚，阴精亦亏。治用调中温肾，填补阴精，三者相济，并饮食起居须和，定能渐入佳境。

第八节　中风偏瘫

● **【病证认识】**

中风，又名卒中，指卒暴昏仆，不省人事，或突然口眼歪斜，半身不遂，言语謇涩的病证。在何氏医著中有真中风、类中风之别，即因于风者真中风；

因于火、气、湿者，类中风。辨证需分中络、中经、中腑、中脏，对猝然昏仆，不省人事者，又当辨闭证和脱证，然总属本虚标实之证。

何书田《杂症总诀》认为中脏者病变较重，多为中血脉；中腑者较轻，多为中经络。中脏者症见神昏不语，口眼歪斜，偏瘫，遗尿失禁，当属类中风；中经络者症见口眼歪斜，四肢拘急，脉浮迟。中风的病机可有气虚，卫气虚则易感风邪；或肾虚，阴亏火旺，虚风内动；或湿浊内生、痰阻经络等。何平子《壶春丹房医案》中所述中风案例，多属于类中者，如症见偏枯、舌本不利、肢麻语謇等。病机有阴亏而肝阳亢，或肝火夹痰，或中虚肝郁，或气痹夹痰，或上盛下虚等，从脏腑而言，总不离肝脾肾三脏病变，即肾虚不能涵木，肝旺则内风由生，脾虚而痰湿内生，风痰相搏则脉络阻滞，气血不利，或上蒙清窍而神志模糊。《何元长医案》所述中风病证以类中风为主，亦有少数为真中风，或有类中前兆者。类中风病机有阴亏而肝阳亢，或肝火夹痰，或下焦阳虚等，总属本虚标实之证。何氏医家十分重视预防中风，如见足软肢麻、耳鸣头眩等先兆症，或年高气血两衰，或气亏阳弱、血不周流者，或气亏痰盛、肝阳内扰者，主张及时治疗，并叮嘱须开怀调养，戒酒谨慎以防微杜渐。

由于古代文献中有关中风的含义较广，因此何氏医著中与中风相关的病证亦有多种，角弓反张、口噤、不语、手足不随、半身不遂、口眼歪斜等症均可在中风证中出现，但有外风、内风所致病证的不同。角弓反张，多见于痉病、破伤风等外中风邪的病证；口噤可见于痉病、惊厥等病证，但亦可见于脑血管意外等内风所致病证中；不语，即语言謇涩，常伴有半身不遂，口眼歪斜，多见于脑溢血、脑梗死等中风病证；不语如表现为音哑，当属外受风寒之邪所致；口眼歪斜亦可见于面瘫，即外中风邪病证；手足不随，伴有肌肤疼痛，是为痹症，乃外受风寒湿邪所致。本节所述中风偏瘫主要指类中风，即内风所致病证，可见于脑血管意外、中毒性脑病等疾病中。至于真中风，即外风所致病证，仅于治法方药略提一二。

● 【治法切要】

真中风因于风邪，治疗宜先以解散风邪，次则补养气血。类中风属内虚暗风，治当清热、顺气、开痰，以救其标，次当治本，滋阴养血，或益气补阳，或阴阳气血兼治，慢慢调理疾病自愈。《医方捷径》所论中风病证，包括内风、外风、中脏腑、中经络等，治疗总以顺气、疏风为先，乌药顺气散、小续命汤为常用方剂，方后加减甚为重要，乃辨证施治要点。对于中风昏迷、偏瘫患者，可外用增补通关散，内服三生饮，或用灸法以醒脑回阳。

何元长《治病要言》对中风急救及闭、脱二证的治法论述较详："凡中风昏倒，先须顺气，然后治风，用竹沥、姜汁调苏合香丸灌之，如口噤，抉不开，用牙皂、生半夏、细辛为末，吹入鼻内，有嚏可治，无嚏则死。如牙关紧闭，两手握固，即是闭证，用苏合香丸或三生饮之类开之。若口开，心绝；手撒，脾绝；眼合，肝绝；遗尿，肾绝；声如鼾，肺绝，即是脱证。更有吐沫、直视、肉脱、筋骨痛、发直、摇头上窜，面赤如妆、汗出如珠，皆脱绝之证，急以大剂理中汤灌之，及灸脐下或有生者。若误服苏合香丸、牛黄、至宝之类，即不可救，此不可不细辨也。"何书田《杂症总诀》谓中脏者治疗先用开关法，醒后投三合汤，然后治以养血祛瘀，补气通气，实证可用下法；中经络者治以补血养筋，祛风通络，实证可用汗法。

《何元长医案》中治类中风常用滋肝潜阳，或清肝化痰，或温补下焦，服汤药快治后，可用丸药缓治。《何书田医案》中治疗多取虚实兼顾，扶正以补肾健脾柔肝为主，祛邪以平肝息风，豁痰通络为要。他还善以药食并用来达到标本兼顾的目的，如治疗平昔嗜饮，湿痰壅盛者，可用泻心豁痰法治标，然不宜过于滋补，则配用霞天膏，以食物补气血而治本。何平子《壶春丹房医案》中治疗多取肝脾同治，或肝肾同治，或肝脾肾三脏并调，如健脾、疏肝、柔肝，补肾，佐以涤痰、祛风、活络、温通等法。何平子对中风的诊治颇有其父何书田的风格，用药轻清灵动而切中病机。总之，何氏医家治中风重在调理肝脾肾；兼以祛风涤痰；辅以活血通络以收全功。

● 【擅用方药】

何元长治中风偏瘫常用的基本药物有首乌、枣仁、枸杞、麦冬、半夏、橘红，以钩藤汤法丸。如下焦阳虚，可加苁蓉、肉桂；痰湿甚，可加白术、胆南星、竹茹等药；并辅以强筋通络，药用虎骨、当归、桑枝等。何鸿舫治以养阴潜阳、通经活络为主，药如生地、茯神、秦艽、牛膝、天麻、当归、蒺藜、黄芪、桑枝等。肝火甚者，加山栀、菊花、羚羊角等药；积热痰凝者，加竹茹、远志、黄芩、佛手柑等药。何平子治疗多取肝脾肾三脏并调，常用党参、白术、茯神健脾益气；郁金、橘叶，白芍疏肝柔肝；枸杞、熟地、杜仲补肾滋阴，阳虚者亦用鹿角霜、附子、桂枝等温通之品。

何书田遇有中风先兆症者，主张及时治疗，药如黄芪、制於术、白芍、炙甘草、党参、制首乌、五味子、陈皮、茯神、半夏、秦艽、酸枣仁等，且可恒服，此方有健脾化痰柔肝功效，治未病而防患于未然。

乌药顺气散： 麻黄、陈皮、乌药、僵蚕、川芎、枳壳、炒甘草、白芷、桔梗、炮姜。出自《太平惠民和剂局方》。功能祛风、理气、活血。

小续命汤： 麻黄、防己、人参、黄芩、桂心、甘草、芍药、川芎、杏仁、附子、防风、生姜。出自《备急千金要方》。功能祛风通络，益气温阳。

三生饮： 生南星、木香、生川乌、生附子、生姜。出自《太平惠民和剂局方》。功能豁痰理气，回阳救逆。

苏合香丸： 朱砂、青木香、苏合香油、诃子肉、荜茇、沉香、生香附、麝香、犀角、檀香、丁香、冰片、白术、安息香、熏陆香。出自《太平惠民和剂局方》。功能开窍辟秽，理气止痛。

三合汤： 陈皮、甘草、茯苓、半夏、南星、瓜蒌、当归、桔梗、黄芩、黄连、白术、竹沥、姜汁。出自《杂症总诀》。功能清热化痰。

开关法： 牙皂、半夏、细辛、藜芦俱为末，加以麝香吹鼻中。出自《杂症总诀》。功能取嚏醒脑。

霞天膏： 为黄牛肉熬制成的膏剂，甘、温，补气血，健脾安中。出自明·韩懋《药性裁成》。

● **【病案举隅】**

案例1 类中风（肝肾亏虚，风痰内扰）（选自《何元长医案》）

肝肾之阴亏于下，阳明之脉衰于中，夫阳明不足，则湿痰因之而蕴蓄；肝肾并亏，则内风因之而扰动，是以忽然类中，偏枯[1]在左也。按脉左部微弦，右手微滑。治法营阴宜养，虚风宜熄，痰涎宜理，脉络宜和，乃入手之先务云。

制首乌、生於术、当归、新会皮、姜半夏、生杜仲、煨天麻、炒杭菊、老钩子[2]、酒炒桑枝。

【按语】患者脉左部微弦，此示肝失肾水滋养而阳亢生风；右手微滑，则示脾失健运而生痰湿。风动痰蓄，脉络阻滞，类中猝发，偏瘫由成。治以养阴息风，药如制首乌、杜仲、当归；运脾化痰，药如生於术、新会皮、姜半夏；平肝通络，药如煨天麻、炒杭菊、老钩子、酒炒桑枝。全方以调肝、脾、肾为要，标本兼顾，切中病机，是何氏诊治中风偏瘫的基本法则，颇有临床指导价值。

案例 2 类中风（阳虚痰阻）（选自《何元长医案》）

右肢偏废，六脉模糊，乃阳虚而湿痰内滞。宜燥土涤痰，佐以活络法。

制於术一钱五分，茅术一钱五分，姜黄一钱，法半夏一钱五分，甘杞子二钱，炒归身一钱五分，茯苓二钱，橘红一钱，鹿角胶二钱，丝瓜络三钱。

加细桑枝五钱。

【按语】本案属脾肾阳虚，痰湿内阻，何元长治从运脾化湿入手，药多力强；兼以补肾阳，药用鹿角胶配甘杞子，可见其阴中求阳，阴阳平衡之意；辅以炒归身、姜黄、丝瓜络、桑枝以祛风、活血、通络。此外，杞子、炒归身有滋阴血，养肝柔肝功效，在本方中可起燥湿不伤阴、补阳不使肝阳亢的作用。

案例 3 类中风（肾阴亏虚，肝阳上亢）（选自《何鸿舫医案》）

左

肾虚则水不涵木，以致肝阳上升，脉弦动，动为阳，弦为肝，此类中根

---

[1] 偏枯：病证名。出《灵枢·刺节真邪》。又名偏风，即半身不遂。可见于脑血管意外后遗症。

[2] 老钩子：指钩藤。

也。宜加意焉。

制首乌三钱，辰茯神三钱，沙苑子三钱，甘菊花钱半，白术二钱，桑叶钱半，陈皮八分，制半夏钱半。

加勾藤钱半。

【按语】肝阳上亢、肝风内动是类中风的常见病机，其根源是肾虚，尤其是肾阴虚，即水不涵木所致。故治疗以滋肾水为要，平肝阳为辅，方中制首乌、沙苑子为君；钩藤、甘菊花、桑叶为臣；佐以茯神、白术、陈皮、半夏运脾祛痰。可见治从肝、脾、肾，然据证而有主次。

案例4 类中风（肝火内炽，痰凝经络）（选自《何鸿舫医案》）

左

烦心，木火正炽，积热痰凝经络。左偏体麻木，头眩目昏，脉左关弦数不和，此类中根也。亟宜节烦，少食为妙。

生山栀钱半，秦艽钱半，生归尾二钱，煨天麻八分，远志钱半，炒黄芩钱半，白蒺藜钱半，制小朴八分，佛手柑八分，牛膝三钱，甘菊钱半，生甘草四分。

加犀角尖（另煎）四分，莱菔子钱半。

【按语】证属本虚标实，然以肝火炽盛，痰热凝滞为急，为突出，故先以治标为主。方中山栀、黄芩、甘菊、犀角尖、天麻、白蒺藜清热、泻火、平肝；秦艽、远志、制小朴、佛手柑、莱菔子行气、祛痰湿；归尾、牛膝活血祛瘀，引血下行。并嘱节烦、少食，以利削邪。

案例5 类中风（气血亏虚，经脉不利）（选自《医效选录》）

张某，男，45岁

初诊：1973年12月30日

3年前因思考紧张，忽然右肢麻木，口舌不利。经治疗后，现症：舌謇言语迟缓，口略右㖞，右手僵木而冷，汗出偏多，右膝以下麻木不能活动，行动全赖左肢支持。夜卧需用3个热水袋温护，手一、足二，但水热至左肢不能受，而右肢仍不感温。自云神志始终清醒，以舌及右肢不听使用，故显呆木，脑力毫未受损。过去所服中药有桂、附、水蛭等药。

脉左手浮沉俱弱，中按亦缓而细，关比尺、寸稍强；右脉似有若无；舌强缩颤动不伸，边尖不红。

川桂枝9g，炒当归15g，大川芎9g，杜红花9g，羌、独活各9g，威灵仙15g，鸡血藤15g，炙远志6g，干菖蒲12g，炒党参12g，生黄芪15g，指迷茯苓丸（包煎）15g，人参再造丸1粒（分两次咀服）。7剂。

二诊：1974年1月6日

精神见振，纳香，眠安，大便日行。

原方去川芎。加苏木9g，炙甲片6g。7剂。

三诊：同年1月13日

手指稍温，下肢入夜亦较暖，行动便捷些；纳增，大便稍干，精神大见好。舌亦能动，伸缩自如。

上方制大其量，每药加3g。14剂。

四诊：同年1月27日

右指抚之已温，右足膝至胫已温，趾掌仍冷，夜卧手部不需热敷了。纳、眠、精神均佳。右手脉隐约透露，有搏动之象；舌能全伸，边有齿痕。

炒党参15g，炙黄芪18g，炒当归15g，大川芎9g，羌、独活各9g，鸡血藤15g，炙山甲片9g，炒川断15g，川牛膝15g，炙远志9g，干菖蒲12g，广郁金9g，指迷茯苓丸18g，川桂枝9g。14剂。

五诊：同年2月17日

舌蹇及右肢麻冷已好转约一半以上，小便黄。苔腻（舌能伸）；右脉已透，虽仅如细葱管，但搏动明显。

上方去川芎、羌、独活。加生苡仁30g，煅龙骨（先煎）30g，火麻仁12g，伸筋草15g。7剂。

六诊：同年2月24日

症势大见好转，要求处一长期方。右脉又稍粗，不须追寻，著手即得；苔腻已化。

上方去苡仁、麻仁。加钻地风 18g，威灵仙 18g。30 剂。

同年 9 月 29 日转告知：手足俱暖，一切大有进步，能上半班了。

【按语】本案例患脑梗后已 3 年，曾服用桂枝、附子等药，然效不如意。何时希治用参、芪，合以活血通络之品而获效，此益气行血与病机更为相合，因此他说似比温阳为近一步法。舌謇能利，则远志、菖蒲、郁金、川芎等开心窍之力，舌为心苗也。

第九节　头风、眩晕

● 【病证认识】

头风，指头痛经久难愈者；眩晕，又称眩运，头眩眼花。头风、眩晕虽为两个病证，但常可伴有，多因外感六淫，内伤七情，或气血亏虚，脏腑阴阳失调等所致。何书田《杂症歌括》认为头痛可因外感引起，或因内伤所致，如肝阳上亢，营血亏虚，肾精不足，瘀血阻络等；眩晕以内伤居多，如阴虚肝风内动，或精血亏虚，脑海失于润养，或痰浊上蒙清窍等。其中有些病机二者雷同。何元长《治病要言·头眩》谓：上虚则眩；风家多头眩。

《何元长医案》所述头痛证候多因风邪侵袭，或肝阳化风上冒等引起，而病之根本与卫气虚，营血弱，或肝郁阴亏等有关。眩晕的发生与肝脏密切相关，肝风上冒是为主因，并可夹热、夹痰，究其根本是肝阴亏，水不涵木。何平子《壶春丹房医案》所述头风、头晕病证多与肝风有关，或为肝肾不足，内风上扰，或为表阳空疏，外感引动内风，或为血虚风动。《何端叔医案》所载头痛案例多由风甚侵上所致，然风有外风、内风之别，外风来之外感风寒，或风从热化而成风热为患；内风都因肝旺生风，或肝虚生风所致。眩晕有虚实之分，或虚实夹杂者为多，如肝阴不足，风火上旋；水不滋木，肝风上升；烁金夹热，风木上升。从《何鸿舫医案》中可见风、火、痰常互为影响，关联交结，如肝风者可夹有湿痰，或外风；痰者可因火升而窜动。可见头痛、眩晕均与肝风上扰密切相关，只是头痛亦可因外风所致，而病之本则为肝肾阴亏，或卫虚营弱。

头风、眩晕可见于周围性及中枢性、耳源性、贫血、药物中毒、晕动、高血压等疾病中。

● **【治法切要】**

头风、眩晕，尤其是头痛可因外风所致，而眩晕多为内风导致，故治风是为首要。由于头风、眩晕多为本虚标实之证，因此治疗当据证轻重缓急而兼顾，如外风所致病，治宜疏风散邪为主，兼以扶正，何元长《治病要言·头眩》谓表中阳虚，或风家用葛根汤；口苦咽干者用小柴胡汤；太阳病发汗，汗不止，眩冒，身瞤动，振振欲擗地者用真武汤。内风所致者，治以滋补肝肾、平肝息风为主，如夹热、夹痰，则当兼以清疏化痰。何元长擅以辨脉论治，如六脉弦滑者，当治其标，即先清后补；六脉细软者，当治其本，即培补为要。何端叔治风重在疏化，一是疏风化邪，二是清肝疏风，三是养阴息风，证情夹杂者，则数法同用，如和养肝阴，参以疏解；养胃和肝，参以泄风等。何鸿舫对于风火上炽者，善用玉女煎法，清火兼以养阴。

何书田对于一些虽证见阴阳亏损，但胃气日减，或肝阳犯胃而见呕吐者，均不宜早用滋补，先宜和脾启胃，或先清降肝火，待脾运健，肝火息，胃气和，再议进补。何端叔对于气血两亏，但夹有湿浊，苔腻不化者，治疗先取和理，待邪去胃和，再议滋补。并告诫大凡肝肾阴亏者，毋妄投燥剂，以燥则生风，且易耗阴故也。

何时希《医效选录》中对于高血压患者者伴有头胀痛、眩晕等症的治疗颇有心得，一般采用的治法有：①介类潜降；②石类镇定；③引阳归下；④辛凉泄风；⑤散之四肢；⑥清肝泄热；⑦平肝和胃；⑧软坚柔脉；⑨安神养心。有兼症者治其兼症，待标症平则治其本，治本也有数法：①柔肝养肝；②滋水清肝；③滋金平木，则木能受制；④养心熄火，则火不燔木。并创制三龙三甲汤以平肝潜阳，镇痛止眩。

● 【擅用方药】

何氏医家治外风以疏散为主，如何端叔常用防风、桑叶、羌活、蔓皮、藁本、蔓荆子等药。治内风常用标本兼顾，如何元长常用芍药、甘菊、牡蛎，如气虚营弱者，加黄芪、女贞子、茯神等药，以强补益之力；肝阳亢者加首乌、鳖甲、丹皮、桑叶等药，以增柔平之功；少阳郁热者加山栀、连翘、柴胡、石决明等药，以强泄热之效。何书田用滋阴，但注意阴阳平补，如熟地、山茱萸、枸杞、龟板等药，与鹿角霜、附子同用。何鸿舫治痰证，重在温化痰饮，取苓桂术甘、二陈汤，常合以竹茹、远志、瓦楞子、菖蒲、海藻等药；兼用山栀、黄芩、黄柏等药以清热降火。何端叔清肝疏风，常用钩藤、羚羊角、白蒺藜、柴胡等；养阴息风，常用首乌、白芍、料豆衣等药。

在《本草纲目类纂必读》记载中，可见何镇常从实际应用中体会药物的性能，如天麻治风虚头眩及手足周身麻痹，皆用之而灵，盖风门之血药；何首乌乃肝肾补剂，血门风药；牡蛎功效诸多，其重镇安神，功同珍珠，平肝潜阳，功同石决明，软坚散结、制酸止痛，功同瓦垄子，还能收敛固涩。皆经验之谈，可参。

葛根汤：葛根、麻黄、桂枝、生姜、甘草、芍药、大枣。出自《伤寒论》。功能疏散风寒，宣通卫阳，升举清阳。

小柴胡汤：柴胡、黄芩、半夏、生姜、人参、甘草、大枣。出自《伤寒论》。功能疏肝清热，益气降逆。

真武汤：见咳嗽痰喘。

玉女煎：见咯血、吐血。

三龙三甲汤：煅龙骨（先煎）30g，龙胆草6g，干地龙15g，石决明15g，珍珠母30g，左牡蛎（先煎）30g。水煎服。如血压过高者，加羚羊角粉1～3g，吞服，日二三次；生石决增至30g（水煎）。出自何时希《医效选录》。功能平肝潜阳，镇痛止眩。

适应证：肝阳上升，头痛眩晕，面热目赤，颈项牵强，顾盼不利；或颠顶痛如针刺，手不可近。

● 【病案举隅】

案例 1 头痛眩晕（营阴亏虚，肝风上冒）（选自《何元长医案》）

产后营虚，肝失所养，头痛眩晕所由作也，一时不能霍然。拟以滋养营阴为治。

阿胶、甘菊、鳖甲、归身、白芍、秦艽、首乌、料豆皮、蒺藜。

【按语】本案当属营阴亏虚，肝失养而风动所致，故治以滋阴、养血、柔肝为主，药如阿胶、鳖甲、归身、白芍、首乌、料豆皮；兼以祛风清热，药如秦艽、蒺藜、甘菊；蒺藜、鳖甲还有平肝潜阳作用。

案例 2 头风（气血两虚，清窍失养）（选自《何元长医案》）

气血俱虚，畏风头痛。此疾根深，刻难取效。

生黄芪二钱，大熟地四钱，炒归身一钱五分，白芍一钱五分，杭甘菊一钱，上清胶二钱，煅牡蛎四钱，女贞子二钱，茯神二钱。

【按语】气血两虚，阴亏肝亢，内风易生；表阳空疏，外风引动内风，故畏风头痛，久缠不愈。治用生黄芪、熟地、当归、上清胶益气固表，补血滋阴；白芍、女贞子养肝柔肝；杭甘菊、牡蛎平肝潜阳。全方标本兼顾，息风止痛，然需恒服，方可尽效。

案例 3 头风（肝阳上扰）（选自《何书田医案》）

偏风头痛，肝阳内扰也。久必损目，且防延及右边。以养肝息风主治。

制首乌二钱，羚羊角钱半，蒺藜二钱，牡丹皮钱半，桑叶钱半，钩藤一钱，炒白芍钱半，石决明四钱，菊花一钱，蔓荆子三钱，荷叶一角。

【按语】本案以肝阳上扰为甚，故偏风头痛，其本当责之水不涵木；肝开窍于目，肝之阴血不足，故有损于目。治用补肾养肝以治其本，清肝平肝以治其标，从方中用药看，治标之力较大，如羚羊角、蒺藜、牡丹皮、桑叶、钩藤、石决明、菊花等药。蔓荆子散风热、清头目；荷叶清热、升发清阳，二药有助于祛邪醒脑止痛。

案例 4 头胀眩晕（肝风湿痰，上扰清空）（选自《何鸿舫医案》）

《经》云："诸风掉眩，皆属于肝。"夫肝为风木之脏，失其所养，则风行木动，以致头胀作眩，胸次痞闷，理固然也。况脉来弦动，显是肝阳湿痰为病。拟方先宜柔肝化痰，以循次序耳。

石决明三钱，何首乌三钱，勾藤钱半，川石斛三钱，酒炒白芍钱半，杭菊花钱半，橘红六分，木香四分，杏仁霜三钱。

加砂仁壳六分。

【按语】肝风夹有湿痰，清窍被蒙，故头胀眩晕，脉象弦而动。肝风之起，总因肾阴不足，水不涵木；湿痰之由，多与脾失健运相关，此乃病之本。何鸿舫治分缓急，急则治其标，缓则治其本，故先柔肝息风，化痰祛湿，待病缓后，再议补肾健脾，此即循次序也。

案例 5 头风（外风引动内风）（选自《壶春丹房医案》）

《经》言：风气通于肝[1]，湿气通于脾[2]。风邪侵上，痛从风池、风府而直上至颠顶，甚则泛泛欲吐不吐，不时举发。是风邪深入肝家，内风附和为患，所谓外风引动内风也。又足太阴脾经为湿而困，湿邪留恋络中，腿部酸重异常，亦历多年，脉濡带弦。治以育阴息风，通痹利络，然症久，未易速效。

制首乌、制蚕、白芍、当归、蒺藜（去刺）、牛膝、半夏、西羌活、独活、黄菊、川芎、木瓜、荷叶，苦丁茶三分。

【按语】头痛案，痛从项间延及颠顶，多因风动所致，因头为诸阳之会，风属阳邪，两阳相搏故头痛乃生；又风气通于肝，故主病在肝，然风气或从外来，或从内生，何平子认为症久总由内风附和为患，且久病真阴自亏，风从火而生，故治宜滋水涵木，平肝息风，药如首乌、白芍、当归、菊花、蒺藜、制蚕等；苦丁茶、荷叶疏风清热；半夏、西羌活、独活、木瓜祛风胜湿、通络；牛膝、川芎活血通脉，然牛膝引血下行，并能强筋骨，川芎上行头目颠顶，并

---

[1] 风气通于肝：语出《素问·阴阳应象大论》。

[2] 湿气通于脾：语出《素问·天元纪大论》："太阴之上，湿气主之。"《素问·至真要大论》："诸湿肿满，皆属于脾。"

能祛风止痛。全方内外兼顾，上下并治，甚为周到。

第十节　惊悸、心痛

● 【病证认识】

惊悸是指无故自惊恐惧而悸动不安，或因惊而悸，或突然心跳欲厥时作时止者称之。怔忡是指心悸之重症，或指心跳并有恐惧感。心悸俗称心跳，简称悸。可见惊悸、心悸、怔忡意思相近，临床常互用之。一般而言，惊悸多因惊恐、恼怒而发，病情较轻浅；怔忡每因内伤而成，稍劳即发，其病较深重。心痛是胸脘部疼痛的总称，此指心前区或心窝部疼痛，古代文献又称真心痛，可见于心绞痛、急性心肌梗死等疾病中。惊悸、心痛虽为两种病证，但其病均在心，临证常可伴见，且多以心之阴阳气血的失调而致病。

《何元长医案》中认为惊悸怔忡虽病在心，但与肝脾关系密切。有因肝郁，或肝阴亏，或肝肾两亏致肝阳、肝火上扰而累及心营不足，心神为之不宁，跳动不安；有因心肝失养，或心脾两虚，或心肝脾三脏亏虚而致心宕胆怯、健忘不寐等症。何书田《杂症总诀》认为怔忡是以患者心中动悸不安为主症，健忘、不寐常同时伴有，以虚证为多，或虚中夹实。《何书田医案》中所述病证多由本元不足所致，如心营内亏，心肾两虚，肝肾两亏，心、肝、脾三脏俱损等，但亦有夹以实邪者，如痰火、气滞、瘀阻等。《何端叔医案》多责之心之阴阳气血的亏损，但临证亦多虚实夹杂证，如案例既有肾水虚、心阳亢，又有心肾不交、木来侮土等本虚标实之证。

心痛，现代医学称之心绞痛。何时希《医效选录》认为心绞痛发作，其诱因包括感邪、疲劳（尤其是持续不停）、情绪（尤其高度紧张，或过度的喜、怒、哀伤）、气候变化、饱食、烟酒刺激以及其他起居生活之偶然失常等。此类因素有些可作实证，但其易于感邪，疲劳即发，情绪不能控制等，岂非其本身抵抗之薄弱？此与《素问·评热病论》"邪之所凑，其气必虚"旨意相同，因此心痛属本虚标实之证。并谓心绞痛、冠心病与高血压、高血脂、糖尿病等患者常夹杂并存，尤其是高血脂，他认为脂肪之存在，不仅在血管中，凡肌肤、膜原、筋络、脏腑之间隙中无处不有，血管中的斑块，应理解这是机体中的污浊，或在气血正常运转时留下的老化废物，或则痰湿的留积、机体运动中偶然的闪挫而造成的小量瘀血，几种东西并合起来，日积月累，它就在血液流动时沉积在冠状动脉中了。而血脉的流通，需仰仗气的推动，即"气为血帅""气行则血行"。又肺主气，肺为开合之脏、为水之上源，因此，肺功能的健全与否与血液的运行和代谢相关，肺功能的缺损，应视为冠心病的重要原因之一。又"金水相生"，故肾气充盈与否与心痛、冠心病的发作与康复亦甚相关。

● 【治法切要】

何氏医家治惊悸怔忡以滋补宁心安神为主，以纠心之阴阳气血的亏损，如何元长《治病要言》治疗多取补益心之阴阳气血的炙甘草汤，或小建中汤，或温通心阳的桂枝甘草汤。《杂症总诀》除用养心安神法外，还据证兼用祛火、化痰、活血等法，方以天王补心丹加减治之。何汝阈治疗气虚血亏者，喜用四君子汤，或归脾汤，加茯神以宁心安神；兼有痰饮者，可用《金匮要略·呕吐哕下利病脉证治》中的大半夏汤，以健脾燥湿化饮。何平子多从和养肝脾入手治惊悸，擅用黑归脾丸法，而怔忡由于病情稍重，故补益力量往往有所增强，如案中所用重剂培补，或温补填纳等。何端叔认为对于虚实夹杂证，治疗当分主次，他尤重视脾胃的健运，需胃和纳增，才可滋补。

何时希《医效选录》中治疗心痛、冠心病的治疗大法是养心之气血阴阳，展心脉瘀阻之痹，擅用《金匮》枳实薤白桂枝汤加味，并辅以失笑散、自制"二香琥珀散"以增理气通脉止痛之效，还能有助于心肌损伤的修复。伴有高血压者，合以"三龙三甲汤"以平肝潜阳；伴有高血脂者，可采用《内经》"去菀陈莝"之法，包括祛瘀、化痰、通络、利气、发汗、利尿、软坚、化湿、展痹开痹、舒缩开合等，对于粥样斑块形成者亦可用，然治疗不可过猛，防斑块突然大块剥落，则到处可以循血管而堵塞，足以危及生命；伴有糖尿病者，何时希主张少食多餐法，并调补脾肾，此法对于糖尿病早期、轻症或抑有效。

他还告诫心痛、冠心病不可"纯从实治"（目前确有用丹参、水蛭、穿山甲坚持长期使用的风气），这种救急于一时，恐不宜持久，尤其无益于复康的要求。并提出补气血乃至补肾之阴阳，是康复最好的疗法。

何时希提出治疗心痛、冠心病的法则，分为四个阶段：①严重绞痛阶段，当用芳香开窍走窜和祛瘀止痛；②虚脱阶段，人参和参附龙牡汤是必要的，稍缓则用生脉散、复脉汤，方中姜、桂也在必用（有人喜用阿胶，但胶质性黏，或致减弱温阳药和助长地黄、甘草的腻性；而且此时最忌增加凝血力的药物，不用为好）；③脱险阶段，一般以胸痹症状为显著，须祛瘀减量，展痹和补气血加重；④恢复阶段，以补气血、图康复为主，勿全撤展痹祛瘀。简言之，一是治实；二是固脱；三是实中顾虚，虚中顾实，依其虚多实少、实多虚少而定偏重偏轻法；四是治虚为主，不忘顾实。

● 【擅用方药】

《何元长医案》中治惊悸怔忡多从心肝脾三方面入手：养心宁神药多用地黄、枣仁、柏子仁、远志、金箔、龙齿等；益气健脾药常用党参、白术、茯神、龙眼肉等；滋肝清肝药喜用首乌、龟板、羚羊角、甘菊、石决明、山栀、刺蒺藜等，汤药外还可加服天王补心丹。如兼有遗精则肾亦亏，常见肾阴虚而君、相火旺，则杞子、五味子、牡蛎、黄柏等药可酌情加入。亦有惊惕一症，其病机有虚有实，虚者可用四逆汤、炙甘草汤，实者可用柴胡加龙骨牡蛎汤。此外诸如贡干、海参、湘莲、桂圆等滋补食品亦可常服，或入药。还常叮嘱患者要开怀调养，勿过劳心等。

这些选方用药，后辈多有承袭，然亦各有所长，如《何书田医案》中治疗每以虚实兼顾，如清肝火、养心营，药用羚羊角、石决明、菊花、丹皮，合以生枣仁、制首乌、麦冬等；养心安神、化痰祛瘀，药用生地黄、枣仁、柏子仁，合以远志、石菖蒲、茯神、紫丹参等；健脾宁心，理气泄热，药用党参、白术、茯神、炙甘草、柏子霜、龙眼肉，合以郁金、木香、山栀等。何鸿舫擅用归脾汤加龙齿、牛膝、陈皮等药，如郁火较甚，加丹皮、山栀、竹茹等；肾虚腰痛，加生地、牛膝、桑枝；腹胀，饥饱不知，加焦白芍、炒枳壳、白蔻壳等药以和理肝脾。

何时希《医效选录》中治疗心痛、冠心病擅用枳实薤白桂枝汤加生地、炙甘草、枣仁、党参、麦冬等药，以养心通脉，行瘀展痹。并据证合用以下五方面的药物治疗，一是补气药，当其剧发而见冷汗涌出，即用野山人参、附子。脱离险境后，即减少苏合香等香窜破气药，同时增入补气药，黄芪为首选，自太子参而党参，进而人参须、白人参等。二是祛脂除斑块药，如泽泻、决明子、白矾、山楂、麦芽、丹参、茺蔚子、三七、远志等，即随证加入祛瘀、化痰、通络、利气、发汗、利尿、软坚、化湿等药物。三是利肺药，如细辛合五味子，开合相配，治节有令，使肺功能得到助力。四是补肾药，如杜仲、黑料豆、补骨脂、仙灵脾、枸杞、女贞子、地黄等。

炙甘草汤：炙甘草、人参、桂枝、生姜、阿胶、生地黄、麦冬、麻仁、大枣、酒。出自《伤寒论》。功能益心气，补心血，养心阴，通心阳。

天王补心丹：人参、玄参、丹参、白茯苓、远志、桔梗、当归、天冬、麦冬、五味子、柏子仁、酸枣仁、生地。出自《世医得效方》。功能滋阴，养血，安神。

归脾汤：见咯血、吐血。本方加熟地黄，名黑归脾丸，补血作用更强。

大半夏汤：半夏、人参、蜂蜜。出自《金匮要略》。功能补中，降逆止呕。

柴胡加龙骨牡蛎汤：柴胡、龙骨、黄芩、生姜、铅丹、人参、桂枝、茯苓、半夏、大黄、牡蛎、大枣。出自《伤寒论》。功能疏肝益气，通阳泻热，重镇安神。

枳实薤白桂枝汤：瓜蒌、薤白、枳实、厚朴、桂枝。出自《金匮要略》。功能通阳开结，行瘀降逆。

失笑散：五灵脂、蒲黄。出自《太平惠民和剂局方》。功能活血行瘀，止痛。

二香琥珀散：乳香（炙）6g，降香6g，琥珀1g，血竭1g，三七粉1g。以上五药为一日量，分两次服，心绞痛发作时用之。可10倍量研粉备用。出自《医效选录》，为何时希所创。功能理气，活血，止痛。

三龙三甲汤: 见头风、眩晕。

养心通脉祛脂茶: 淮小麦 30g,大麦冬 12g,太子参 15g,紫丹参 12g,焦山楂 15g,炙枳壳 6g。煎水代茶。出自《医效选录》,为何时希所创。功能养心活血祛脂。

● **【病案举隅】**

案例 1 惊悸(心肝阴亏,痰火内蒙)(选自《何元长医案》)

羌姓

本元不足,痰火内蒙,不时惊恐,出汗心跳。诸属二阴之病,只宜清降安宁为主。

羚羊、菊花、丹皮、麦冬、枣仁、决明、首乌、广红、茯神、刺蒺。

【按语】 本案症见惊恐、出汗,乃肝阳亢,痰热内盛所致;心跳悸动乃心失所养而心神不定,究其因,总属阴血亏虚,心肝失于滋养而成。然当下邪气尤甚,故先治以清降为主,用羚羊、菊花、丹皮、决明子、刺蒺藜清热平肝;广橘红化痰;佐以麦冬、枣仁、首乌、茯神滋养心肝、安神定志。可谓标本兼顾,但以治标为主。

案例 2 怔忡(阴阳两虚)(选自《何元长医案》)

阳虚君火不潜,心悸头晕,甚则汗厥。此怔忡候也,须重剂培补。

炙绵芪、熟地、於术、枣仁、麦冬、牡蛎、茯神、白芍、五味。

加桂圆肉。

【按语】 本证属心肾阴阳两虚,肾水虚则心火无制而失潜上扰,故头晕;阳虚则卫外不固、血脉失于宣通,故汗出而厥;心之阴阳俱虚,故心悸不宁,证候较重,是为怔忡。何元长治以培补气血阴阳,兼以重镇固摄。

案例 3 惊悸(心脾两虚,心神不宁)(选自《何鸿舫先生手书方笺册》)

谈,47 岁

思虑伤脾,少阴液亏,则神不能守舍,以致心荡不得安寐。脉细弱无力,恐延怔忡之重候。

潞党参二钱，枸杞子二钱，酸枣仁三钱，焦冬术钱半，炒怀牛膝钱半，远志肉钱半，当归身二钱，煅龙骨三钱，朱砂拌茯神三钱，广木香四分，炙甘草四分，广陈皮一钱。

加胡桃肉三枚。

【按语】脾虚则气血生化无源，心阴心血为之匮乏，致心神不宁而心悸、不寐。何鸿舫治从病之根本，即健脾益气，养心宁神，方用归脾丸加减。待气血充盈，心有所养，病自愈而不再进展为怔忡重候。此有未雨绸缪，治未病之意。

案例4 胸痹心痛（痰凝气滞）（选自《何嗣宗医案》）

臬台葛太夫人

病属胸痹，阴寒之气上逆所致。经曰：人生之阳气，如离照当空，旷然无外，下济光明，气机流行，百脉以和。今真阳之气衰微，阴霾之气易乘而上逆，壅遏上中之气，不得宣达四布，痰以内聚，气以内滞，血不行，脉不流，胸痛彻背，背痛彻心，呕吐吞酸在所时作。仲景先生微则用薤白白酒以和其阳，宣达其滞；甚则用附子益阳，以散其阴，鼓舞其阳，俾升降清，痛乃已。世或鲜察，概用香砂，坐耗其胸中之阳，阳愈微，痛愈甚者往往有之，此症之所以不得不早为辨也。今脉滑而浮，知一阳有来复之机，阴霾有渐化之象，足征公祖纯孝之格，杨先生之用药妙矣。但年高之孤阳，本易衰而难固，非有恒则根本不立，久扰之阴寒，又生痰而滞气，非行健则余邪不退，譬之治乱，忠信未孚，破残之后，往往复聚而成患。此诸凡痛症，所以易复，年高久病，所宜刻谨者。调治之法，急在扶脾和胃而已，《易》不云乎，至者坤元，乃顺承天[1]，上法天以行天气之清明，下法地以行地气之重浊，浊降清升，所宜采用，以培坤土，以益胃阳，建中、理中所当速进，以固中焦，以散阴滞者也。谨陈其要，以备道中采择。在太夫人尤当戒气恼，节饮食，守之有恒，则草木树

---

[1] 至者……承天：语出《易·坤》："至哉坤元，万物资生，乃顺承天。"

皮，庶克有济者也。

【按语】 葛太夫人患胸痹，症见胸痛彻背，背痛彻心，呕吐吞酸，脉滑而浮。何嗣宗辨证认为此乃肾阳虚衰，浊阴壅遏上、中之气，气机阻滞，血脉瘀阻所致。患者经前医扶阳法诊治，阳气有复，阴霾有化，然由于年高病久，阳气易衰而难固，余邪不退，病易复发，如何固本、祛邪是当务之急。何嗣宗认为调治之法，急在扶脾胃，并引《易经》之理，培坤土，可上法天以行天气之清明，下法地以行地气之重浊，浊降清升，所宜采用。方如建中、理中所当速进，以固中焦，以散阴滞。此益脾胃之阳，以祛痰消滞的治法，其依据是刻下肾阳虚有缓，故见脉滑而浮，反之则当急救回阳为先，方如四逆汤、附子理中汤，或薤白白酒汤加附子。同时，患者尤当戒气恼，节饮食，守之有恒，或可延年益寿。此理论与治法对现代冠心病心绞痛、心肌梗死有一定的参考价值。

案例 5 心痛、怔忡（心肾亏虚，肝阳上亢）（选自《医效选录》）

陈某，男，53 岁

初诊：1972 年 10 月 23 日

舌謇，伸不长而颤动；心悸怔忡，噩梦，胸闷心绞痛，耳鸣甚剧，头眩胀，顶如蒙如重压；脉缓弱，既代且结，律不齐。患冠心病、高血压病 14 年。拟先平降肝阳，安其眠睡。

薄荷叶（后下）3g，嫩钩钩（后下）15g，白蒺藜（炒，去刺）9g，明天麻 3g，生石决（先煎）30g，煅牡蛎（先煎）30g，灵磁石（先煎）30g，炒枣仁 12g，炙远志 6g，朱灯心 3g，广郁金 9g，紫丹参 12g，龙胆草 6g。3 剂。

另珍珠粉 1g（吞）。3 剂。

复诊：同年 10 月 26 日

头蒙、胀、痛均减，心绞痛未发，眠稳且长。腿肿痛，原有关节炎史。

原方去石决明。加牛膝 12g，宣木瓜 12g。5 剂。

三诊：同年 11 月 1 日

耳鸣久不解决，左耳特甚，服药后波涛声渐远，耳聪多矣。以上方用药论，则其耳鸣属高血压，或与肾虚及脑血管硬化有别。眠多且稳，有梦而不恶；午后腹胀足肿；脉右软，左细弱而晃动不安[1]。

灵磁石（先煎）30g，煅龙骨（先煎）18g，左牡蛎（先煎）30g，明天麻3g（代茶），炒枣仁12g，淮小麦30g，朱茯苓18g，生白术18g，紫丹参9g，广郁金9g，干地龙12g，薄荷叶（后下）3g，嫩钩钩（后下）15g。14剂。

另珍珠粉1g（吞服）。14剂。

四诊：同年11月14日

耳鸣大减，过去曾检脑电图、内听道，均未见异常。眠好，日夜能得六七小时，小便夜仅一起，头蒙、胀、项强均轻；心绞痛小发一次，未用含片即解；口润，过去夜则大渴（夜溺减，或系渴减故），舌颤未见。

上方去郁金、淮小麦。加陈木瓜12g，白金丸（包煎）9g。14剂。

五诊：同年11月25日

心绞痛未发，稍有胸痞。腹胀腿肿均松，得矢气而舒快。上方重在运脾去水，今见矢气，则或可用宋代淮南名医陈景初天仙藤散之法（方见陈自明《妇人良方》中），天仙藤苦温治子气，李时珍谓有"流气活血"之功，以其活血，药能对症，则其效更捷。

上方去薄荷、钩藤。加炒当归12g，大生地12g，天仙藤12g。14剂。

重诊：1973年10月18日

耳鸣仍好，寐安。仍发跗肿，有时怔忡，脉仍细弱。血脂正常。

大生地12g，炒当归12g，大麦冬12g，淮小麦30g，茺蔚子12g，紫丹参12g，黑料豆30g，广郁金9g，桃仁泥12g，带皮茯苓30g，陈木瓜12g，甘杞子12g，炙龟板（先煎）12g。14剂。

二诊：同11月4日

自去年10月起，耳鸣日减，听日聪，且稳定（蜗居外有花园，病员初诊时谓满耳皆风涛声，继则云如在墙边，又云如在窗外，继则似有似无矣），偶有丝丝声。有时心烦面热、背热。仍服双克，则利水药可撤矣。转补其肾。

上方去茯苓。加干地龙12g，山萸肉9g。14剂。

---

[1] 晃动不安：指脉象动摇不安。

三诊：同年 11 月 18 日

已停双克，跗肿亦消。眠、纳、血压均平，心绞痛不发，余无所苦。脉两弱且缓，54 次 / 分。

炒党参 9g，天、麦冬各 12g，怀山药 12g，大熟地（炒松）12g，山萸肉 9g，制首乌 12g，甘杞子 12g，炒当归 12g，桃仁泥 12g，干地龙 12g，厚杜仲 12g，炙龟板（先煎）15g，汉防己 12g。28 剂。

【按语】 患者怔忡、心痛二病俱作，且伴有耳鸣甚剧，头眩胀，脉缓弱、结代。素有冠心病、高血压病。证属本虚标实，初诊时因肝阳上亢、神志不宁证候突出，故拟先平降肝阳、重镇安神为主，方用薄荷、钩藤、白蒺藜、明天麻、龙胆草、生石决、牡蛎、灵磁石、珍珠粉等大队药物以清肝平肝，重镇安神；佐以炒枣仁、炙远志、朱灯心、广郁金、紫丹参等药养心清心，祛瘀止痛，此乃急则治其标。连续四诊，服药 36 剂后，诸症俱缓解，遂改用滋阴养血为主，药如大生地、炒当归、大麦冬、黑料豆、甘杞子、炙龟板；佐以淮小麦、茺蔚子、紫丹参、广郁金、桃仁泥等药养心安神，活血通瘀，此乃缓则治其本。经年后，证情稳定，则以滋阴补肾，益气健脾法收功。

第十一节 痿、痹、历节

● **【病证认识】**

痿，亦称痿躄，是以四肢痿软无力，尤以下肢痿废，甚则肌肉萎缩的一种病证。痹的含义较广，从何元长《治病要言·痹》论述看：一指风寒湿邪侵袭经络、肌肉、骨节，痹阻气血，引起关节、肌肉酸痛，麻木、重着，甚则关节肿大、僵直、畸形、活动不利的病证，如称为行痹、痛痹、湿痹等证；二指病邪痹阻脏腑经络所致的各种病证，如痛风、走注、心痹、肝痹、脾痹、肺痹、肾痹、胞痹、肠痹等病证。历节，又名白虎风、痛风，《金匮要略·中风历节病脉证并治》所述症状有："盛人脉涩小，短气，自汗出，历节痛不可屈伸""诸肢节疼痛，身体尪羸，脚肿如脱，头眩短气，温温欲吐""身体羸瘦，独足肿大，黄汗出，胫冷。假令发热，便为历节也"。可见痿、痹、历节虽可分为三病证，但均病在筋、骨、肉，临床表现均以四肢，尤其是下肢的经络、肌肉、骨节疼痛，活动不利，甚则痿废为主症，即临床症状可兼有，故何氏医案中常痿痹并称。

《治病要言·痿》据《素问·痿论》谓：因五脏之热，以皮、肉、脉、筋、骨分属五脏，而有肺热叶焦，则皮毛虚弱急薄，着则痿躄；心气热脉虚，则生脉痿；肝气热筋急而挛，发为筋痿；脾气热肌肉不仁，发为肉痿；肾气热骨枯而髓减，发为骨痿等说。又有阳明经脉虚、血气少，失于濡养宗筋，或劳累过度，居住潮湿等均可导致痿证。何书田《杂症总诀·痿证》认为痿证的成因虽有《素问·痿论》的"肺热叶焦"，以及《素问·生气通天论》的"湿热不攘"等说，然肝脾肾等脏腑的虚衰，气血津液的不足，亦是形成痿证的主要因素。何平子《壶春丹房医案》所述痿证之病机，多责之于肝肾虚损，筋骨失养，或脾虚，湿邪入络，或肝风夹湿等。

又据《素问·痹论》云："风寒湿三气杂至，合而为痹也。其风气胜者为行痹，寒气胜者为痛痹，湿气胜者为着痹也。"故痹证总与外邪侵袭经脉、肌肉、骨节相关。然人体正气不足而易受外邪侵犯，或邪自内生，均是不可忽视的因素。《何端叔医案》中所论痹证、历节病案，症见骨节肿痛，活动不利，其病机主要是血虚经络失养、风袭来袭，或血虚生风，日久化热，风热之邪留滞骨节等。

总之，痿证抑或痹证、历节，均有病邪阻滞筋脉、肌肉、骨节等处，病久则正气亏虚，或本虚而邪气来犯，故证候多属本虚标实。因脾主肌肉，肝主筋，肾主骨，故痿、痹、历节与肝脾肾三脏关系密切。

● 【治法切要】

何氏医家治疗痿、痹、历节，总以祛邪通络、扶正疏经为要。《治病要言》痿证治法有清热润燥，燥湿化痰，行瘀通络，益气养血，调补脾胃，即"独取阳明"，补益肝肾等，常用虎潜丸、神龟滋阴丸治疗。《何端叔医案》中常采用祛邪扶正两顾法，祛邪以疏风、散寒、祛湿为要，扶正以益气养血、补肝肾为主，同时辅以宣通经络。对于痿证气血失养，同时伴有肺胃气不利，湿热内蕴，治疗先取理降清渗，待邪去气顺，胃纳有增，再行益气养血以纠痿弱。《何承志医案》中取肝脾肾同治为法，即健脾益气，补肾滋肝，并合以桂枝、附子、鸡血藤等药温通经脉，增强疗效，最后以膏方调治，以取长效久安。

《治病要言·痹》谓：治行痹散风为主，御寒利湿仍不可废，大抵参以补血之剂，盖治风先治血，血行风自灭也。治痛痹散寒为主，疏风燥湿仍不可缺，大抵参以补火之剂，非辛温不能释凝寒也。治着痹利湿为主，祛风解寒亦不可缺，大抵参以补脾补气之剂，盖土强可以胜湿，气足自无顽麻也。可见何元长治痹证主张及早祛除病邪，宣通经络，但同时当顾护正气，以利祛邪，如病久伤阴损阳，治当温补滋阴，兼以祛邪通络，方如防风汤、神效黄芪汤、牛膝丸等。《杂症总诀·痹证》亦提出治当扶正祛邪兼顾，以畅达气血，疏通脉络。《何鸿舫医案》中治疗多从养血和营，调补气阴为法，方以四君子汤、四物汤出入。

由上可见，痿、痹、历节治疗颇有相似，初期多以祛邪通络为主，久病则多合以滋养固本。

● 【擅用方药】

《何元长医案》治痿痹以祛邪通络为基本，多用白术或茅术、茯苓、桂枝、羌活、秦艽、当归、防风、姜黄、薏仁、木瓜、海桐皮等药以祛风散寒，胜湿通经。痹证寒湿甚者加附子、五加皮等药，以增温通止痛之力。痿证虚弱者，常合以黄芪、鹿角霜、地黄、杜仲、枸杞、牛膝等药，以肝脾肾同治为法。肥胖湿盛之人，宜益气化湿，可用四君子汤，佐以二陈汤加减治之。《何书田医案》对于病邪郁而化热，则用知母、黄柏、丹皮等清之。此外，亦常佐以活血通络药，如酒拌红花、酒拌桑枝等。何平子《壶春丹房医案》宗"治痿独取阳明"说，常用四君子汤加当归、桂枝、木瓜、五加皮、豨莶草等药，如肝肾虚者加杜仲、枸杞、熟地黄、狗脊；偏阳虚者加附子、鹿角霜，偏阴虚者加龟板、麦冬等；如肝旺动风者加白蒺藜、白芍、羚羊角、山栀等药。

《何元长医案》中还告诫：痿证见肢肿，不可泛用利水剂，宜补肝肾，佐祛湿。何书田《杂症总诀》认为治疗痹症，用药不可过于风燥，以免伤及真阴。此外，对于痿痹正气虚者，何氏医家除用药物补剂外，诸如桂圆膏、胡桃肉、黑芝麻等药食两用之品皆为常配。

何镇《本草纲目类纂必读》载有治痿痹药物的应用经验亦有不少，如防己辛苦，味甚不佳，胃弱者少食，不可与服。秦艽治风虚眩痛，筋骨拘挛，小便不利，如有不可用猪苓、泽泻者，用此效极。木瓜、五加皮均可祛风湿，五加皮强筋骨尤佳，木瓜和胃化湿偏胜。白花蛇、乌蛇、蛇蜕均能祛风定惊，然白花蛇、乌蛇善通络而治风湿痹证。

虎潜丸：虎胫骨、牛膝、陈皮、熟地、锁阳、龟板、干姜、当归、知母、黄柏、白芍。出自《丹溪心法》。功能滋阴降火，强壮筋骨。

神龟滋阴丸：龟板、黄柏、知母、枸杞子、五味子、锁阳、干姜，猪脊髓丸。出自《医学纲目》。功能清湿热，补肝肾。

防风汤：防风、当归、赤苓、杏仁、黄芩、秦艽、葛根、羌活、桂枝、甘草、姜。出自《治病要言》。功能祛风、活血、通络。

神效黄芪汤：黄芪、人参、白芍、炙草、蔓荆子、陈皮。出自《兰室秘藏》。功能补气养血，祛风。

牛膝丸：牛膝、草薢、杜仲、白蒺藜、防风、菟丝子、苁蓉、官桂、煮猪腰子，丸。出自《素问病机气宜保命集》。功能补肝肾，强筋骨，去风湿。

四君子汤：见诸虚劳倦。

四物汤：见诸虚劳倦。

● **【病案举隅】**

案例1 痿证（阴虚内热，宗筋失养）（选自《何元长医案》）

两足酸软，六脉浮数无力。症属骨痿，阴虚内热所致。宗虎潜法。

炒松熟地五钱，甘枸杞二钱，虎胫骨（敲）五钱，炒杜仲三钱，川断二钱，炒龟腹板三钱，炒归身一钱五分，炒黄柏一钱五分，肥知母一钱五分，陈皮一钱五分。

【按语】《素问·痿论》云："肾气热，则腰脊不举，骨枯而髓减，发为骨痿。"本证即属肾阴虚而里有热，故症见两足酸软痿躄，脉浮数无力。治用虎潜丸补肾降火，然去锁阳、干姜等温热之品，加入枸杞、川断以增滋阴补肾之功，使方证更为相合。

案例 2 痹证（风湿外袭，经络失于宣通）（选自《何元长医案》）

四肢酸痛。由风湿袭入经髓也，此属痹症。

生茅术一钱五分，桂枝八分，羌活一钱，赤苓二钱，炒归身一钱五分，防风一钱五分，秦艽一钱五分，片姜黄一钱。

【按语】本案属外感风湿侵袭筋骨、肌肉所致痹证，故治以祛风散寒、胜湿通经为主，药如生茅术、桂枝、羌活、赤苓、防风、秦艽；片姜黄、炒归身、桂枝活血通经，既有助于祛邪，又可止痛。

案例 3 痹证（肾阳虚衰，筋脉阻滞）（选自《何元长医案》）

下体痹痛，脉来细软。此属水中无火，法当温补。

大熟地五钱，归身炭一钱五分，炒杜仲三钱，金狗脊（去毛）一钱五分，甘枸杞一钱五分，鹿角霜二钱，淮膝炭二钱，川断一钱五分。

丸方：

制於术四两，党参三两，龟板胶二两，甘枸杞三两，虎胫骨五两，大熟地五两，茯苓三两，淮膝炭二两，炒归身二两，炒杜仲三两，金狗脊（去毛）一两五钱，沙苑蒺藜（炒）二两。

共为细末，以桑枝膏为丸。每朝服四钱，开水送下。

【按语】患者肾阳虚衰，则寒凝血涩，筋脉痹阻，故下体痹痛，脉来细软。何元长取治本之法，温补肾阳为主，佐以滋肾，既有阴中求阳之意，又可使阴阳达于平和，同时亦不忘活血通经。又制调补脾肾之丸方，每朝服之，以增疗效。

案例 4 痿痹（血虚内亏，风湿入络）（选自《何书田医案》）

血虚风湿入络，四肢痿痹。不易治也。

川桂枝、生白术、归身、秦艽、怀牛膝、细桑枝、生虎骨、炒黄柏、枸杞、川断、宣木瓜。

复诊：用温宣之法，手足渐能展动。然营液内亏，筋络间机呆滞。非可以草木收全功也，不过竭力扶持而已。

生虎骨、炒熟地、生白术、归身、秦艽肉、茯苓、鹿角霜、炙龟板、炒黄柏、枸杞、炒牛膝、桑枝。

又复：证属血虚痿痹，迭投温补而有效。仍照前方加减。

制附子、炙龟板、生黄芪、五味、川断肉、茯苓、大熟地、鹿角霜、枸杞子、杜仲、炒桑枝、陈皮。

【按语】本证属血虚液亏，风湿乘虚侵入经络、肌骨而成痿痹。此乃本虚标实之证，何书田取兼治法，初诊以大队祛风、散寒、胜湿药祛邪为主，仅用当归身补血，枸杞、川断补肾，且味不滋腻碍邪。经温宣法治之，邪气有除，手足渐能展动，二诊即增补益之品，如熟地、鹿角霜、炙龟板等药。三诊则治以温肾滋肾、益气养血培本为主，仅用茯苓、炒桑枝、陈皮祛湿通络，固本以防外邪入侵。

案例 5 痿痹（营亏，血不荣筋）（选自《何鸿舫医案》）

初诊：右偏体酸麻，两腿时痛，脉细软无力。关营亏血不荣筋。踵滋养法。节劳少食，免致重发。

潞党参二钱，制於术钱半，当归身二钱，枸杞子三钱，厚杜仲三钱，茯苓三钱，鹿角霜钱半，焦白芍钱半，酸枣仁三钱，广木香五分，怀牛膝三钱，炙草四分。

加胡桃（打）二枚，煨姜四分。

复诊：右腿渐和，腰亦稍健，惟腕力仍无。手得血而能握，足得血而能步，此皆本源不足也。

潞党参二钱，於术二钱，归身二钱，首乌藤三钱，熟地三钱，沙苑子三钱，制半夏钱半，枸杞二钱，茯神三钱，广陈皮八分。

【按语】证属营血亏虚，筋脉失养，故肢体酸麻，腿痛，肌无力。何鸿舫治以滋养法，重在健脾、滋肝、补肾，乃脾主肌肉、肝主筋、肾主骨之意而取之。初诊温化通经力稍强，如用鹿角霜、胡桃、煨姜、牛膝等药；复诊滋阴养血功效力增，如用熟地、首乌、沙苑子等药，体现了先复阳，以利散风寒，化湿浊；后复阴，以补血养血而益肌强筋的治疗法则和步骤。

案例6 历节（血虚，风热留滞骨节）（选自《何端叔医案》）

始本血虚生风，久从热化，骨节为之肿痛，脉芤弦，饮食减少，气因热阻。暂先清泄，兼以养血，以血和风自灭也。

羚角片钱半，秦艽钱半，丹皮钱半，独活钱半，蒺藜二钱，枳壳一钱，防风钱半，郁金一钱，桑叶钱半，归尾钱半，中生地四钱，瓜蒌皮钱半，炙甲片一钱酒炒，桑枝一两。

【按语】 历节以关节肿痛，活动不利，且以下肢足部为多发。何端叔认为病机主要是本虚邪滞，因此他在治疗中除祛邪外，还注意和营养血。本案暂以清泄祛邪为主，故方中用羚角片、独活、防风、秦艽、丹皮、桑枝、桑叶等诸多祛风、清热、利湿药，同时合以当归、生地、炙甲片等养血药以扶正祛邪。

第十二节 消渴

● **【病证认识】**

消渴，又称三消证，以口渴欲饮、易饥易嘈、溲多而浑为主症，然临证有轻重主次之别，通常将多饮症状较突出的称为上消，多食明显的称为中消，多尿较突出的称为下消。病机以阳明胃火，阴虚内热为多。何书田《杂症总诀·三消》谓：上消责之肺热，中消责之于胃热，下消则为肾水不足，虚火内炎。从《何书田医案》中所载病证看，三消病变着重在肺、胃、肾，既有侧重，又互相联系，然总以阴虚为本，燥热为标。案例有胃火上炎，阴虚肺热，肾阴亏虚，更有上中下三消并见者。何书田《杂症歌括》认为消渴一证，虽证候多见津伤热盛，但亦有气虚内寒者，病久则阴阳两虚，气滞血瘀，证情严重而不易获愈。本证可见于糖尿病中。

● **【治法切要】**

何嗣宗《虚劳心传》治消渴善于从肺胃主治，白虎汤法为常用。《何元长医案》中治消渴擅用益气、滋阴、降火法，后世何书田、何平子等均遵此法，且常取补虚泻实兼顾。《杂症总诀·三消》中治取清肺胃，补肾水，方如白虎汤、地黄饮子、六味地黄丸、玉女煎等。《何端叔医案》治消渴喜用清养肺胃，透热止渴法，方如沙参麦冬汤、青蒿鳖甲汤等。

● **【擅用方药】**

何元长治三消擅用白虎加人参汤，加生地、麦冬、山药、丹皮等药，甚则加入牡蛎、龟板、阿胶等有情之品，以增养阴之效。何书田亦用此方药，还常加茯苓、白芦根、丹皮、天花粉、牛膝、西洋参等药。何嗣宗方用白虎汤加沙参、麦冬、白芍、石斛、芦根等药，则益气生津之力大于白虎加人参汤；加丹皮、地骨皮，则又增强了白虎汤的清热凉血作用。

白虎加人参汤： 知母、石膏、甘草、粳米、人参。出自《伤寒论》。功能清热、益气、生津。

地黄饮子： 地黄、巴戟天、山茱萸、苁蓉、肉桂、附子、茯苓、远志、菖蒲、麦冬、五味子、石斛、薄荷、生姜、大枣。出自《宣明论方》。功能补肾益精。

六味地黄丸： 见咳嗽痰喘。

玉女煎： 见咯血、吐血。

沙参麦冬汤： 见咯血、吐血。

青蒿鳖甲汤： 青蒿、鳖甲、生地黄、知母、丹皮。出自《温病条辨》。功能养阴凉血，清热生津。

●【病案举隅】

案例1 消渴（阴虚内热）（选自《何元长医案》）

汤姓

阴虚消渴，多饮多溲，津液日耗矣。舍滋阴降火无策。

原生地、麦冬、肥知母、天花粉、丹皮、洋参、煅牡蛎、茯苓、山药。

加芦根。

【按语】患者多饮、多尿，证属肺气热、肾阴虚。故用生地、麦冬、洋参、山药滋肾养肺；洋参、山药、茯苓相配有益脾、健脾作用，此因消渴病变的本源在于脾虚之故；知母、丹皮清热降火，麦冬配芦根、花粉有清热生津之效；煅牡蛎有收涩缩尿作用。本法尤适治上消、下消证候。

案例2 中消（脾虚夹胃火）（选自《何元长医案》）

陆姓

阳明胃火上炎，多食易饥，近乎中消之候。以益气降火法治之。

炒党参、炙甘草、石膏、焦白芍、麦冬、茯苓、炒苡仁、川石斛、焦山栀。

加芦根。

【按语】多食易饥是胃热的症，故清胃降火不可或缺，白虎汤是为主方，然消渴是本虚标实之证，故宜加人参，或党参。方中山栀有助石膏之清热泻火；白芍、麦冬、石斛、芦根既清热，又养阴；茯苓、薏仁益脾祛湿。全方益气健脾中有渗利助运；养胃生津中有清热降火，实乃丝丝入扣，虚实兼顾，脏腑相护。

案例3 消渴（阴虚，肺胃有热）（选自《何元长医案》）

阴亏阳亢，呕恶烦渴，此属上中消之候。从肺胃主治。

生白芍二钱，生石膏四钱，知母一钱五分，丹皮一钱五分，生甘草四分，地骨皮二钱，北沙参二钱，麦冬（去心）二钱，川斛二钱，白芦根（去节）五钱。

【按语】本证属阳明胃火，阴虚内热，治以益气、滋阴、泄火，方用白虎汤，加沙参、麦冬、石斛、丹皮等药，肺胃并治，虚实兼顾。

案例4 三消（肾阴虚，肺胃内热）（选自《何书田医案》）

奇渴思饮，贪纳易饥，溲多而浑。上、中、下三消兼证也。难治。

大生地、麦冬肉、生牡蛎、怀山药、白芦根、生石膏、肥知母、怀牛膝、天花粉、旱莲草。

【按语】本案三消症并见，病情较重，故曰难治。何书田取白虎汤清中焦阳明之热；用生地、旱莲草、牛膝、麦冬、山药、白芦根、天花粉补肾养肺生津，兼以清肺热；牡蛎收涩缩尿。可见治以清中焦为主，重在滋补下焦，兼以清上生津，此与三消病机甚合，当缓图为法。

案例5 三消（营气两虚，心肺有热）（选自《何嗣宗医案》）

初诊：上中下三消证具，肌削色黄，左脉弦细，右浮濡。营气两亏，恐其加剧。

潞党三钱，山药二钱，金石斛三钱，大熟地五钱，炙五味三分，橘红七分，生绵芪三钱，麦冬二钱，云苓三钱，乌梅肉一钱，胡桃肉三钱，湘莲肉十粒。

二诊：上下消证差减，咳甚痰稠。金烁已极，内伏郁火，脉弦细而促。滋养金脏，兼泄离火[1]之用，以火乘金位之下也。

生地四钱，麦冬一钱，知母一钱，熟地三钱，玄参一钱半，橘白八分，生绵芪二钱，山栀一钱半，穞豆三钱，灯心一扎。

【按语】患者患三消证，当有烦渴、饮多、溲多等症，肺有热，肾气亦不足。又见肌削色黄，脾气亦虚，脾失健运，则气血生化无源，故营气两亏。从初诊用方看，熟地黄、五味子、胡桃肉补肾阴、肾阳；潞党参、生黄芪、山药、云茯苓健脾益气，以生气血；乌梅、石斛、麦冬养阴生津止渴；麦冬配橘

---

[1] 离火：指心火。

红有润肺、化痰、止咳作用；湘莲肉有益肾、健脾、固涩作用，可见肺脾肾三脏共调，以治上、中、下三消证俱。二诊，烦渴、饮多、溲多等症有减，但咳嗽、痰稠，此乃肺热阴亏，又恐心火乘肺金，致肺火更甚，故治疗不仅要滋养肺金，还要泄心火，方中用灯心、栀子即有此意。

第十三节　健忘、不寐

● 【病证认识】

健忘，又称善忘、喜忘、多忘，是指记忆力减退，遇事易忘的病证。不寐，又称不得卧、不得眠、失眠，是以睡眠时经常难以入眠，或睡眠短浅易醒，甚则整夜不能入眠为主症的病证。何氏医家认为，健忘、不寐常同时伴有，且以虚证为多，或虚中夹实。如何元长《治病要言·健忘》认为：健忘多因心、肾、脑髓不足导致，然亦有因邪气干犯神明，或上犯清窍而致，常见有痰热、瘀热等，如《伤寒论》中阳明蓄血证，即症见喜忘。更有虚实夹杂者，如肠胃实而心气虚；或心肾不交，即心不下交于肾，浊火乱其神明，或火居上则因而生痰，肾不上交于心，精气伏而不用，或水居下则因而生躁。《治病要言·不得卧》认为：不寐多因阴血亏损，中气不足，心脾两虚所致，或心肾不交，亦可因外感时邪和内邪阻逆所致，如里热烦躁，痰浊内阻，肝胆火扰，胃中不和等。可见健忘与不寐在病机上有相似之处，均与心、脾、胃、肾等脏腑关系密切。

何书田《杂症总诀·癫狂怔忡健忘不寐》认为：不寐总由阳不交阴所致。《灵枢·邪客》说："行于阳则阳气盛，阳气盛则阳跷陷；不得入于阴，阴虚，故目不瞑。"故阳气下交于阴，阳跷脉满，则令人得寐。而引起阳不交阴的病因有多种，或因外邪，或因里病，如焦烦过度，而离宫内热；或忧劳愤郁，而耗损心脾；或精不凝神，而龙雷震荡；或肝血无藏，而魂摇神漾；胃病则阳跷穴满；胆热则口苦心烦等。《何嗣宗医案》认为：阴阳不和，夜不能寐的原因与思虑有关，思伤脾，思则气结，伤神损脾导致肝气郁结；思虑过度还会耗伤心神；脾运不健易生湿痰，肝失疏泄则郁而化火，痰火郁结，胆胃不和则不寐乃成。

又《素问·宣明五气》说："心藏神，肺藏魄，肝藏魂，脾藏意，肾藏志，是谓五脏所藏。"心藏神，主神明，体阴而用阳，古人认为思考、谋虑等均为心之功能，实际上包括了大脑的功能。健忘、不寐等神志病证可见于五脏疾病中，尤多责之于心病，亦多见于现代神经衰弱、抑郁症、阿尔兹海默症等疾病中。

● 【治法切要】

何元长《治病要言》治健忘多以养心补肾健脑为法，如思虑过度用归脾汤；精神衰倦用人参养荣汤、宁志膏。夹有邪实者，则用清热、化痰、理气、逐瘀等法，如痰迷心窍用导痰汤送寿星丸。心肾不交者治宜补肾而使之时上，养心而使之善下，方如朱雀丸。治不寐常用补养气血、宁心安神法，如有邪气阻逆，则治宜祛邪安神。

何书田《杂症总诀》治思虑烦劳，身心过动，风阳内扰而惊怖不寐者，擅用清营中之热，佐以敛摄神志法，方如酸枣仁汤、枕中丹、天王补心丹等。《何嗣宗医案》治痰火郁结，胆胃不和之不寐者，认为宜先清火，然后再祛痰，对于顽痰，非用滚痰丸攻之不可，待久积之痰祛除，继之以和胆汤、秫米饮，以安不和之胆，以清久扰之胃，汤或丸药的剂量宜屡屡增加，平攻平补，以平为期，使攻不伤正，补不恋邪，气血调和而病愈。并告诫对此等久病顽痰的治疗要磨之消之，持之以恒，有缓治，无急法。

何氏医家在治疗不寐证时，还十分注意对患者的焦虑心烦做安慰疏导。如何元长常叮嘱患者要开怀调养，勿过劳心等。何时希认为不仅仅靠药物，更重要的是精神治疗，解除患者的顾虑，树立信心，从诸多案例中均可见他的提示和良好的医患沟通。

● 【擅用方药】

《何元长医案》中治健忘、不寐，从心肝脾三方面入手：滋肝清肝药常用首乌、龟板、羚羊角、甘菊、石决明、山栀、刺蒺藜等；养心宁神药多用地黄、枣仁、柏子仁、远志、金箔、龙齿等；益气健脾药如党参、白术、茯神、龙眼肉等，汤药外还可加服天王补心丹。《治病要言》治不寐所用方药据辨证有五种：气虚，宜用六君子加枣仁、黄芪；阴虚、血少，用枣仁、生地、米煎；痰滞，温胆汤加南星、枣仁、雄黄末；水停，轻者六君子加菖蒲、远志、苍术，重者控涎丹；胃不和，橘红、半夏、茯苓、石斛、甘草、神曲、山查。《杂症总诀》治不寐心火旺者用鲜生地、玄参、麦冬、银花、竹叶、绿豆衣。

何镇《本草纲目类纂必读》记载的用药经验有：酸枣仁生用治胆热好眠，熟用治胆虚不得眠，亦能养心安神，敛汗止烦。琥珀亦能补心安神，但还有破宿血，散结气，利水道之功效。

归脾汤： 见咯血、吐血。

人参养荣汤： 人参、黄芪、当归、白芍药、桂心、炙甘草、陈皮、白术、熟地黄、五味子、茯苓、远志、生姜、大枣。出自《太平惠民和剂局方》。功能补气养血，养心安神。

宁志膏： 人参、枣仁、辰砂、乳香，蜜丸弹子大，每服一丸。出自《太平惠民和剂局方》。功能养心宁神。

导痰汤： 制半夏、陈皮、茯苓、甘草、枳实、大枣、南星。出自《济生方》。功能燥湿豁痰，行气开郁。

寿星丸： 南星、琥珀、朱砂，半为衣、猪心血、生姜汁糊丸，参汤送。出自《太平惠民和剂局方》。功能祛痰安神。

朱雀丸： 沉香一两，茯神四两，蜜丸。出自《是斋百一选方》卷一引苏韬光方。功能养心理气安神。

酸枣仁汤： 酸枣仁、知母、川芎、甘草、茯苓。出自《金匮要略》。功能除虚烦，宁心神。

枕中丹： 龙骨、远志、龟甲、菖蒲。出自《千金要方》。功能滋阴补肾，养心益智。

天王补心丹： 见惊悸、心痛。

滚痰丸： 礞石、大黄、黄芩、沉香。出自《玉机微义》卷四引《养生主论》方。又名礞石滚痰丸。功能逐陈积伏匿之痰。

秫米饮： 半夏、秫米。出自《灵枢·邪客》。又名半夏秫米汤。功能化痰和胃。

自制绀珠丸： 何首乌（蒸晒）八两，熟地黄（酒洗，砂仁末蒸）四两，苍耳子一两，黄精四两，枸杞子四两，甘菊花四两，女贞子二两，菖蒲细叶三钱，薯草[1]四两，菟丝子（炒）四两，胡麻仁二两，蜜丸，朱砂为衣。出自《春熙室医案》，为何古心创制。功能补肾养心，开窍宁神。绀珠二字源于旧说唐开元间宰相张说有绀珠，见之能记事不忘，何古心用于方名，即表此方以治健忘、心神不宁等症见长，辨证当属肝肾亏，心阳亢。

● **【病案举隅】**

案例 1 不寐（肝胃不和）（选自《何嗣宗医案》）

阳不交阴，卧不成寐，饮食日减，脉来弦数。暂用半夏泻心法。

川连五分，半夏一钱半，枣仁三钱，茯神三钱，石决明五钱，麦冬二钱，会皮一钱半，远志一钱，生草四分，竹茹五分。

【按语】 本证阳不交阴，即阴阳不和，故卧不成寐，究其阴阳不和的原因，是哪个脏腑出了病况？从饮食日减、脉来弦数等表现看，当是肝胃不和，肝阳亢，胃有热，火旺则伤灼阴液，阴亏则阳热更盛。治用半夏泻心法，从组方看，还有酸枣仁汤法，方中用黄连、半夏清热和胃，辅以麦冬、竹茹、橘皮，更增养胃之功；用酸枣仁、茯神养肝宁神，辅以远志、石决明，后者又添平肝潜阳之效，肝胃调和，阴平阳秘，则自然安卧。

案例 2 健忘（心阴不足，肝阳上亢）（选自《何元长医案》）

岑姓

心营不足，肝阳内扰，气不疏而健忘。治以培养心脾，兼熄木火为主。

---

[1]薯草：出《本草纲目拾遗》。又名一枝蒿、锯草、蜈蚣草。辛、苦、凉。有清热解毒、活血止痛功效。

党参、茯神、远志、决明、归身、於术、柏霜、陈皮、丹皮、龙眼。

【按语】健忘多由心、肾、脑髓不足引起。本节案例为心阴不足，肝阳上亢所致，治取健脾益气血以养心，药如党参、茯神、归身、於术、龙眼肉；滋肝潜阳以熄火，药如归身、柏子仁霜、石决明、丹皮；远志有益智、不忘的功效，如本经所说"益智慧，耳目聪明，不忘，强志倍力"。

案例3 不寐（脾虚肝郁）（选自《何元长医案》）

心烦不寐，惊悸神呆。由肝郁生风所致。

麦冬（辰砂拌）二钱，茯神二钱，川连五分，法半夏一钱五分，柏子霜一钱五分，丹参一钱五分，枣仁三钱，竹茹四分，煅龙齿三钱，青橘叶三片，郁金一钱五分。

复诊：

制洋参一钱五分，麦冬（辰砂拌）三钱，龙胆草一钱，炒枣仁三钱，法半夏一钱五分，新会皮一钱五分，茯神二钱，黑山栀二钱，煅磁石三钱。

丸方：

桂圆肉，制洋参一两半，原生地四两，朱麦冬三两，茯神二两，炒枣仁三两，半夏曲二两，橘叶五钱，龙胆草一两，黑山栀一两半，沉香末五钱，瓜蒌仁二两，细菖蒲一两。

共为末，钩藤汤法丸。每日清晨服四钱。

【按语】脾虚则气血亏少，心失所养；肝郁则阳亢生风，上扰神明，心神为之不宁而夜寐不安。证属虚实夹杂，何元长治分先后，初诊治以疏肝、清肝、潜阳为主，药如青橘叶、郁金、川连、竹茹、煅龙齿等，辅以养心安神法，药如炒枣仁、茯神、麦冬、柏子霜等。复诊则加入健脾、滋肝等扶正之法，且汤方合以丸方并用以增强功效，加入的药物如制洋参、桂圆肉制洋参、生地；平肝泻火降逆的药力亦有增强，如加入龙胆草、山栀、磁石、沉香、钩藤等药。阴血得生，肝火肝风得去，则心有所养，神志安宁，不寐自愈。

案例4 不寐（心肾阴虚，阳不入阴）（选自《何端叔医案》）

少寐舌光，阴虚不能潜阳，脉象所由浮芤也。宜滋养，参安神法。

大熟地五钱，山萸肉三钱，茯神三钱，炒枣仁三钱，煨木香（后入）五分，龟板三钱，怀山药三钱，炙五味三分，麦冬二钱，绵芪二钱，炙草四分，胡桃肉二枚。

【按语】 少寐或不寐多由心神不安所致，而不安之病因有虚实之分，大凡邪气内扰属实，正气不足属虚。本节案例属心肾阴虚，故舌光；阴虚则阳亢浮而不下潜入阴，故少寐，脉浮芤。治宜滋养为主，方以六味地黄丸加减，参以养心安神法。

案例 5 健忘（心肾虚，肝火旺）（选自《何鸿舫医案》）

左

木火常亢，心液多耗，健忘，言语謇涩，两关弦数无度。阴精日涸，类中有根。须节养，恐入夏重发。

犀角尖（镑）、细生地、生山栀、花粉、知母、秦艽、玄参、生黄芩、远志、辰砂拌茯神、生草、佛手、鲜竹茹、龙胆草。

【按语】 本案当属心肾阴虚、脑髓不足而健忘，言语不利。又阴虚肝失滋养而阳亢火盛，火旺而阴液日涸。治宜标本兼顾，从处方看，先以清肝泻火为主，兼以滋肾养心，待肝火得去，再议滋养，这是何氏医家常用之法。

第十四节 淋浊、溺血

● **【病证认识】**

淋浊，乃淋证与浊病的合称。淋证是以小便涩痛、滴沥不尽，常伴有小便急迫短数为主症的病证。浊病分便浊和精浊，便浊包括血淋、膏淋，精浊多见于前列腺炎，或兼有便浊症。溺血，又名尿血、溲血，指血随小便排出而无疼痛。淋浊溺血虽有分证，然临床上常互见，且均以肾、膀胱为主要病变脏腑。本证可见于泌尿系感染、结石、肿瘤，肾结核，乳糜尿以及前列腺炎或肥大，精囊炎等疾病中。

何元长《治病要言·淋证》根据病因或表现将淋证分为石、劳、血、气、膏、冷六种。石淋者，如沙石，膀胱蓄热而成；劳淋者，因劳倦而成，多属脾虚；血淋者，心主血，心移热于小肠，搏于血脉，血入胞中，与溲俱下；气淋者，肺主气，气化不及州都，胞中气胀，少腹满坚，溺有余沥；膏淋者，滴下胞液，如脂膏；冷淋者，寒客下焦，水道不快，先见寒战，然后成淋。亦有湿痰日久，注渗成淋。《何元长医案》所述淋证多因湿热下注膀胱，或中气下陷，或肾虚气化无力所致。何书田《杂症总诀·淋证浊证》认为淋证初起多为湿热蕴结下焦，日久则转为虚证，或虚实夹杂。《何书田医案》所述案例大多为虚实夹杂证，如少阴络伤，膀胱气滞；阴虚湿热，君相火炽等。何平子《壶春丹房医案》中淋证病案有虚有实，实者多由湿热下注，肝郁气滞引起。虚者多因气虚、阴虚所致。然大多亦为虚实夹杂证，除阴虚夹热外，还有肾虚、肝胆热郁下注；中虚、湿邪下注等。《何承志医案》认为肾气不宣，湿热内蕴，熬尿成石，而成石淋。

何元长《治病要言·赤白浊》认为尿浊不清多责之于脾肾两虚；精浊多因酒色无度，败精瘀阻，或肾精亏虚，相火妄动，败精夹火而出，或湿热下注精室所致。尿血可因肝火、心火，或湿热导致膀胱络伤所致，然火旺多因阴亏，湿热可由中虚等引起。对于尿血兼尿浊，且伴有尿痛，恐有瘀血阻滞。何平子《壶春丹房医案》认为尿血作痛，称为血淋，常伴有瘀热。《何书田医案》认为溺血证属实者多因热蓄肾与膀胱导致，虚者多责之于脾肾两虚，固摄无力所致，临证亦多虚实夹杂证。

● **【治法切要】**

《何元长医案》中治淋浊溺血首分虚实，实者宜清热通利，可取导赤散、八正散加减，如瘀阻膀胱尿道，则可破瘀分利；虚者宜补虚固摄，可用六味地黄丸加减，此法则为后辈所遵循，然亦各有发挥。淋浊尿血虽病在下焦，然何元长诊治统观三焦，十分重视上、中二焦的治疗，如上焦热郁，致膀胱气滞，治宜分理苦泄，或致津液下陷而小便浑浊，宜用甘寒固摄法；如中焦病木邪侮土，可致尿血，或中虚湿邪下注，可致尿痛，治疗多以分理疏通为主，然亦分温运、清化两端。治尿浊属虚者，尤重视中气的升清作用，故常以四君子汤、补中益气汤，或合以滋肾固精法治疗。对于虚实夹杂者，治疗可据证而先祛邪，或虚实兼顾，或培补为主。

何书田《杂症总诀》中治淋证虚实夹杂者，多取补虚养正，兼以清利法，方如萆薢分清饮、六味地黄丸加减。治浊病不忘清泄通利，祛瘀通络。《何书田医案》中治尿血多从补肾通利、健脾摄血入手，前者以知柏地黄丸加减，后者以归脾汤出入。何时希《医效选录》治膏淋取虚实兼顾，即通中有涩，涩中有通，初起以通利为多，待湿浊化，则以补涩为主。

《何鸿舫医案》治淋浊主要分和理、清化与滋养三法，即和理肝脾、和理气血；清热利湿，通淋化浊；滋阴养营，培补正气。三法常合用，但有主次之分，邪热甚者，治宜清化为主，兼以和理；气滞甚者，治宜和理为主，兼以清化；邪去正虚，或邪未尽，营液亏，则以滋养为主，兼以和理、清化。

《治病要言》治分六淋，可资参考，如石淋治宜清其积热，涤去沙石，可用神效琥珀散、如圣散、独圣散。劳淋属脾劳者，宜补中益气汤与五苓散并进；属肾劳者，宜补肾，用生地黄丸，或金匮肾气丸。血淋属血瘀者，治以活血祛瘀，一味牛膝膏酒服；血虚者，六味丸，或人参汤送益元散。气淋属气滞者，治宜理气通淋，用沉香散、石韦散、瞿麦汤；气虚者，宜补益，可用八珍汤。膏淋治宜补肾固摄，理气通淋，可用鹿角霜丸、大沉香散、沉香丸、海金沙散、菟丝子丸。冷淋多是肾虚，治宜补肾为主，可用肉苁蓉丸、泽泻散、金匮肾气丸。

● 【擅用方药】

《何元长医案》中治疗淋浊常用的清化通利药有：黄柏、萆薢、龙胆草、车前、泽泻、冬瓜子等；温运疏通药有：白术、木香、补骨脂、炮姜等；逐瘀分利药有：大黄、桃仁、归须、琥珀等；补虚固摄药有：六味丸加莲须、芡实、菟丝子、五味子、龙骨、牡蛎等。同时亦辅以黄连、黄芩、苏子、升麻、半夏等药以疏通中上二焦。《何书田医案》治淋浊久病而阴阳两虚者，予六味地黄丸加附子、杜仲、五味子等药。《何承志医案》中治淋证，常辅以生地黄、丹皮、蒲公英、鸭跖草等药，或琥珀、西黄末以凉血化瘀、清热解毒；有结石则合以三金汤通淋排石。

《何鸿舫医案》治疗淋浊擅用和理、清化与滋养三法，和理常用黄芪、茯苓、白芍、当归、牛膝、木香、丹参等药；清化喜用黄柏、车前子、泽泻、块滑石、山栀、丹皮、琥珀屑、萆薢、甘草梢等；滋养则用生地、龟板、首乌、人参、山药、益智仁等药。何镇《本草纲目类纂必读》记载的用药经验亦有一二，如牛膝可治淋证，然虚人宜慎用，过剂可致小便不禁。石韦可通精窍、去败浊，合皂荚同用尤佳。牵牛子、海金沙均可利小便，但牵牛子并利大便，泄水行痰；海金沙利小肠、通膀胱而治淋证。胡芦巴以温肾阳、逐寒湿见长，然从何镇所治案例看，温通去浊亦佳。

何平子《壶春丹房医案》治淋浊用药讲究和理，如在大剂苦泄利湿药中配用升麻，以升清气，使降中有升；在苦寒药中配用肉桂，以暖下焦，使寒中有热。《何书田医案》中治溺血善用琥珀以利水通淋，活血化瘀，使溢于脉外之血得除；用象牙屑以清热祛邪、敛疮，使受伤之尿路得以清创愈合。这些思路真可谓妙极。

导赤散： 生地、木通、甘草梢、竹叶。出自《小儿药证直诀》。功能清心火，利小便。

八正散： 车前子、木通、瞿麦、萹蓄、滑石、甘草梢、栀子、制大黄。出自《太平惠民和剂局方》。功能清热泻火，利尿通淋。

六味地黄丸： 见咳嗽痰喘。

萆薢分清饮： 萆薢、乌药、益智仁、石菖蒲。出自《杨氏家藏方》。功能温肾利湿，分清去浊。

神效琥珀散： 琥珀、桂心、滑石、大黄、冬葵子、铅粉、木通、木香、磁石。出自《太平圣惠方》。功能利尿通淋，频下沙石。

如圣散： 马蔺花、麦冬、白茅根、车前子、甜葶苈子、檀香、连翘。出自《普济方》卷二百一十五引《经验良方》。功能清热通淋，频下沙石。

独圣散： 炒黄葵花（花、子俱用）一两，为细末，每服一钱，食前米饮调下。出自《圣济总录》。治沙石淋。

生地黄丸： 生地、黄芪、防风、远志、茯神、鹿茸、黄芩、瓜蒌、人参、石韦、当归、赤芍、戎盐、蒲黄、甘草、车前子、滑石、蜜丸。出自《治病要言》。功能补肾益气养血，清热通淋。治肾虚劳淋。

《金匮》肾气丸： 干地黄、山药、山茱萸、泽泻、丹皮、茯苓、桂枝、附子。出自《金匮要略》。功能温补肾阳。

益元散： 滑石、炙甘草。出自《宣明论方》。又名六一散、天水散，功能淡渗利水，清热解暑。又六一散加朱砂名辰砂六一散、辰砂益元散。

沉香散： 沉香、石韦、滑石、当归、王不留行、瞿麦、冬葵子、赤芍、白术、甘草。出自《太平圣惠方》。功能理气活血通淋。

石韦散： 石韦、冬葵子、瞿麦、滑石、车前子。出自《外台秘要》卷二十七引《集验方》方。功能清热利水通淋。

鹿角霜丸： 鹿角霜、白茯苓、秋石。出自《三因极一病证方论》。功能补肾益脾。治膏淋。

大沉香丸： 沉香、陈皮、黄芪、瞿麦、桑皮、韭子、滑石、黄芩、甘草。出自《治病要言》。功能益气理气，清热通淋。治膏淋，脐下妨闷。

沉香丸： 沉香、苁蓉、荆芥穗、磁石、黄芪、滑石，蜜丸。出自《治病要言》。功能益气理气，益肾固摄。治膏淋。

海金沙散： 海金沙、滑石、甘草。出自《世医得效方》。功能利水通淋。治膏淋。

菟丝子丸： 菟丝子、桑螵蛸、泽泻，蜜丸。出自《鸡峰普济方》。功能补肾固摄。治膏淋。

肉苁蓉丸： 苁蓉、熟地、山药、石斛、牛膝、官桂、槟榔、附子、黄芪、黄连、细辛、甘草，蜜丸。出自《医宗必读》。功能补肾温通。治冷淋。

泽泻散： 泽泻、鸡苏[1]、石韦、赤苓、吴茱萸、当归、琥珀、槟榔、枳壳、桑蛸、官桂。出自《治病要言》。功能温通利水，活血祛瘀。治冷淋，胀满

---

[1]鸡苏：又名龙脑薄荷、水苏。其叶辛香，可以烹鸡，故名。

涩痛。

治尿血血淋奇方（自制）：络石（酒洗）一两，牛膝（去芦）五钱，山栀仁（韭汁炒焦）二钱。上共一剂，煎服，立愈。出自《何氏类纂集效方》。功能凉血通络。

● 【病案举隅】

案例 1 淋浊（湿热下注）（选自《何元长医案》）

便浊脉数，湿热下注也。法当分利。

粉草薢一钱五分，泽泻一钱五分，甘草梢四分，川黄柏一钱，黑猪苓钱半，生米仁三钱，赤苓二钱，白通草八分，淡竹叶一钱五分。

【按语】湿热下注所致之淋浊是常见证候，尤其是在初起急发的患者中。治宜清热利湿通淋，何元长所用方药当有导赤散、八正散之意，既能利水祛湿，又能清热泻火，是谓分利。

案例 2 便浊（上焦热郁，津液下陷）（选自《何元长医案》）

上焦热郁，烦渴不止，津液下陷，小便浑浊。宜用甘寒固摄法。

玉竹、原地、天冬、沙参、泽泻、麦冬、草薢、牡蛎、知母、芦根。

换方：

鲜生地、五味子、升麻、天冬、制洋参、麦冬、牡蛎、丹皮、草薢、芦根。

【按语】便浊不清虽以脾肾亏虚为多，然亦有肺肾同病所致，即上焦热郁，肺气宣肃失司，水之上源欠利，下焦不达，肾虚失固，故清浊不分，便浊乃成。何元长治从甘寒清肺养肺、滋肾入手，药如玉竹、天冬、沙参、麦冬、芦根、生地、知母等；佐以草薢、泽泻利水湿而分清别浊；牡蛎收敛固涩。使肺气宣畅，水道通达，肾气固盛，则清浊自分，便浊可愈。

案例 3 血淋（肾阴亏虚，阴络内伤）（选自《何书田医案》）

溺血久缠，小溲淋漓作痛，火升气喘。真阴亏极矣，不易愈。

炒熟地（沉香拌）四钱，上肉桂四分，炒黄柏（盐水拌）二钱，山萸肉二钱，车前子钱半，炙龟板四钱，炒知母（盐水拌）钱半，炒怀牛膝（盐水拌）钱半，赤茯苓二钱，象牙屑八分。

【按语】 本案尿血日久，肾阴虚衰，阴亏火旺，络脉受伤则尿血不止。如此恶性循环，故谓不易愈。何书田治以滋肾为主，药如熟地、山茱萸、龟板；佐以黄柏、知母、车前子、赤茯苓清热泻火通淋；肉桂、牛膝引火归原，活血祛瘀，疏通脉络、水道；象牙屑清热、敛疮，使受伤之尿路得以清创愈合。多管齐下，共奏扶正祛邪、止血宁血之效。

案例4 淋浊（气阴两亏，木火下炽）（选自《何鸿舫医案》）

左

心烦，木火下炽。淋浊久而痛甚，脉细数。暂从清化。节劳为要。

生黄芪钱半，生山栀钱半，赤苓三钱，生白芍钱半，甘草梢五分，炒车前钱半，细生地三钱，建泽泻钱半，木香五分，川黄柏钱半，肥知母钱半，紫丹参钱半，琥珀屑（研冲）四分。

加细桑枝五钱。

复诊：淋浊，脉数俱减。肝木尚旺。踵滋化法。忌生冷油腻。

生黄芪钱半，原生地三钱，秦艽钱半，煅牡蛎三钱，生白芍钱半，广陈皮八分，当归身钱半，怀牛膝三钱，炒黄柏钱半，远志肉钱半，生甘草四分，辰茯神三钱，藕节四枚。

加细桑枝五钱。

三诊：淋浊溺痛皆减，脉来虚疾，惟动则气坠，精神疲惫。精伤则无以生气，气虚则无以生神，精气神三者皆亏。宜培补，以冀来复。

人参（另煎）一钱，龟板三钱，怀山药二钱，知母钱半，生地三钱，川石斛三钱，茯神三钱，黄柏钱半，丹皮钱半，甘草四分，益智仁钱半。

【按语】 患者淋浊已久，然小便痛甚、脉细数，是为急性发作，故何鸿舫先治以清化，即以清热利湿、通淋化浊为主法，药如山栀、赤苓、甘草梢、炒车前、泽泻、黄柏、知母、琥珀屑等；兼以和理气血，和理肝脾，药如生黄芪、生白芍、生地、木香。复诊时淋浊尿痛、脉数俱减，故治以滋化为主，兼以清化，佐以和理。三诊时邪气已去，正虚显露，故治以培补为主，辅以清热，以冀固本防复。

案例 5 膏淋（精气亏虚，湿热下注）（选自《医效选录》）

施某，女，42 岁

初诊：1971 年 10 月 8 日

乳糜尿已 10 年，尿浓如豆浆，日行 7～8 次，有数次浓如豆腐，晨起尿道堵塞，腹胀痛须急诊导尿。近 6 个月体重下降（56kg→44kg），纳食自八两→五两 / 日。发作时喜冷饮，跗肿，发止则否。脉细迟弱，舌苔腻白而干。

炒党参 9g，生白术 12g，制苍术 9g，云茯苓 12g，菟丝子 12g，炒知母 9g，炒黄柏 9g，车前子（包煎）12g，生苡仁 12g，炒当归 12g，春砂仁（后下）6g，广木香（后下）6g，粉草薢 12g。7 剂。

二诊：同年 11 月 18 日

服药后小便减至 4～5 次，仍浓，纳增，眠好，体重增至 48kg；有跗肿。因去外地出差 3 周，故不能服药。

炒党参 9g，生白术 12g，制苍术 9g，辰茯苓连皮 15g，汉防己 12g，川桂枝 6g，炒泽泻 9g，剪芡实 12g，金樱子 12g，菟丝子 12g，桑螵蛸 12g，覆盆子 12g，粉草薢 12g。7 剂。

三诊：1972 年 1 月 26 日

纳佳，眠和，精神大振，整日无疲乏感，体重增至 54kg；仍跗肿，小便如泔，日夜五行，月经及期。

炒党参 9g，生白术 12g，怀山药 12g，带皮茯苓 15g，剪芡实 12g，金樱子 12g，菟丝子 12g，补骨脂 12g，覆盆子 12g，炒当归 12g，广艾炭 6g，汉防己 12g，金匮肾气丸（包煎）12g。7 剂。

四诊：同年 4 月 26 日

一周得有二三天小便清而不浑，则跗肿退；见乳糜尿则同时足肿而又疲劳，但工作确甚累，故尿清不能持久。近来睡眠、纳食均已恢复如初。脉仍细弱，苔白腻已化。

上方去艾炭，加陈葫芦瓢30g。7剂。

五诊：同年9月24日

有二周小便全清，偶有乳糜尿，浓度比去年则大减。暑夏工作累，故感疲乏。

上方去葫芦瓢、防己，加煅龙骨（先煎）30g，赤石脂（包，先煎）30g。7剂。

六诊：1973年1月25日

上月曾改服他医药，尿如乳脂，堵塞尿孔，腹胀痛，急诊住院二旬。即取前方服之，此月仅见三日浑尿，余日皆清，日尿3～4次，亦不频迫。此次剧发，脚肿及喜冷饮亦减于往时。脉细弱迟，舌淡。

炒党参9g，生黄芪12g，炒白术12g，云茯苓12g，菟丝子12g，金樱子12g，补骨脂12g，怀山药12g，大生熟地各12g，仙灵脾12g，山萸肉6g，煅龙骨（先煎）30g，赤石脂（包，先煎）30g，金匮肾气丸（包煎）15g。7剂。

【按语】乳糜尿属中医膏淋范畴。本案例首方从苔腻，跗肿及渴喜冷饮着想，作为湿热聚于下焦，用三妙丸法，以其久虚纳减，又参入茯菟丸、香砂六君法，继则参入五苓散，及苔化，尿浓减，则转向虚浊等方面用药。待见尿清，于是转入五子衍宗丸、震灵丹、金匮肾气丸等温补之法，与补气血药同进，以照顾其十年之虚耗，并以劳逸结合为劝。乳糜尿亦为本虚标实之证，治疗当取虚实兼顾，即通中有涩，涩中有通，初起以通利为多，待湿浊化，则以补涩为主。

第十五节　遗精滑泄

● 【病证认识】

遗精又称失精、遗泄，是指非性交时精液泄出的证候。何元长《治病要言·遗精》谓："梦与女交为梦遗，不因梦而自遗者，为滑精。"并认为"不梦而自遗者，心肾之伤居多；梦而后遗者，相火之强为害。五脏得职，精藏而治。苟一脏不得其正，则必害心肾之主精者焉"。可见遗精滑泄多因烦劳思虑过度，房室不节损伤心肾所致，亦可因肝强火动，或脾胃湿热下流，扰动精室而致。故何元长临证首辨虚实，如实证可由湿热下注、心肝火旺、热入血分等所致；虚证可因肝肾虚损、精关不固、督脉虚痿等引起；然常见虚实夹杂证，如肾阴虚，心火旺；湿火上冲，阴精下泄等。

何书田《杂症总诀·梦遗滑精》认为遗精一证的病因主要责之于心、肾、脾，如心神妄念则邪火相乘；肾阴亏虚则相火易动，肾气不摄则精关不固；脾虚酿成湿热则混淆下滑等。何平子《壶春丹房医案》中所述遗精滑泄案例多属心肾不交，肝肾不足，水亏火动，脾肾两虚等病变。

《治病要言·遗精》中对于遗精滑泄的五脏兼病辨证，有些具体描述可参，如心病而遗者，必血脉空虚，本纵不收；肺病而遗者，必皮革毛焦，喘急不利；脾病而遗者，色黄肉消，四肢懈惰；肝病而遗者，色青而筋痿；肾病而遗者，色黑而髓空，更当以六脉参详。

● 【治法切要】

《何元长医案》治遗精滑泄需分虚实，实者治宜清利、苦泄、凉润；虚者治宜滋阴、摄精、温补。虚实夹杂者，则宜滋、清相合，交通心肾；或清上纳下，如清热化湿、平肝降火与健脾、温肾、育阴、固摄等法随证选用。

《杂症总诀》治梦遗滑精，取宁心益肾、填精固摄、清热利湿诸法，方如妙香散、大补阴丸、桑螵蛸散、归脾丸、猪苓汤等。《杂症歌括》中治疗遗精常用虚实兼治法，方如坎离既济丸。《何书田医案》治疗肝肾相火妄动，心火过甚、心肾不交等，治以清泄炽火，滋阴固摄，六味地黄丸是为基本方。此外，有气阴两虚，气陷失固而见脱肛精滑者，治宜益脾补肾，用六味地黄丸合四君子汤加减治之。

《治病要言·遗精》谓：因肾病遗者，治肾，由他脏而遗者，则兼他脏治。如有用心过度、心不摄肾而失精者，宜远志丸；色欲不遂而致精泄者，四七汤吞白丸子；色欲过度，精窍虚滑，正元散加牡蛎、苁蓉，吞灵砂丹，佐以鹿茸丸、山药丸、大菟丝子丸、固阳丸之类；脾虚下陷，补中益气汤。总之，精滑宜涩，涩而不效，即泻心火，泻而不效，以补中益气，重用升麻，举其气上而不下，法法有功。

● 【擅用方药】

何氏医家治遗精滑泄证属实者，常用黄连、知母、黄柏、人中白、丹皮等药，以清利湿热，清泄炽火；如饮酒厚味，痰火湿热，扰动精府，则用苍白术、橘红、半夏、茯苓、甘草、葛根、升麻、柴胡，俾清升浊降；证属虚者，常用地黄、麦冬、白芍、五味子、枣仁、党参、黄芪、茯神、山药、苁蓉、金樱子、牡蛎、莲子等，以滋阴潜阳，益气固摄。

妙香散： 麝香、煨木香、山药、茯苓、茯神、黄芪、远志、人参、桔梗、炙甘草、朱砂。出自《太平惠民和剂局方》。功能补益气血，安神镇惊。

大补阴丸： 黄柏、知母、熟地黄、龟板。出自《丹溪心法》。功能滋阴泻火。

桑螵蛸散： 桑螵蛸、远志、菖蒲、龙骨、人参、茯神、当归、龟板。出自《本草衍义》。功能调补心肾，固精止遗。

归脾丸： 即归脾汤做蜜丸。归脾汤见咯血吐血。

猪苓汤： 猪苓、茯苓、泽泻、阿胶、滑石。出自《伤寒论》。功能清热、养阴、利水。

坎离既济丸： 当归、知母、生地黄、熟地黄、山茱萸、牛膝、麦冬、天冬、白芍、五味子、山药、龟甲、黄柏、川芎。出自《杂病源流犀浊·六淫门》。功能滋阴降火。

六味地黄丸： 见咳嗽痰喘。

四君子汤： 见诸虚劳倦。

远志丸： 远志、石菖蒲、茯神、茯苓（一作酸枣仁）、人参、龙齿、朱砂。出自《重订严氏济生方》。功能益气养心镇惊。

四七汤： 半夏、茯苓、紫苏叶、厚朴，加生姜七片，大枣一枚。出自《太平惠民和剂局方》。功能行气散结，化痰降逆。

白丸子：炒白僵蚕、天南星、铅粉、炒全蝎、炒桑螵蛸、藿香。出自《太平圣惠方》。功能祛风化痰，固涩。

正元散：红豆、干姜、陈皮、人参、白术、炙草、茯苓、肉桂、川乌、附子、山药、川芎、乌药、干葛、黄芪。出自《太平惠民和剂局方》。功能益气温阳散寒。治下元虚冷。

鹿茸丸：鹿茸、菟丝、蒺藜、沙蒺藜、苁蓉、紫菀、蛇床子、黄芪、桑蛸、阳起石、附子、官桂、蜜丸。出自《治病要言》。又名内补鹿茸丸。功能补肾固摄。

山药丸：赤石脂、茯神、山萸、熟地、巴戟、牛膝、泽泻、杜仲、菟丝、山药、五味子、苁蓉，蜜丸。出自《太平惠民和剂局方》。又名无比山药丸。功能健脾益肾。

大菟丝子丸：菟丝、泽泻、鹿茸、肉桂、附子、石斛、熟地、茯苓、牛膝、川断、山萸、苁蓉、防风、杜仲、骨脂、荜澄茄、沉香、巴戟、茴香、五味、桑蛸、覆盆子、川芎。出自《太平惠民和剂局方》。功能补肾固摄。

固阳丸：附子、川乌头、龙骨、骨脂、川楝子、舶茴香，酒糊丸。出自《证治要诀类方》卷四引《局方》。功能温阳理气散寒。

补中益气汤：见痞积、鼓胀。

● **【病案举隅】**

案例1　遗精（肝肾阴虚，相火妄动）（选自《何元长医案》）

素体阴虚，相火易动无制，有梦遗精。法当养阴，佐以固下。

原生地四钱，炙龟板四钱，丹皮一钱五分，炒黄柏一钱，芡实二钱，金樱子（去毛）一钱五分，女贞子二钱，茯神二钱，白莲须（去毛）八分，知母一钱五分。

【按语】素体阴虚、相火妄动是遗精的常见病机，治当滋肾固下为主，兼以清热泄火。方中生地、龟板、女贞子滋阴补肾；丹皮、黄柏、知母凉血清泄相火；芡实、金樱子、白莲须益肾固精、涩精；白莲须、茯神清心安神。全方用药精炼，丝丝入扣，治阴虚梦遗尤适。

案例 2 遗精（气血不足，心肾交虚）（选自《何元长医案》）

心肾交虚，夜梦遗泄，总因操劳不节，耗血伤神，所以疲倦，兼纳食无味。宜用归脾加减。

西党参、茯神、五味、玉竹、白芍、女贞子、麦冬、枣仁、莲须。

丸方：

党参、於术、熟地、五味、白线胶、茯神、柏子仁、麦冬、枣仁、枸杞、湘莲肉、金樱子。

【按语】 本案属气血亏虚，心神失养，肾气不固，故见夜梦遗泄，日常疲倦，然总因操劳脾虚，运化无能，故纳食不佳，气血生化无源，则诸症蜂起。何元长治从健脾入手，兼以养心安神，益肾固精、涩精，并合以丸方缓图增效。

案例 3 遗精（肝郁化火，心肾不交）（选自《何元长医案》）

厥阴气郁，膈胀目昏，君火内迫，阴精屡泄，脉不柔软。当用交心肾、苦泄法（兼心悸，由用心过度，作肝火看，服过补药不效）。

川黄连、黑山栀、泽泻、莲须、柏子霜、法半夏、赤苓、郁金、橘叶。

【按语】 本证属肝气郁结，心肝火旺，水火失于既济，心肾不交，故见膈胁胀满、目昏心悸、遗精滑泄、脉不柔软等症。治从根本，以疏肝理气、清热泄火为主，药如郁金、橘叶、黄连、山栀；兼以清心安神，交通心肾，药如莲须、柏子霜、赤茯苓、泽泻。使肝气得疏，肝火平息，心火得降，水火既济，则诸恙可除。此证易误作虚证，曾服过补药不效，可明。

案例 4 滑泄（君相火动，精关不固）（选自《何书田医案》）

少阴君火不静，相火因之而动，则滑泄不已；六脉沉微，头晕神困，非小恙也。暂拟清泄一法。

米炒川黄连四分，盐水炒知母二钱，沙苑子二钱，山药二钱，茯神二钱，苡仁二钱，牡丹皮二钱，盐水炒黄柏二钱，柏子霜二钱，牡蛎四钱，芡实二钱。

【按语】证本肾虚，故脉沉微；心火旺，心肾不交，因而上则头晕神困，下则滑泄不已。由于君相火动势甚，故暂先治拟清热泄火为主，兼以养心益肾涩精，待火息神清，再议重剂补益。

案例5 不育（真精不足，心脾两虚）（选自《何嗣宗医案》）

扬州知府江某

从来生育之道，不在补相火，而在养真精；不在补肾阳，而在益心脾。观精字之从米，知精生于谷，化于脾，明矣。观离象之中空，知肾藏于心，交乎火下，又明矣。况徒补火，徒补阳，则阳易兴，欲易多，而精薄矣。无论其不能生子，即生子亦易夭，此老年富贵之流弊也，不可不知。故欲生子，在少虑少欲少饮酒，以端其本；扶脾养心，以资其用；冬夏远房，以蓄其精；春秋择期，以施其化，则宜男而且寿矣。不然，则日进补药，亦奚以为？

拟五子衍宗丸：

枸杞子八两，菟丝子（酒蒸）八两，覆盆子八两，北五味子二两，研车前子二两。

为末，炼蜜丸。空心服八十九丸，盐汤下。修合禁忌照例。

【按语】本案虽未明言有无遗精滑泄，然患者因不育而求治，亦有可能伴有此证。何嗣宗对生育之道的论述尤为深切，值得效仿。首先，方药治疗从养真精、益心脾入手；其二，生活习惯上患者要少虑，少欲，少饮酒；其三，掌握好生育时间，冬夏远房，以蓄其精；春秋择期，以施其化。

第十六节　咽痛、音哑

● **【病证认识】**

咽喉病证多表现为咽喉疼痛，声音嘶哑，或伴有喉间白翳或红肿溃腐，古代冠以喉痹^[1]、喉癣^[2]、乳蛾^[3]等病名，包括了多种疾病在内。大致可分为外感与内伤两类。外感类如急慢性咽喉炎、扁桃体炎，急性传染病白喉等；内伤病多由肺系病证所致，或咽喉部肿瘤，或由外感病迁延而成。

何书田《杂症歌括·咽喉总括》认为喉痹多由外感风寒、风热，内伤阴阳、气血等导致，乳蛾多因肺胃蕴热，复感风邪，风热相搏上乘咽喉所致。何元长《治病要言·咽痛》宗《伤寒论》有论少阴咽痛，由于少阴经脉循喉夹咽，故有少阴客热、客寒、阴虚等导致咽痛一证。

从《何书田医案》所述案例看，证有虚实，然更多为虚实夹杂，如痰火内炽，肺热郁蒸，心火上炎，肺肾阴亏、木火上烁，阴亏火炎、肺胃虚损等。《何元长医案》论咽痛者有属停饮，有因虚阳上越，更有肾阴亏肝风上窜所致者。《何鸿舫医案》论咽痛、喉痹、喉瘰^[4]等病证，常伴有咳呛、音哑等症，多由肺液伤，肝火烁肺所致。

何平子《壶春丹房医案》谓失音指声音嘶哑，甚或不能发声，有外感、内伤与虚、实之分，外感发病急，病程短，多为实证；内伤多见于久病，津枯血槁，多属虚证。然失音总关于肺，或邪郁肺气；或肺之气阴两伤，并可与他脏同病，如木火刑金、肝肺热郁、脾肾虚寒等。何时希《医效选录》认为咽炎反复，声嘶音哑，多因风火痰郁而致咽喉不利，是为慢性咽喉炎，且常与梅核气并存，梅核气还可因肝郁伤阴而肝亢失柔，气火上犯而肺燥气逆等所导致。

总之，咽痛音哑主病在肺，但与他脏亦有关，尤与肝脾肾关系较大。

---

[1]喉痹：病名。指以咽喉肿痛、声音嘶哑、吞咽困难等为主症的病证。发病急骤，并发全身症状。因其发病后喉间颜色之不同，有白色喉痹、淡红喉痹等区分；因其发病之急骤，有急喉痹、走马喉痹等之称。其病因有外感病邪、内伤阴阳等。

[2]喉癣：病名。指咽喉生疮，或腐溃，形似苔癣故名。多由肝肾阴虚、胃中积热、杨梅疮毒上冲等引起。

[3]乳蛾：病名。指发于咽喉两侧之喉核，或左或右，或两侧均有，红肿疼痛的病证。发病急骤者，称急乳蛾，相当于急性扁桃体炎；病势迁延，感寒易发，称石蛾，相当于慢性扁桃体炎。

[4]喉瘰：当指咽喉部有小的结块，或淋巴滤泡增生。

● 【治法切要】

何氏医家治疗咽痛、音哑需分虚实，实者治宜疏邪理肺，虚者治当健脾补肺，养阴益肾，虚实夹杂者，治以疏补兼顾。《何元长医案》中治疗乳蛾、喉癣、喉痹等多从肝肺肾论治，如咽痛失音，乃木火刑金，用仲景黄连阿胶汤加减，以滋阴清火；咽干失音属津液亏，取喻昌清燥救肺汤加减，以清热润燥；有喉间哽塞，因肝胆气滞郁热所致者，以疏肝泄热法。少阴咽痛，甘桔汤法为阴阳通用；阴虚者治宜益阴，用猪肤汤；阳毒咽痛，口疮赤烂，治宜清热解毒，用升麻六物汤，或蜜浸黄连汁噙；客寒咽痛用半夏桂甘汤以温通散寒。

《杂症歌括》治乳蛾多取疏风清热，消肿解毒法，方如凉膈散，亦可用刺血疗法。对于急性重症，如缠喉风、喉白喉等则需及时救治，法宜宣肺豁痰，清热解毒，方如雄黄解毒丸，并用外治法，如珍珠散、七宝散吹中患处。对于虚实夹杂证，何书田常以清凉化火，滋阴润燥为大法，治从清肝肺、滋肺肾、培脾土入手。

《何鸿舫医案》中治咽痛以清化、清养为主，如清肺养肝，泄热化痰，利咽散结等法。何端叔疗久病阴虚内热者，治从肺肾入手，以固本清养为要，兼以降肺。何平子《壶春丹房医案》疗咽喉证有承袭其祖父何元长之学识，治从肝肾，擅用清上纳下法。他还重视理肺，法如化肝润肺、交心肾理肺、清骨理肺、柔养肝肺等。何时希《医效选录》治咽痛音哑初起，法以疏风清热，化痰开郁；日久伤正，则当滋肺补肾，其所创制的开音简方以祛邪治标为主；开音丸方则兼以扶正，标本兼顾。他还认为，治疗梅核气当从柔肝润肺、平肝降火入手，其法多以麦门冬汤、一贯煎、丹栀逍遥丸等出入，此可谓是对痰气郁结之半夏厚朴汤法的一大补充。

● 【擅用方药】

《何元长医案》中擅用清上纳下治咽痛、音哑，清上药有：青黛、桑叶、桔梗、黄连、丹皮、人中白等，以清理疏邪；纳下药如地黄、玄参、麦冬、阿胶、龟板、鸡子黄等，以滋阴补虚。何平子《壶春丹房医案》中还常随方加入沙参、贝母、枇杷叶、蛤壳、杏仁、百合、金沸草等润肺利肺药。《何书田医案》喜用羚羊角、知母、西洋参、橘红等药兼顾肝脾以治咽喉症。《何鸿舫医案》擅用花粉、蝉蜕、海粉等药，以冀利咽散结。《何端叔医案》方中常用玄参、桔梗、生甘草等药，是为治咽喉症之要药，并常参入降肺药，如苏子、杏仁、枳实（壳）、旋覆花、代赭石、瓜蒌皮等。《何承志医案》中治咽喉、口中生疮，出现糜烂、溃疡等症，采用内、外合治，内服银花、连翘、蒲公英、益元散等清热解毒、祛湿之品；外用细辛末调敷脐部，有良好的止痛，促进溃疡面愈合的效果。何时希《医效选录》治咽痛失音常用桔梗、生甘草、射干、蝉衣、薄荷、贝母等药以疏风清热，化痰开郁；用沙参、麦冬、生地、玄参等药滋肺补肾。

何镇《本草纲目类纂必读》中关于咽喉症用药经验有：射干、山豆根均能降火而治喉痹咽痛，但山豆根性苦寒，故解毒攻热尤甚。马勃清肺散肿，利咽开音，何镇还用其灰，敛烂收口。橄榄利咽甚佳，但需用新鲜者。

黄连阿胶汤： 黄连、阿胶、黄芩、鸡子黄、芍药。出自《伤寒论》。功能滋阴降火。

清燥救肺汤： 桑叶、石膏、人参、甘草、胡麻仁、阿胶、麦冬、杏仁、枇杷叶。出自《医门法律》。功能清燥润肺。

甘桔汤： 甘草、桔梗。出自《伤寒论》。功能清热利咽。

猪肤汤： 猪肤，加白蜜、白粉[1]。出自《伤寒论》。功能养阴利咽。

升麻六物汤： 升麻、栀子、大青、杏仁、黄芩、葱白。出自《类证活人书》。功能清热解毒，利肺。

半夏桂甘汤： 半夏、桂枝、甘草、生姜。出自《治病要言》。功能温通散寒。

---

[1] 白粉：即白米粉。

凉膈散： 大黄、芒硝、甘草、栀子、黄芩、薄荷叶、连翘。出自《太平惠民和剂局方》。功能清热解毒，泻火通便。

雄黄解毒丸： 雄黄、郁金、巴豆。出自《医宗金鉴·外科心法要诀》卷六十六方。功能解毒、豁痰、消肿。

珍珠散： 枯白矾、雄黄、珍珠、黄柏、官粉[1]。上为末，以米泔水洗疮，令净后，擦药。出自《万病回春》。功能解毒敛疮。

七宝散： 僵蚕、全蝎各十个，硼砂、雄黄、明矾、皂角各一钱，胆矾五分。为细末，吹喉。出自《证治准绳·类方》第八册方。功能祛风化痰，解毒敛疮。

开音简方： 胖大海12g，净蝉衣3g，嫩射干6g，生甘草6g，苦桔梗6g，薄荷叶3g。开水泡闷，饮尽，再泡一次，冲鸡子清再饮，静卧勿语言。出自《医效选录》。功能疏风清热。

开音丸方： 京玄参30g，大麦冬30g，生甘草20g，川贝母（去心）20g，苦桔梗20g，嫩射干15g，诃子肉9g，薄荷叶9g，冰硼散9g，飞青黛9g。前八味药研极细末，过罗（"罗"俗称"筛"，"过罗"即筛过再研，再筛，使极细如粉），然后将后二味同研极匀，清蜜和丸如桂圆肉大。噙化（即口含化成液体，慢慢咽下），晨夜各一丸，或遇音哑，可连噙二三丸。出自《医效选录》。功能疏风化痰，清热滋阴。

麦门冬汤： 见咳嗽痰喘。

一贯煎： 北沙参、麦冬、当归、生地黄、枸杞子、川楝子。出自《柳州医话》。功能养肝阴，疏肝气。

丹栀逍遥丸： 柴胡、当归、白芍、白术、茯苓、甘草、薄荷、煨生姜、丹皮、山栀。即逍遥散加丹皮、山栀。逍遥散出自《太平惠民和剂局方》。功能疏肝清热，健脾和营。

---

[1] 官粉：即铅粉。

【病案举隅】

案例1 咽痛失音（肝火犯肺）（选自《何元长医案》）

咽痛失音，咳痰不爽，左脉弦紧。木火刑金也。仿仲景法。

川连五分，陈阿胶（同煎）二钱，麦冬（去心）二钱，北沙参二钱，生鸡子黄（同煎）一枚，川贝（去心，研）二钱，人中白一钱，橘红（盐水炒）一钱，甜杏仁三钱，蜜炙枇杷叶（去毛）一钱。

【按语】 患者咽痛失音，伴咳痰不爽，肺有邪热，肺气不利使然；左脉弦紧，肝旺所由，木火亢盛，刑金犯肺，诸症乃起。何元长治用仲景黄连阿胶汤出入，取清上纳下之法，方中黄连、人中白、杏仁、贝母、橘红、枇杷叶清肺泄热，化痰降逆；阿胶、麦冬、北沙参、鸡子黄滋阴柔肝，以平木熄火，此乃标本同治，虚实兼顾。

案例2 乳蛾（肾阴亏，肝火炽）（选自《何元长医案》）

咽生乳蛾。肾阴亏而肝阳炽也。先宜清理。

羚羊片一钱，知母一钱五分，麦冬（去心）二钱，生甘草四分，冬桑叶一钱，漂青黛一钱，丹皮一钱五分，玄参一钱五分，苦桔梗一钱。

【按语】 乳蛾相当于扁桃体炎，本案当为急性发作，证属实热，故治先清理疏邪。方中药物均有清热泄火作用，羚羊片可清肝平肝；青黛、丹皮并有凉血作用；麦冬、玄参还有润肺滋阴功效；桔梗可宣肺祛痰排脓，多方面作用可增疗效。

案例3 咽痛、喉间白霉（阴虚火旺）（选自《何书田医案》）

少阴君火上炎，喉间白霉，时而发红，咽干，久恐肿溃。以清阴化火主治。

川连、玄参、川贝、花粉、人中白、生地、丹皮、知母、橘红、灯心草。

吹药：

牛黄五厘，广珠五分，石膏三钱，月石二钱，人中白一钱，冰片一分，甘草四分。

上药共研细末，不时吹入患处。

【按语】患者症见喉间白霉，咽干，时红肿疼痛，证属心火上炎，营阴有热。何书田治以清营泄火，方中生地、丹皮、玄参凉营去热；黄连、人中白、知母、灯心草泻心火；贝母、花粉清热散结；橘红理气化痰，性辛温，在一派寒凉药中可起升散作用，亦可防过于寒凉伤胃。本证还配以外治吹药，有利于消肿退霉，以防病进。

案例4　咽痛（风热蕴结）（选自《何鸿舫医案》）

左

风热蕴久。口渴，头眩，咽痛，脉数。当从和理。

生黄芪钱半，天花粉三钱，真川贝三钱，丹参钱半，肥玉竹三钱，秦艽钱半，炒枳壳钱半，地骨皮钱半，钗石斛三钱，生草四分，橘白八分。

加枇杷叶（去毛）二片，冬瓜子三钱。

【按语】风热蕴结喉间，久缠不愈，伤及气阴，肺胃不和，气逆不顺，故症见咽痛、口渴、头眩、脉数等，证属虚实夹杂。何鸿舫治取和理，即和理气阴（血），药如生黄芪与石斛、丹参相配；和理肺胃，药如川贝、地骨皮、橘白与玉竹、秦艽、炒枳壳同用。此和理大法，包括和理气血、和理脏腑，是何氏的治疗特色，何鸿舫继承发挥尤为出色。

案例5　音哑（风热上犯）（选自《医效选录》）

袁某，男，30余岁，演员

初诊：约50年代

一夕暴哑，嗓干且有嘶音，无原因，无他症状。上一天生活无异常，仅稍有欢笑事，饮食如平时。脉、舌无病因可寻，姑用简易方法治之。开音简方：

胖大海12g，净蝉衣3g，嫩射干6g，生甘草6g，苦桔梗6g，薄荷叶3g。

药6味，开水泡闷，饮尽，再泡一次，冲鸡子清再饮，静卧勿语言。1剂。

何时希按：明日听其演唱，嗓音比平日颇加清润。袁某告我：一夕而嗓子复原，而且自觉嘎嘎然有脆音，要什么音有什么音，且不吃力。药方将保藏之，以惠同行而救急云云。

【按语】声音突然嘶哑，多责之于风热外袭，故何时希所处开音简方，即是以疏风散热，利咽开音见长。因药物轻清，芳香易挥发，不宜久煎，故用开水泡闷。鸡子清，其气清，性微寒，能治咽痛诸疾。同时休息、禁声亦属必须。

妇科病证篇

第一节 月经不调

● 【病证认识】

月经不调，亦名癸水不调、月事不调、经水无常、经候不调、失信等，泛指月经的周期、血量、血色和经质的异常。常见病证有经行先期、经行后期、经行先后无定期，以及月经过多、月经过少等。

1. 经行先期

十三世何应豫《妇科备考·经脉》认为：凡血热者，经期常早，此营血流利及未甚亏者多有之。凡血热经早，其形色多赤，或紫而浓，或去多，其脉洪滑，其脏气、饮食，喜冷畏热，皆火之类。并告诫所谓经早者，当以每月大概论，勿以偶见先期为早；勿以脉证无火，而单以经早为热。若一月二三至，或半月，或旬日，此气血败乱之证，当因其寒热而调治之，不得以经早皆热者并论。此外，亦有阴火内烁，血本热而每有过期者，此水亏血少，燥涩而然。

2. 经行后期

《妇科备考·经脉》认为：凡血寒者，经必后期。然血何以寒？亦惟阳气不足，则寒从中生，而生化失期，即所谓寒也。凡阳气不足，血寒经迟者，色多不鲜，或色见沉黑，或涩滞而少。其脉或微或细，或沉迟弦涩；其脏气形气，必恶寒喜暖。凡此皆无火之证。《何元长医案》认为：经闭伴有腹痛，属气滞郁结，或有败瘀阻络；或有月经不行，甚则经停，乃肝郁脾弱，或脾虚劳怯之候。何平子《壶春丹房医案》认为月经闭阻与气血不调有关，如肝郁、经寒、脾不统血。何时希《医效选录》认为经闭伴有浮肿或肥胖，多因内分泌失调，从中医角度看，与肝、脾、肾，以及冲任二脉关系密切。

《妇科备考·经脉》并举妇人于四旬外，经期将断之年，多有渐见阻隔，经期不至者，当此之际，最宜防察，若果气血和平，素无他疾，此因渐止而然，无足虑也；若素多忧郁不调之患，见此过期阻隔，便有崩决之兆。若隔之浅者，其崩轻；久者，其崩甚，此因隔而然也。此种月经衍期在更年期妇女中确属常见，当防其出现崩漏病况。

3. 经行先后无定期

《妇科备考·经脉》阐述了几种情况，一是血虚，症见月经或迟或早，其色淡，或涩少，或过期不至，或行后反痛，痛则喜暖喜按，或经后则困惫难支，腰膝如折，或脉息微弱、弦涩，或饮食素少，或形色薄弱。二是崩漏不止，经乱之甚者也。盖乱则或前或后，漏则不时妄行。此等病证有寒热、虚实的不同。

4. 月经过多或过少

月经量的异常，常见有崩漏病证。崩，指不在经期突然阴道大量出血如注，来势急骤；漏，指出血量少，淋漓不止，或经期出血量少而持续不净，两者可互相转化，如崩血减少，可能致漏，漏势发展则可成崩，故临证多以崩漏并称。本病多发生于妇女青春期和更年期。《妇科备考·经脉》认为：崩漏总因血病，而但以微甚、虚实分辨之。崩淋有久、暴之殊，暴崩其来骤，治亦易；久崩其患深，治甚难。盖血因崩去，势必渐少，少而不止，病则为淋。此等皆由忧思郁怒，先损脾胃，次及冲任。崩淋既久，真阴日亏，多致寒热咳嗽，脉见弦数或豁大等症，此乃元气亏损，阴虚假热之脉。并可从血色辨虚实寒热，若浓而多者，血之盛也；淡而少者，血之衰也。至于紫黑之辨，如紫赤鲜红，浓而成片成条者，是皆新血妄行，多由内热；紫而兼黑，或散或薄，沉黑色败者，多以真气内损，必属虚寒；由此而甚，则或如屋漏水，或如腐败之宿血，是皆紫黑之变象也，此肝脾大损，阳气大陷之证。

《何元长医案》认为，或有月经下多，甚则大下，多因阴亏肝旺，冲任络伤所致；有经漏淋滴多属阴虚内热。《何书田医案》中多责之于冲任、肝肾的亏损，并与积劳多郁有关。

总之，何氏医家认为月经不调与肝脾、气血失和关系密切，并有不少独到看法。如何元长谓月经闭阻，亦属脾不统血；何古心认为女科病证与冲、任、带脉等奇经关系密切，而奇脉统于肝脾，肝脾内亏，或脾虚肝郁则奇脉失调，经衃带下。又肝脾主气营，营虚气不调，则中空脉络阻滞。

● 【治法切要】

何氏医家治疗月经不调重在调益血气，调和肝脾，四物汤为基础，逍遥散为常用。在十三世何应璧《医方捷径》中即体现了这一思想,对后辈影响较大。

《妇科备考·调经》治月经不调需分寒热虚实,如经行先期血热兼有血气虚弱者,先用黄芩散退其热,后用调经丸补血以顺气。经行后期,证属虚寒者,忌用凉药,以免损伤脾胃,治宜温养血气,方如乌鸡丸。对于妇人更年期,渐见经期不至者,为防其过期阻隔而有崩决之势,当预服四物、八珍之类。既崩,当辨有火无火,有火者,因火逼血,宜保阴煎;无火者,因隔而决,或有滞,当去故而养新,宜调经饮、小营煎、固阴煎之类主之。月经或前或后,其症因脾土不胜,不思饮食,由此血衰,宜调脾土,则血旺气和,自然应期而至,宜服紫金丸、人参四物汤、加味四物汤。

对于崩漏不止,《妇科备考·经脉》谓:"治此之法,宜审脏气,宜察阴阳。无火者,求其脏而培之、补之;有火者,察其经而清之、养之,此不易之良法也。"如崩漏血脱,肝脾大损,阳气大陷之证,当速用甘温,如理阴煎、理中汤、归脾汤、四味回阳饮、补中益气汤之类,以益发生之气,盖甘能生血养营,使脾胃气强,则阳生阴长,血自归经矣。如有阴火内烁,水亏血少,治宜清火滋阴。如经来十日半月不止,乃血热妄行,是为实证,治宜清热凉血止血,兼以滋阴熄火,可用金狗散。又血崩初起宜用十灰丸,以止血为要;若崩久血虚,宜服鸡子汤、加味四物汤以补虚养血为主。

《何元长医案》治月经闭阻,擅用建中养血法,如伴有腹痛,有瘀血阻络者,治以宣通,肝郁者,可用逍遥散疏肝解郁;伴有便溏、纳呆,治宜温经祛湿分理;伴有身热夜甚,治以育阴调气。月经过多或不止,属阴亏肝旺者,治宜升清固阴,或先苦泄凉营,再以黑归脾汤调理。经漏淋漓,属阴虚内热者,治宜进补,方如复脉汤。《何书田医案》治疗月经不调每以调冲任、疏肝络为主。何平子《壶春丹房医案》常用健脾疏肝法。《何鸿舫医案》则擅从疏肝清营、和肝滋化入手,兼以益脾,且多喜用四物汤、逍遥散法化裁治之。何时希《医效选录》治经闭、不孕案,治疗虽以因证施治为主,但调经、补气血、活血、和阴阳等治法是共取而不可或缺的,其治疗分步骤,先从气、血、水入手,治血以四物汤为基础,治水用五苓散、五皮饮,治气用逍遥丸,待气行血运，则水去而经自来潮，随后则以补肾调阴阳巩固收功。经漏者多为虚而有热，何时希善用荆芩四物汤合二至丸治疗，效果甚佳。

● **【擅用方药】**

《何元长医案》中治妇科病重视肝脾二脏，擅用香附、青皮、小茴香、白芍、当归、地黄、茯苓、白术、党参等药以疏肝滋肝，健脾益气，调和气血，此可谓承前启后的典范，后辈多宗之，并有所发挥，形成了何氏治疗特色。如《何书田医案》中治月经闭阻衍期者，常用当归、枸杞、艾绒、紫石英、白芍、香附、肉桂等药以温养冲任，通调癸水。治月经先期量少者，用生地、丹皮、沙苑子、杜仲、桑螵蛸、当归、阿胶等药以滋清冲任；如年逾六旬，经水迭至，则用滋补冲任法，不用生地、丹皮，而加入熟地炭、炒白芍、紫石英等药。治崩漏，何书田用药注意阴阳平衡，如阿胶、龟板配紫石英；熟地、枸杞配紫石英、鹿角霜等。何鸿舫亦善用四物汤化裁，以和理肝脾、气血，对于月经超前者，可加川断、乌贼骨；火热盛者可加知母、山栀、丹皮等药以助清化。何古心《春熙室医案》中治疗经闭属气滞络阻者，参以温通法，可加入香附、艾绒、大茴香、炮姜等药。何平子《壶春丹房医案》治经闭属气郁夹湿者，取调气渗湿法，药如青皮、瓜蒌皮、香附、车前子、茯苓等，待湿去再温补；有属中虚夹热，而血热妄行，经败不止者，则暂用泻心苦泄，热去再议补益。

何时希《医效选录》治经闭、不孕者，擅用调经、补血、活血的四物汤为基本方。痛经气血不通者合以失笑散，以及香附、橘叶、橘核、茴香等理气通脉之品；气虚发育不良者合以四君子汤，以及紫石英、紫河车、补骨脂、仙灵脾、二至丸等补肾药物；血热月经超前者，加荆芥、黄芩、丹皮等药；有炎症、堵塞者，加龙胆草、黄柏、路路通、丹参、茺蔚子等药，待炎症、堵塞改善后则合以温补与清通法，药如紫石英、艾叶炭、仙灵脾配黄柏、丹皮、小茴香；奇脉不固流产者，加杜仲、桑寄生、黄芩、白术等药以固经保胎。

十四世何镇《本草纲目类纂必读》中有载其妇科用药经验，如谓泽兰为女科常用，"调经通血脉，破宿血，治产后血晕腹痛。其螽斯丸用之，为能种子，盖能破宿血，则子宫清洁，自能调经结孕也"。又莪术、茜根、王不留行均可用于女科通经行滞，但王不留行下乳尤佳。贯众善治妇人崩漏，但如证属肾虚者，当合用旱莲草，以益肾摄血。可资参考。

四物汤：方见诸虚劳倦。何应璧（继充）《医方捷径》此方下列加减变化：

经候不通，腹胀或痛，本方对调胃承气汤服，名玉烛散。经后不调，心腹痛疼，只用芎、归二味，名君臣散。经事不行，腹中结块，加桂心、蓬术，名六合汤。

增补加减：如经候先期者是血热，加黄连。过期来者是血虚，加人参、黄芪、白术。过期来色淡者，痰多，用芎归二味合二陈汤服。过期紫黑有块，血热也，必作痛，加香附、黄连。经水紫色成块，热也，加黄连、柴胡。肥人不及日数而多，血有热，加香附子、南星、半夏、黄连、白术。瘦人血枯经闭者，加桃仁、红花，或服越鞠丸。气充经脉，故月事频，并膝下多痛，加芍药。经水过多，加黄芩、白术。经水涩少，加葵花、红花。经水适来适断，或有寒热往来，宜先服小柴胡汤去寒热，后四物汤和之。经候将来作痛，血实气滞，加醋炒莪术、延胡索（玄胡索）、木香。夹热，加黄连、柴胡，或加桃仁、红花、香附。经行不止，加阿胶、地榆、荆芥穗。经行后作痛，气血俱虚，宜本方合四君子，即八珍汤。经水过多，淋漓不断，及妊娠调摄失宜，胎气不安，或损动漏血伤胎，加阿胶、艾叶、甘草，名胶艾汤。

逍遥散：见痞积、鼓胀。

黄芩散：黄芩六分，川芎八分，归身一钱，甘草三分，知母七分，花粉七分。水一盏，煎七分，温服，渣再煎。一方：加白芍、苍术各一钱。出自《妇科备考》。功能清热调经。

调经丸：三棱、莪术、当归、白芍、生地、熟地、元胡、茯苓各一两，川芎、大茴、小茴、乌药各八钱，砂仁五钱，香附（醋制）一两。共为细末，米糊为丸梧子大，不拘时酒服三钱。出自《女科秘要》。功能补血、活血、顺气。

乌鸡丸： 大附子（制）三钱，鹿茸（去毛，酥制勿焦）一两，肉苁蓉（酒洗，去鳞，竹刀切片）、肉桂（去皮）、蒲黄（炒黑）、当归、山萸肉、白芍各一两，川芎五钱，熟地一两五钱，乌骨雄鸡（不用皮、油，酒蒸烘干，为末，和入群药净末）三两。共为细末，米糊丸桐子大，每日空心酒服百丸。出自《验方新编》。功能温阳滋阴补肾。

保阴煎： 生地、熟地、芍药各二钱，山药、川续断、黄芩、黄柏各一钱五分，甘草一钱。水二盅，煎七分，食远温服。出自《景岳全书》。功能清热、养阴、宁血。

调经饮： 当归三钱，牛膝二钱，山楂二钱，香附二钱，青皮、茯苓各一钱五分。水二盅，煎七八分，食远服。出自《笔花医镜》。功能理气、活血、通经。

小营煎： 当归二钱，熟地二三钱，芍药（酒炒）二钱，山药（炒）二钱，枸杞二钱，炙甘草一钱。水二盅，煎七分，食远温服。出自《景岳全书》。功能养阴补血。

固阴煎： 人参随宜，熟地三五钱，山药（炒）二钱，山茱萸一钱五分，远志肉（炒）七分，炙草一二钱，五味子十四粒，菟丝子（炒香）二三钱。水二盅，煎七分，食远温服。出自《景岳全书》。功能补气、滋肾、固经。

紫金丸： 陈皮五钱，良姜、莪术、枳壳、乌药各八钱，三棱一两，槟榔、砂仁各三钱，红豆五钱。米糊为丸，桐子大。食后米汤送百丸。出自《妇科备考》。功能理气、活血、散寒。

人参四物汤： 人参、归身、白芍各一钱，川芎八分，姜、枣引，煎服。出自《妇科备考》。功能补气养血。

加味四物汤： 当归、川芎、乌药、元胡各一钱，熟地二钱，白芍、小茴（炒）各八分，姜三片。水煎，空心服。出自《妇科备考》。功能理气补血。

理阴煎： 熟地三五钱或七钱，当归二三钱，炙甘草一二钱，干姜一二钱。水二盅，煎七八分，热服。出自《景岳全书》。功能温中补血。

四味回阳饮： 人参一二两，制附子二三钱，炙甘草一二钱，炮姜二三钱。

水二盅，武火煎七八分，温服，徐徐饮之。出自《景岳全书》。功能温阳益气。

补中益气汤：见痞积、鼓胀。

金狗散：续断一钱，阿胶（蛤粉炒）、地榆、川芎、当归、白芷、黄芩各一钱，白芍八分，熟地一钱。水煎，空心服。又名金狗汤，出自《竹林女科》，方中有金毛狗脊一钱。功能清热、养血、止血。

十灰丸：阿胶五钱，侧柏叶、棕榈、艾各一钱，绵一团，绢一团，苎根、百草霜各一钱，白茅根一根。上各烧灰存性为末，白汤下。加少年女人头发，用热水洗净一大团，烧灰和入。出自《妇科备考》。功能凉血、涩血、止血。

鸡子汤：鸡脊内腰子，加葱三根，姜一两，共捣为泥，入麻油锅内同炒，用酒冲服。出自《妇科备考》。功能补虚养血。

黑归脾汤：见咯血、吐血。

二至丸：旱莲草、女贞子。出自《冯氏锦囊秘录》。功能益肝肾，补阴血。

治血崩验方：用真京墨火烧烟尽，为末。服二钱，好酒调下。又方：用柿饼烧灰，白热汤调下三钱。又方：用槐子烧成性，为末。空心，温热水送下三钱，立止。出自《医方捷径》。功能止血。

● 【病案举隅】

案例1　月经过多（阴亏阳亢）（选自《何元长医案》）

经下颇多，心烦口渴，阴亏阳亢也，六脉不静。议以滋补。

制洋参一钱五分，麦冬（去心）二钱，原生地四钱，丹皮一钱五分，乌贼骨二钱，上清胶二钱，茯神二钱，生白芍一钱五分，丹参一钱五分。

【按语】肝阴亏则阳亢火动，故心烦口渴；火动则血热，血热则妄行而经下量多，六脉不静。治从滋阴、清热、凉血入手，肝平火熄则血宁经止。

案例2　闭经（肝强脾弱，气血不和）（选自《何元长医案》）

肝强脾弱，胸腹作胀，癸水不行，脉来细软。理宜调气和血。

制於术一钱五分，元红花四分，老苏梗一钱，赤芍一钱五分，绵蕲艾一钱，统当归（炒）一钱五分，制香附三钱，茺蔚子二钱，茯苓二钱。

丸方：

制於术（土炒）三两，茯苓二两，炒归身一两五钱，茺蔚子一两五钱，丹皮一两五钱，制香附三两，绵蕲艾八分，紫石决（煅）三两，半夏曲一两五钱，砂仁末五钱。

共为末，以蜜捣丸。每朝服四钱。

【按语】肝气郁结，失于疏泄，横逆犯脾，故胸腹作胀；脾弱则失于统血，故癸水不行；脉来细软，此肝脾不和，气血失调之证。治宜和理。方中制於术、茯苓合赤芍、当归，调理肝脾；老苏梗、制香附合红花、茺蔚子调理气血。丸方中增加丹皮、石决明与半夏、砂仁，有泻肝扶脾之意，可增疗效。

案例 3 经漏淋漓（阴虚内热）（选自《何元长医案》）

阴虚内热，经漏淋漓。仿仲景复脉法。

原生地四钱，党参三钱，清阿胶二钱，血余炭六分，麦冬（去心）二钱，生白芍一钱五分，乌贼骨（煅）二钱，沙蒺藜（炒）三钱，茯神二钱。

【按语】仲景复脉法，方用炙甘草汤，有滋阴养血、温阳益气功效，本证以阴虚内热为甚，故去除方中桂枝、生姜、酒等温热之品，而加入白芍、沙蒺藜以增滋阴养血作用。又加入血余炭、乌贼骨以收涩止血。

案例 4 崩漏（肝肾、奇经俱亏）（选自《何书田医案》）

年逾五旬，经漏不止，崩证间作，兼有带下。显系肝肾八脉俱亏。皆多劳多郁所积而来，不易全愈。

大熟地、枸杞子、炙甘草、山药、远志肉、炒归身、鹿角霜、紫石英、茯神、棕榈灰、杜仲、乌贼骨、桑螵蛸。

【按语】患者系更年期妇女，因肝肾八脉俱亏，阴阳失调而月经紊乱，或漏或崩，治从补益。方中用药阴阳并调，如大熟地、枸杞子配鹿角霜、紫石英、杜仲；气血兼顾，如炙甘草配炒归身；辅以棕榈灰、乌贼骨、桑螵蛸收涩固经。

案例5 月经先期（肝郁血热）（选自《何鸿舫医案》）

肝郁气滞，致胁胀腰楚，经事趱前，脉弦。法以疏肝清营，佐以理气。

乌贼骨三钱，白芍钱半，丹皮钱半，香附三钱，泽泻钱半，茜草钱半，川芎八分，山栀钱半，川断三钱，青皮钱半。

【按语】肝气郁结，肝阴不足，肝不藏血，血热易行，故致月经先期。治以疏肝理气，药用香附、青皮；清热凉血，药用山栀、丹皮、茜草；滋肝补肝，药用白芍、川断。乌贼骨配川芎，有涩、通并用，止血而不留瘀之功。

案例6 血崩（肝脾、奇经亏损）（选自《壶春丹房医案》）

素体不足，操劳乳哺，营分愈亏，经事本来参前[1]，陡然暴崩成块，甚至肢冷且麻，形寒发痉，几乎厥脱之象。止后未及一月，正值经行，虚象又作，心悸，寐不安神，神烦喜静，头眩且痛，口淡纳少，腹素有瘕聚，大便易溏，右脉渐弱，左细濡。《经》言：阴虚阳搏谓之崩[2]。冲为血海，经来则一身之筋脉均失所养，萃于血海而下，故遍体酸楚，左腿尤甚。肝不藏血，脾不统血，致奇脉亏损，必须静养勿劳，但非旦夕所能恢复。

高丽参、大生地（砂仁拌炒）、制冬术、制香附、归身、砂拌茯神、焦白芍、盐水炒枣仁、黄菊、甘草、谷芽。

【按语】血崩案，经行超前，量多如崩，因血去过多而见阳虚厥脱之象，并心失所养而神志不宁。此证责之于肝脾二脏，即肝不藏血，脾不统血。此外，与奇经之脉亦有关联，冲任不固，血下无度。治疗重在健脾益气，滋肝养血，方用四君子汤合四物汤加减，和理肝脾为要。

---

[1]参前：指超前。

[2]阴虚阳搏谓之崩：语出《素问·阴阳别论》。

第二节 癥瘕、乳核

● 【病证认识】

癥瘕是指腹腔内结聚成块的一类病证，如肿块坚硬不移，痛有定处的称为癥；肿块聚散无常，痛无定处的则为瘕。本病可见于腹腔内肿瘤，或炎性包块等疾病。乳核，又名乳结核，是乳疬[1]、乳癖[2]、乳痨[3]、乳岩[4]等以乳房结块为早期特征的多种乳病总称。在何氏医著中较多提到的是乳癖、乳岩等疾病。

关于癥瘕，何应豫《妇科备考·癥瘕》将其分为血癥、食癥、气瘕等病证。癥者成型，由血结为血癥，并认为："血癥总由血动之时，余血未净，一有所逆，则留滞日积，渐以成癥。"并谓："久癥宿痞，气联子脏则不孕，气联冲任则月水不通。"可见妇科癥病与瘀血有关，且可导致不孕和月经不调。瘕者，假也，病在气分，认为："气滞则聚而见形，气行则散而无迹，气逆则甚，气散则缓，聚散无根者也。惟其无根，故能大能小，或左或右。或远胁肋而如臂如指，谓之痃癖；或下脐腹而为胀为急，谓之疝瘕。"并谓："癥瘕之病，较他症为难治，必须细细根问病缘，斟酌用方，庶不致误。若病者不守禁忌，纵嗜欲，多恼怒，其有不丧身者鲜矣。"在《何书田医案》中所述病案有属肿瘤病证，如绝经后癸水复至，腹痛胀满；有属气滞瘀结等。何书田认为这些病证均属奇经八脉病，并谓"殊不易治"。何平子《壶春丹房医案》所述多属肿瘤病证，如"经停结瘕，频频胀楚。病经年余，恐成单腹"，其病机有瘀阻寒凝所致，亦有因肝肾络虚、经脉阻滞等。

关于乳核，《妇科备考·乳岩》认为："乳岩由气血亏损于数载，或诸事忧虑郁遏，致肝脾二脏久郁而成。初起小核，结于乳内，肉色如故，圆棋子大，

---

[1]乳疬：一指奶疬，指月经初潮前后，乳晕部出现疼痛性结块。一指童子疬，为婴儿至儿童期所生的瘰疬。

[2]乳癖：指乳中结核，可随喜怒而消长，大小不等，质硬，推之可移，不破溃，皮色不变。类似慢性纤维囊性乳腺病。

[3]乳痨：乳疾的痨证。

[4]乳岩：又名石榴翻花发。即乳癌。

不痛不痒，十余年后方成疮患，烂见肺腑，不可治矣。""初起之时，可症见其人内热夜热，五心烦热，肢体倦瘦，月经不调。"可见其对乳癌的发病、发展论说甚详。《何元长医案》中认为乳岩可因肝郁化风、痰气交结而成。

● 【治法切要】

癥瘕的治疗，何氏医家多从肝脾肾调治，重在理气活血，常疏、补兼用。《妇科备考·癥瘕》分虚实辨治，实者以祛邪为主，如："形气强壮而瘀血不行，或大便结闭，腹胀痛甚，有非下不可者，宜桃仁承气汤，下之最捷，或夺命丹皆可。""妇人形气、病气俱实，或腹胀痛甚，新有所逆，但行滞止痛，宜通瘀煎、失笑散。""凡气实气壅之甚而为胀为痛者，宜排气饮。"然因癥瘕之病属本虚标实，因此非有大实不得已之症，不宜妄用攻伐。如病久而弱，虽积难摇动，亦不可攻，宜专固根本，以渐磨之。如郁结伤脾，宜归脾汤、逍遥散、寿脾煎；脾胃虚寒，宜温胃饮、六君子汤；脾肾虚寒，大便泄泻，宜胃关煎、理阴煎；肝肾虚寒，宜大营煎、理阴煎；病久脾肾气滞而小腹痛胀，宜八味地黄丸；肝火不清，血热而滞，宜加味逍遥散。并主张凡虚中兼滞者，不妨于煎药中加行气导滞之品。如元气下陷，滞而不升，宜补中益气汤；元气大虚，气化不行而滞，宜五福饮、十全大补汤、大补元煎。对于久癥宿痞，除内治外，可合用外治法，以阿魏膏或琥珀膏贴之。

乳核的治疗，《妇科备考·乳岩》主张宜尽早治疗，以扶正理气为法，可用益气养荣汤、加味逍遥散等，多服渐散。如"气虚，必大剂人参，专心久服，其核渐消。若服攻坚解毒，伤其正气，必致溃败，溃则不治"。《何元长医案》中治用和肝化痰，兼益气养阴等法。《壶春丹房医案》中何平子常治以疏肝理气，和营软坚。

● 【擅用方药】

《何书田医案》治疗癥瘕，擅从肝肾入手，如疏肝化瘀破滞，药如香附、当归、丹参、茺蔚子、牛膝等；或温补、温润下元，药如肉桂、紫石英、地黄、鳖甲、肉苁蓉、枸杞等。且临证常疏、补兼用。

何平子《壶春丹房医案》治乳癖善用郁金、当归、白蒺藜、瓦楞子等药，以疏肝理气，和营软坚。《妇科备考》引周季芸云：乳癖、乳岩，结硬未溃，以活鲫鱼同生山药捣烂，入麝香少许，涂块上，觉痒极勿搔动，隔衣轻轻揉之，七日一涂，旋涂渐消。若荏苒岁月，以致溃腐，渐大类岩，色赤出水，深洞臭秽，用归脾汤列方等药，可延岁月，若误用攻伐，危殆迫矣。古代对于乳癌的观察和治疗仅供参考，然亦主张早期治疗。

桃仁承气汤：桃仁、桂枝、甘草、芒硝、大黄。出自《伤寒论》。功能活血化瘀，泻下瘀热。

通瘀煎：归尾三钱，山楂、香附、红花（新者，炒黄）各二钱，乌药一钱，青皮一钱五分，木香七分，泽泻一钱五分。水二盅，煎七分，加酒一二小杯，食前服。出自《景岳全书》。功能理气活血。

失笑散：五灵脂（净者）、蒲黄等分，俱炒为末，每服二三钱，用酒煎热服。出自《太平惠民和剂局方》。功能活血化瘀止痛。

排气饮：陈皮一钱五分，木香七分，藿香一钱五，香附二钱，枳壳一钱五分，泽泻二钱，乌药二钱，厚朴二钱。水一盅半，煎七分，热服。出自《景岳全书》。功能理气化痰。

归脾汤：见咯血、吐血。

逍遥散：见痞积、鼓胀。

寿脾煎：白术（炒）二三钱，当归二钱，山药二钱，炙甘草一钱，枣仁（炒）一钱五分，远志肉（制）三五分，干姜（炮）一二钱，莲肉（炒，去心）二十粒，人参随宜。水二盅，煎服。出自《景岳全书》。功能健脾益气，养血活血。

温胃饮：人参一二钱，白术（炒）一二钱，扁豆（炒）二钱，陈皮一钱，干姜（炒焦）一二钱，炙草一钱，当归一二钱。滑泄者勿用。水二盅，煎七分，食远温服。出自《景岳全书》。功能温中健脾，养血活血。

六君子汤：即四君子汤（见诸虚劳倦）加陈皮、半夏（姜制）各一钱五分。出自《太平惠民和剂局方》。功能健脾益气、化痰。

胃关煎：熟地三五钱，山药（炒）二钱，白扁豆（炒）二钱，炙甘草一钱，焦干姜一二钱，吴茱萸（制）五分，白术（炒）二三钱。水一盅，煎七分，食远温服。出自《景岳全书》。功能温胃滋胃。

理阴煎：见月经不调。

大营煎：当归二三钱或五钱，熟地三五七钱，枸杞二钱，炙草一钱，杜仲二钱，牛膝一钱五分，肉桂一二钱。水二盅，煎七分，食远温服。出自《景岳全书》。功能补肾滋阴，养血活血。

八味地黄丸：即《金匮》肾气丸。见淋浊、溺血。

加味逍遥散：即逍遥散（见痞积鼓胀）加丹皮、山栀。出自《女科指掌》。功能疏肝清热。

五福饮：人参（心药）随宜，熟地（肾经）随宜，当归（肝经）二三钱，白术（炒，肺经）一钱，炙草（脾经）一钱。水二盅，煎七分，食后温服。或生姜三五片。出自《景岳全书》。功能益气养血，调养五脏。

十全大补汤：归身、白术各一钱，川芎、白芍（酒炒）、人参片（另煎）、白茯苓各八分，炙黄芪、生地各二钱。姜、枣引，空心服。出自《太平惠民和剂局方》，原方有肉桂、炙甘草。功能大补气血。

大补元煎：人参（补气助阳以此为主）少则一二钱，多则一二两，山药（炒）二钱，杜仲二钱，熟地（补精滋阴，以此为主）少则二三钱，多则二三两，枸杞二三钱，炙草一二钱，当归（若泄泻者去之）二三钱，山茱萸（如畏酸、吞酸者去之）一钱。水二盅，煎七分，食远温服。出自《景岳全书》。功能益气养血，滋肾补精。

益气养荣汤：人参、白术（土炒）、茯苓各一钱，当归二钱，川芎、白芍（酒炒）各八分，熟地二三钱，黄芪（蜜炙）一钱五分，桔梗一钱或八分，贝母（去心）一钱二分，香附七八分，橘皮、炙草各五分，生姜引，水煎服。出自《外科发挥》。功能益气养血，理气活血，化痰软坚。

● 【病案举隅】

　　案例 1　癥瘕（气滞血瘀，冲任失养）（选自《何书田医案》）

　　奇经脉损，冲任失养，少腹癥癖攻冲作痛，久防经阻腹满。拟疏肝破滞法。此方暂服。

　　上肉桂、香附（酒炒）、茺蔚子、紫丹参、怀牛膝、炒白芍、归尾（酒炒）、紫石英、川楝子、郁李仁。

　　【按语】癥瘕属本虚标实之证，患者刻下少腹攻冲疼痛较甚，故何书田先以治标为主，用疏肝理气，活血化瘀法，药如香附、川楝子、茺蔚子、紫丹参、怀牛膝、归尾等；兼以滋肝暖宫补奇经，药如炒白芍、紫石英、上肉桂等。气血温畅，通则不痛，待痛减当以扶正祛邪法治之。

　　案例 2　瘕癖（肝肾亏虚，气滞寒凝）（选自《何书田医案》）

　　五旬外癸水复至，腹痞作痛，陡然胀满。此肝肾大亏之象，殊不易治。姑与温补法，以图小效。

　　上肉桂、山萸肉、枸杞、新会皮、炒怀膝、炒熟地、炒白芍、茯苓、小茴香、紫石英。

　　复诊：少腹瘕癖痛缓，大便亦爽，此善机也。再得痛势和平为妙。兹用温润下元法。

　　上肉桂、淡苁蓉、归身、菟丝子、怀牛膝、沉香、炒熟地、柏子霜、枸杞、白茯苓、紫石英。

　　【按语】妇人经绝后月经复至，又伴少腹瘕癖，胀满疼痛，此乃肝肾大亏，邪气内结之象，即正虚邪实之证，故谓不易治。本案治从温润肝肾、奇经法，所幸疼痛得缓，腑气亦通，此乃养正消积之意。

　　案例 3　乳核（肝络不和，郁火蒸痰）（选自《何书田医案》）

　　性情拘执，郁火蒸痰，右乳成块，大如覆杯，脉弦细而数。久恐延为乳岩之候，不易消去也。拟方，候外科名家酌之。

羚羊片、冬桑叶、川贝母、郁金、山栀、夏枯草、石决明、牡丹皮、瓜蒌仁、橘络、蒲公英汁。

又方：

生香附、冬桑叶、甘菊花、夏枯草、鲜荷叶、鲜首乌、牡丹皮。

上七味蒸露代茶，每日服二次。

【按语】患者右乳成块，大如覆杯，何书田认为疾病的发生与其忧思恚怒，肝郁气滞等有关，进一步可发展成乳癌，虽诊治较难，但还是开了处方。从所用药物看，第一方重在清热解毒，软坚散结；第二方增加了首乌，既有补肝肾，又有解毒功效，七味蒸露代茶喝，协同治疗，正邪兼顾，缓缓取效，不失为好的治疗思路。

案例4 乳岩（肝郁化风，痰气交结）（选自《何元长医案》）

厥阴化风，痰气壅于上焦，以致右脉滑数，乳岩不消。以和肝化痰法。

制洋参、象贝、刺蒺藜、秦艽、石决明、橘红、黑山栀、麦冬、冬桑叶、夏枯草。

【按语】乳岩即乳腺癌，病因复杂，何元长认为属肝郁化风，痰气交结，治以和肝化痰，软坚散结，兼益气养阴。

案例5 乳癖（营虚气郁）（选自《壶春丹房医案》）

营虚气郁，乳痞^[1]胀大。

制首乌、云苓、川郁金、瓦楞子、当归、法半夏、厚朴、制香附、白蒺藜、橘叶。

【按语】乳癖是常见病证，与肝气不疏，痰气交结，冲任失调有关。本案的治疗重在疏肝理气，化痰通络，兼以补肝肾、调冲任。

---

［1］乳痞：指乳房内有肿块。

第三节　带下

● 【病证认识】

带下，指妇女阴道流出的一种黏性液体，连绵不断，其状如带，故称之。据色泽分，有白带、青带、黄带、赤带、黑带、赤白带、五色带下等。白带，正常女子均有，但若量过多有味，并伴有腹痛、腰酸等症，则属病态，多因脾虚肝郁，带脉失约，任脉不固导致，或因湿热下注所致；青带、黄带多因湿浊秽邪侵袭任、带二脉，或湿热下注所致，临床较常见；赤带多因脾虚，肝郁火炽，灼伤冲任带脉所致；五色带下指杂色秽浊的液体，多因湿热蕴结下焦，瘀毒损伤冲任带脉所致，或伴有恶臭气味，需注意生殖器官有无恶性病变。带下病临床多伴有腹痛、腰痛、腰痿软等症。

何氏医家诊治带下病，首辨虚实、寒热，如《妇科备考·带浊遗淋》谓："有湿热下流者，有虚寒不固者，有脾肾虚陷而不能收摄者，当因其证而治之。"《何书田医案》认为实者多为湿热下注，或热伤血络，而见带下腥臭色黄，或赤白带下。或肝郁，心火旺；虚证多为脾虚肾亏，带脉失约，任脉不固所致，症见白带量多，兼见神疲、面黄、腰痛等。《何元长医案》带下病证有属中虚夹湿者。总之，带下与心、肝、脾、肾失调，以及带脉失约有关。

● 【治法切要】

何氏医家治疗带下，或伴腹痛者，重在调心、肝、脾、肾以及奇经，实者泻之，虚者补之。如《妇科备考·带浊遗淋》谓："心旌摇动，宜清心莲子饮、直指固精丸。若无邪火，但见心虚带下，宜秘元煎。人事不畅，宜威喜丸以利之。久不止，宜固阴煎。湿热下流，宜加味逍遥散。若热甚兼淋而赤者，龙胆泻肝汤。元气虚弱者，寿脾煎、固阴煎。阳气虚寒，脉见微涩，色白清冷，腹痛多寒，宜加姜、附或家韭子丸。脾肾气虚下陷而多带者，宜固阴煎、归脾汤、补中益气汤。"《杂症歌括·浊带总括》提出：浊带属湿热，或寒湿者，治疗宜清化，或温化，方如清心莲子饮，或萆薢分清饮。《何元长医案》对于中虚夹湿者，治从肝胃；或阴虚及阳，法当温补。《何书田医案》中治疗因虚致带下者，治从调冲任、补脾肾入手。《壶春丹房医案》治疗证属虚实夹杂者，治以健脾分理祛湿法。

● 【擅用方药】

带下，或伴腹痛，证属实热者，何时希《医效选录》常用龙胆草、黄柏、路路通、丹参、芜蔚子等药，以治疗妇女生殖道和盆腔炎症，或有输卵管堵塞者，待邪势得缓，症情改善后则合以温补与清通法，药如紫石英、艾叶炭、仙灵脾配黄柏、丹皮、小茴香。带下属虚者，《何承志医案》治疗先从调肝脾、和营气入手，药如黄芪、白术、白芍、白蒺藜、青皮、当归、桂枝等，继而再伍入益肾之品，如地黄、骨碎补、狗脊、川断等。此外，亦辅以海螵蛸、莲须、芡实、龙骨、牡蛎等收涩止带药物，以增疗效。《何书田医案》则擅用地黄、桑螵蛸、山药、杜仲、川断、龟板、沙苑子、茯苓、黄芪等药以调冲任，补脾肾。何应璧《医方捷径》治赤白带下，脉沉微，腹痛或阴中痛，用四物汤加桂、附子，名元戎六合汤。

何镇《本草纲目类纂必读》谓：樗、椿根白皮二种，均能清热燥湿，止泻、止带、止血，然樗皮性利，椿皮性涩，当辨证用之。乌药有顺气散寒止痛作用，故心腹气滞寒凝疼痛可治，又主妇人血气，故女科常用。内服以牛胆汁制，以减燥性，生用多外敷消肿定痛。

清心莲子饮：黄芩、麦冬、地骨皮、车前子（炒）、甘草各一钱五分，人参、黄芪、石莲子、柴胡、茯苓各一钱。水煎温服。出自《景岳全书》。功能清心泄热，兼以益气。

《直指》固精丸：黄柏（酒炒）、知母（酒炒）各一两，牡蛎（煅）、龙骨（煅）、莲子、芡实、山萸肉、远志肉（甘草水制）、茯苓各三钱。为末，山药糊丸，桐子大，每服五十丸，空心温酒下。出自《景岳全书》。功能清热祛湿，固涩止带。

秘元煎：远志肉（炒）八分，山药（炒）二钱，芡实（炒）、枣仁（炒、研）各二钱，白术（炒）、茯苓各一钱五分，炙甘草一钱，人参一二钱，北五味子十四粒，畏酸者去之，金樱子（去毛要净）二钱。水二盅，煎七分，食远服。出自《景岳全书》。功能养心，固涩止带。

威喜丸：白茯苓（去皮）四两，切块同，猪苓二钱五分。于瓷器内煮二十余沸，去猪苓，取茯苓晒干，为末，用黄蜡四两焙化，搜和为丸，弹子大。每空心细嚼，满口生津，徐徐咽服，以小便清利为效。忌米醋，惟糠醋可用，忌气怒动性。出自《太平惠民和剂局方》。功能益脾渗湿。

固阴煎：见月经不调。

加味逍遥散：见癥瘕、乳核。

龙胆泻肝汤：龙胆草（酒拌炒）、人参、天冬、麦冬、甘草、川连（炒）、山栀、知母各五分，黄芩七分，柴胡一钱，五味子三分。水一盅半，煎服。出自《妇科备考》。功能清肝泄热，益气养阴。

寿脾煎：见癥瘕、乳核。

家韭子丸：家韭子（炒）六两，熟地、鹿茸（酥炙）各四两，肉苁蓉（酒浸）、当归各二两，菟丝子（酒煮）、巴戟肉各一两五钱，杜仲（炒）、石斛、桂心、干姜（炮）各一两，牛膝（酒浸）二两。共为末，酒糊丸，桐子大。每服五七十丸，加至百余丸。食前温酒或盐汤任下。出自《三因极一病证方论》。功能补肾摄精止带。

归脾汤：见咯血、吐血。

补中益气汤：见痞积、鼓胀。

萆薢分清饮：见淋浊、溺血。

增补止带丸：当归（酒洗）、川芎、白术、人参、山药、杜仲（姜汁酒炒、去丝）、香附（醋炒）、青黛、牡蛎、破故纸（酒炒）、椿根皮（酒炒）、续断各等分。上为细末，炼蜜为丸，梧桐子大。每服五十丸，空心清米汤吞下。夏月加黄柏；冬月加煨干姜少许。肥人加姜制半夏；瘦人加酒烧黄柏。治带下，神效。出自《医方捷径》。功能清热祛湿，益气补肾。

● **【病案举隅】**

案例 1　带下腹痛（肾气亏损，阴阳两虚）（选自《何元长医案》）

带下腹痛，脉来细软。阴虚及阳。法当温补。

党参三钱，制於术一钱五分，鹿角霜二钱，炒归身一钱五分，茯苓二钱，制香附三钱，炒白芍一钱五分，新会皮一钱五分，炙甘草四分。

【按语】带下属肾虚者，治宜补肾收敛。因证属阴阳两虚，故用药亦阴阳相配，如鹿角霜与炒白芍，党参、制於术、茯苓与炒归身，脾肾兼顾；又气血双调，如制香附、新会皮与当归、芍药。此亦是和理阴阳、和理气血之范例。

案例2 赤白带下（奇经八脉损伤）（选自《何书田医案》）

劳力内伤，赤白带下。八脉伤矣。

小生地、全当归、生杜仲、怀山药、秦芄肉、炙龟板、沙苑子、川断肉、白茯神、桑螵蛸。

【按语】患者赤白带下，何书田辨为奇经八脉损伤，冲任不固，带脉失约所致。故治宜调冲任，补肾气，以固涩止带。

案例3 带下（脾虚夹湿）（选自《壶春丹房医案》）

脾土夹湿，久而化热，热甚则淋带不止，腰腹作痛。以培土分理治。

於术、厚朴、白莲须、泽泻、苏子、归身、乌贼骨、赤云苓、香附、橘叶。

【按语】本案属虚实夹杂，脾虚夹有湿热，治以健脾分理祛湿。用药轻清，不大补，亦不过于苦寒泻热，实乃顾护脾胃之气，而通过益脾气、疏肝气、开肺气、利膀胱等法以分利湿热之邪，寓意可佳可学。

案例4 带下腹痛（湿热下注，气滞血瘀）（选自《医效选录》）

王某，女，25岁

初诊：1954年秋

主诉：婚后不久，即因腹部由隐痛至剧痛，诊为急性盆腔炎，而后转为亚急性、慢性；又亚急性、急性；再反复亚急性，而至慢性。今全休已一年半了。腰酸白带或黄带，痛经有块，色暗紫，期亦错乱，小腹隐痛阵阵不休。脉细弱，并无弦数，舌质稍红。

炒当归 12g，大川芎 6g，大生地 12g，炒白芍 15g，炙甘草 6g，生黄芪 12g，太子参、沙参各 15g，炒延胡 12g，制香附 12g，龙胆草 3g，条芩炭 9g，炒丹皮 12g，逍遥丸（包煎）9g，川黄柏 9g。7 剂。

二诊：后七日

少腹隐痛减少，黄带减，则精神似觉稍有希望而开朗些。问：能治好否？答以可（当时以妇科角度言，腹痛带下亦平常之症，以归脾汤合丹栀逍遥丸、金铃子散等出入，似不难治，故漫应之）。

原方不改。7 剂。

三诊：又七日

现值经行，色转红，块少，经前痛如往时一样，但经行后则比过去痛减甚多。

仍就原方去龙胆草。加紫丹参 9g，白芍改酒炒。7 剂。

四诊：又七日

经后似感体力反好，不似过去如患大病者。就厂医妇检：谓腹角条索形见小见轻，盆腔粗糙有改善，怀疑中药有此效果否。病员答以自觉症状良好，活动量比过去天天卧床时增加多了。

生黄芪 12g，炒党参 6g，炙甘草 6g，生白术 12g，炒当归 12g，酒炒白芍 12g，大川芎 6g，大生地 12g，炒延胡 12g，制香附 12g，路路通 12g，丹皮、丹参各 9g，炒黄柏 9g，逍遥丸（包煎）12g。7 剂。

五诊：又七日

精神面貌续有进展，腰酸带下亦止，纳香眠稳。

上方去延胡。加炒杜仲 15g。14 剂。

六诊：立冬之后，症象依然稳定。

处予膏滋方：

炒党参 120g，生黄芪 120g，炙甘草 60g，炒白术 120g，炒当归 120g，炒白芍 120g，大川芎 60g，大生地 120g，熟地 120g，制香附 120g，炒延胡 120g，路路通 120g，五灵脂（包）150g，炒丹皮 90g，紫丹参 120g，桃仁泥 120g，小茴香 60g，台乌药 60g，炒杜仲 150g，炒川断 120g，杜狗脊 120g，菟丝子

120g，金樱子 120g，醋炒柴胡 60g，橘核 150g，青橘叶 90g，路路通 120g，淡昆布 300g，淡海藻 300g，盐水炒黄柏 90g，龙胆草 30g，大红枣 500g。

诸药先水浸 1 天，煮 3 次，取浓汁，滤净去渣，浓缩。

加：陈阿胶 250g（用陈黄酒先炖化成液），白冰糖 500g，赤砂糖 500g（先加水融化，滤去杂质）同收膏。每日早晚各服一汤匙，开水冲。

何时希按：此病员于服完膏滋，明春即有孕。后治疗慢性盆腔炎亚急性发作，用丹栀逍遥散合大补阴丸；急性发作，用龙胆泻肝汤合当归龙荟丸。效亦见速。

【按语】 本案带下腹痛乃因盆腔炎反复发作所致，治疗以疏肝理气、清化湿热、凉血活血为主，兼以益气健脾。守法不变，只是当证情有缓解，则去除过于苦寒的龙胆草，而加入丹参、路路通等药，以增强活血通络之功。待病症消除，则用膏方巩固调治，以防复发。膏方的治法用意基本同汤方，然增加补肾和软坚散结的作用，这亦是患者能受孕的保证。

案例 5 带下（湿热内结，气滞血瘀）（选自《医效选录》）

傅某，女，30 岁

初诊：1977 年 4 月 10 日

结婚 4 年未孕。经时短，期尚准，量少，色淡紫有块，腹痛不甚，腰酸，平时带多色黄。脉弦带数有力，苔净。

据 X 线造影检：左边输卵管堵塞，全扭曲；右侧稍扭曲；腹壶部以上输卵管段边缘不规则。

炒当归 12g，炒白芍 9g，大生地 12g，大川芎 9g，丹皮、丹参各 12g，茺蔚子 12g，路路通 12g，制香附 12g，小茴香 6g，青橘叶 15g，橘核 15g，醋炒柴胡 9g，炒杜仲 12g，炒川断 12g。7 剂。

二诊：同年 12 月 11 日

来信谓：因服药各样均舒服，故不来复诊，连服近 100 剂。经原医院通水检查：两侧输卵管已通了，一切均正常。月经连续 2 个月提前 2～3 天，色红量多，无块。要求治不孕。

炒当归 12g，炒白芍 9g，大生地 12g，大川芎 6g，广艾炭 6g，益母草 12g，炒黄芩、黄柏各 9g，丹皮、丹参各 9g，小茴香 6g，紫石英（先煎）15g，云母石（先煎）12g，炒杜仲 12g，仙灵脾 15g。20 剂。

何时希按：其输卵管堵塞且有黄带，故处方略用黄柏，不涉龙胆泻肝汤之苦寒；又腹痛不甚，故通络祛瘀药，亦未深入。二诊则宗《千金方》五石散、白薇汤、仲景桂枝茯苓丸等法。月经提前，是血室得温之佳兆，故用温宫之石类芳香药以乘胜进步。

【按语】本案例患者输卵管堵塞，此与盆腔炎症有关，湿热秽浊内结，故见带多色黄；且有气滞血瘀，故伴有腹痛腰酸。治疗重在活血化瘀，理气通络，兼以清热祛湿，补肾温宫。用药配伍上注意温清相合，如紫石英、杜仲、仙灵脾合以丹皮、黄芩、生地之类，以防下焦有余，火即上炎。本案能取得较好的疗效，贵在坚持，这是治疗慢性病的基本要求。

第四节　脏躁、郁证

● 【病证认识】

脏躁一证出自《金匮要略·妇人杂病脉证并治》，症见"喜悲伤欲哭，有如非己所做，数欠伸"，即以精神抑郁，心烦，无故悲伤欲哭，或哭笑无常，呵欠频作为主症的情志疾病。郁，凡滞而不得发越之病，总称为郁证，简称郁。久郁伤神者可症见精神恍惚，悲忧善哭，疲乏无力，证与脏躁相似。

何时希《医效选录》认为脏躁多系心经气血两虚，血不养心则神不安而惊惕烦扰；又血不濡肝则火炎，火旺则克金，故肺气不清而魄不静，此所以百合病与脏躁病有相关之病理与表现。此病以妇女经绝期为多，与内分泌紊乱，阴阳失调相关，证分忧郁、狂躁二型，以"喜悲伤欲哭"与"骂詈不避亲疏"二种症状为典型，亦即为阴阳失却平衡，"阴胜于阳"或"阳胜于阴"二种原因而发为或静或躁的症状。并认为男子亦可因心脏气血虚而发为怔忡减眠、怵惕不安，或夜梦惊噩等症状。

《丹溪心法》将郁之因分为气郁、湿郁、痰郁、热郁、血郁、食郁等六种，何氏医家多宗之。如《何元长医案》中认为六郁中常见气、火、痰三郁。《何书田医案》认为郁烦多由于情志所伤，肝气郁结，进而引起五脏气机不和所致，其中尤以肝、脾、心三脏受累为多。情志不遂既伤心损脾，又使肝失条达，气失疏泄，肝气郁久则化火，脾失健运则生痰，气郁、火郁、痰郁由是而生。

总之，脏躁、郁证均为情志疾病，辨证可分虚实两端，虚者与心气不足，心神受伤有关；实者与气分郁阻，痰火郁结相关，并与心、肝、脾三脏关系密切。

● **【治法切要】**

脏躁，《金匮要略》治取养心益气，润燥缓急法，方用甘麦大枣汤。何时希尤喜用之，认为此法甘平中和，在其《医效选录》中治脏躁常合以滋阴清肺法，方如百合地黄汤。如患者见阴虚阳亢症，则必先治以滋阴恋阳，阴能抱阳，后则平调阴阳，使阴平阳秘为善后。

《何元长医案》治气、火、痰三郁，主张疏、清、化三法，即疏肝平肝，清热泄火，化痰散结，并舒情旷达调理，认为不可妄用进补。《何书田医案》对于证属阴虚有火者，治用滋阴泻火法。从《何鸿舫医案》治郁病案看，重在和理肝脾。《何端叔医案》治气郁常取逍遥散法，或丹栀逍遥散，以疏肝理气，清热泻火。

● **【擅用方药】**

何时希《医效选录》治脏躁擅用甘麦大枣汤合百合地黄汤随证加减，如玄府不固汗出多者，加二至丸、五味子、龙骨、牡蛎等药；肝郁痰气甚者，加逍遥丸、苏子、香附；血虚有热者，加丹皮、知母、黄柏；阴阳失平衡者，用仙灵脾、苁蓉、巴戟之阳药，与龟板、地黄、萸肉之阴药为配合，使阴平阳秘为善后。

《何元长医案》治郁常用药物有郁金、厚朴、旋覆花、黄连、山栀、石决明、半夏、陈皮、瓜蒌等。病偏于上焦者，可加川贝、杏仁、海浮石等药；偏于中焦者，宜加枳实、竹茹、瓦楞子等药；肝火盛者可加羚羊角、丹皮；气郁甚者可加香附、川楝子、砂仁等药。《何书田医案》治郁火伤阴，水不制火，则加生地、玄参、麦冬、丹皮、知母等药，以滋阴泻火。《何鸿舫医案》常用茯苓、白术、黄芪、甘草、香附、青皮、当归、枳壳、木香等药以和理肝脾。

此外，何氏医家常嘱患者需开怀旷达调理甚为重要。

甘麦大枣汤： 甘草、小麦、大枣。出自《金匮要略》。功能养心益气，润燥缓急。

百合地黄汤： 百合、生地黄汁。出自《金匮要略》。功能养心肺之阴，清气营之热。

二至丸： 见月经不调。

逍遥散： 见痞积、鼓胀。

丹栀逍遥散： 即丹栀逍遥丸，见咽痛音哑。

温胆汤： 制半夏、陈皮、茯苓、甘草、枳实、竹茹、大枣。出自《千金方》。功能化痰，和胃安神。

【病案举隅】

案例1 郁证（肾水不足，郁火上炎）（选自《何元长医案》）

施姓

肝胃郁火上炎，颧赤气粗，脉来七至，时欲恶心。此水不制火之象，非浅恙也。

川连、石决、山栀、知母、泽泻、羚羊、根地、丹皮、玄参、芦根。

复诊：前用清降法，虚阳渐退，恶心不止。仍主凉阴泻火之法，以冀日就平熄。

生地、丹皮、玄参、石决、豆皮、知母、麦冬、山栀、泽泻。

【按语】 患者症见颧赤气粗，时欲恶心，乃因肝胃郁火上炎所致；火热较盛，故脉来尤数。症虽呈实象，然根本在于肾阴亏虚，水不涵木，而致肝火亢盛，横逆犯胃，因此证属本虚标实。何元长先治以泻火平肝为主，兼以滋阴凉营，待虚阳减退，则减轻泻火平肝之力，而加大养阴滋肾作用。可谓标本兼顾，侧重有序。

案例2 郁证（肝失疏泄，郁而生火）（选自《何书田医案》）

此属六郁中之气郁、火郁也。久防结瘕。

川黄连、生香附、焦建曲、煨木香、陈皮、炒山栀、炒川朴、川郁金、法半夏、鲜橘叶。

每朝服香砂枳实丸三钱。

复诊：气郁稍疏，中州未和。治宜理气以疏郁。

炒川连、炒山栀、焦茅术、法半夏、川郁、陈皮、炒枳壳、广藿香、白蔻壳、煨木香、赤苓。

每朝服资生丸[1]三钱。

【按语】本证虽气郁、火郁兼发，但肝气郁结是为主要疾机，肝郁久则火由生，故何书田治疗重在疏肝理气，药如香附、川郁金、鲜橘叶、煨木香、炒川朴等，并每朝服香砂枳实丸以增强理气药力。待气郁缓解，则治宜和脾固本，方中加入焦茅术、赤茯苓、白蔻壳等益脾和中之品，同时每朝服资生丸，十九世何嗣宗《虚劳心传》谓此丸有健脾开胃，消食止泻，调和脏腑，滋养营卫等作用。

案例3 郁证（阴虚火炽）（选自《何鸿舫医案》）

叶右[2]五十一岁，八月十八夜戌刻诊

劳心，木郁火炽，头眩，心跳，脉细数。当从滋养，节烦为上。

生黄芪钱半，秦艽一钱，煅牡蛎三钱，肥玉竹二钱，细生地四钱，怀牛膝

---

[1]资生丸：方由人参、白术、茯苓、陈皮、山楂、甘草、山药、黄连、薏苡仁、白扁豆、白豆蔻、藿香叶、莲肉、泽泻、桔梗、芡实、麦芽等药物组成。出自《先醒斋医学广笔记》。

[2]右：指女性。

钱半，茯苓三钱，生甘草四分，湖丹皮钱半，远志一钱，广陈皮八分。

加细桑枝五钱，藕节五枚。

【按语】本案表现为肝郁火炽，症见头眩，脉数，然其根在于劳心伤神，阴液亏损，故见心跳，脉细数。何鸿舫重在治本，益气滋阴、养心安神，药如黄芪、生地、玉竹、茯苓、远志、牡蛎、甘草等；佐以泄火、开郁、通络，药如丹皮、秦艽、牛膝、桑枝，使肝气疏达，头眩得平。并嘱患者要节烦舒情，方能长安。

案例4 脏躁（气郁痰阻）（选自《医效选录》）

李某，女，43岁

初诊：1985年4月11日

先由腹部作胀，得矢气犹不快，上升至胸脘则痞满，又上为咽部堵塞，呼吸为艰，目眶黑。病达半载，由情绪不快，焦虑不安而起。经周期不准（20～40天），量中等，无块，无胀痛。脉左关弦，右寸关弦动，舌下及边有紫筋。

病关情志过极，郁郁不乐，肝气横逆，冲犯于上中二焦，且有梅核气之渐。先予甘麦大枣汤，合逍遥丸、四香法，以疏泄肝气，并安脏躁。

处方：炒当归12g，炒白芍9g，醋炒柴胡6g，生白术12g，炙甘草6g，淮小麦30g，制香附9g，陈香橼皮6g，沉香片（后下）3g，广木香6g，路路通9g，广郁金9g，大红枣4枚，炙苏子12g。7剂。

复诊：同年4月18日

面色稍灵活，已有笑容，自言烦躁不安、焦虑之情亦有改善，自咽至腹渐见调畅，眠好，一觉至8小时。两脉弦，左关尺仍甚，舌紫筋减。

炙甘草6g，淮小麦30g，炒枣仁12g，野百合12g，大生地12g，广郁金9g，炙远志6g，路路通9g，制香附9g，沉香片（后下）3g，陈香橼皮6g，广木香6g，逍遥丸（包）9g。14剂。

三诊：同年5月2日

眠好纳旺，大小便正常。因喜食某肴较多，倍于往时，家人有诮其"神经病不会好的"，乃狂躁叫骂，取厨刀欲自杀，经救后，又致坐立不宁，由胸至咽梗塞又作。此真《金匮》脏躁病之见象也。脉左弦。试用借金制木法与甘麦大枣同进。

炙苏子（包）12g，炙桑皮 12g，野百合 12g，大生地 12g，清炙枇杷叶（去毛，包）12g，炙甘草 6g，淮小麦 30g，大红枣 4 枚，广郁金 9g，陈香橼皮 6g，川朴花 6g，沉香片（后下）3g，龙胆草 6g。7 剂。

四诊：同年 5 月 9 日

情绪好转，但仍不安，自胸至咽已松，咽梗犹存，得矢气。劝以加强信心，专心治疗，决不致成"精神病"。愿去汉口休养，励以改换环境，避免情绪，待健复回来，讥诮塞口矣，须有信心决心，方能渡过。脉右渐平，而浮按仍弦，苔净，边紫转红。守法不更。

南沙参 15g，大麦冬 12g，大生地 12g，野百合 15g，炙甘草 6g，淮小麦 30g，大红枣 4 枚，炙桑皮 12g，炙苏子 12g，沉香片（后下）3g，陈香橼皮 6g，龙胆草 6g。14 剂。

备成药：珍合灵片临卧吞 5 片。归脾丸 12g，逍遥丸 9g，琼玉膏一两，分冲。14 剂。

【按语】本案脏躁之象甚确，初诊用甘麦大枣汤，合逍遥丸、四香法（即制香附、陈香橼皮、沉香片、广木香），以养心疏肝为治，颇见效果。二诊合以《金匮》百合地黄汤，因何时希认为百合病"常默然，欲卧不能卧、欲行不能行"等症与脏躁病似，故合用之以增养心清肺之功，亦寓"金平木法"。三诊时因受精神刺激，肝火偏旺，故前法中加入龙胆草、炙苏子、炙桑皮等药以增强清肝和借金制木法。梅核气《金匮》用厚朴半夏汤，然何时希认为五志之极，其痰梗乃气火所变，故仅取苏子、朴花，而复以"止逆下气"的麦门冬，肃肺与润肺同进，收效颇符设想。

案例 5 郁证（气阴不足，心脾两虚）（选自《何承志医案》）

孙某，女，42 岁

初诊：1991 年 3 月 16 日

精神抑郁，多思多疑，惊怵恐惧，沉默少言，双目呆滞，纳差消瘦，夜寐不安，甚则通霄达旦不能入睡，症已半年余。舌稍光，苔薄，脉细数。中西药并用已三四个月，效果不显。

证属气阴不足，心脾两虚。治以调养心脾，宁志安神，拟归脾法出入。

炙黄芪20g，当归15g，炙远志5g，白术、白芍各10g，枣仁15g，辰茯苓15g，木香5g，胆星5g，怀山药15g，炙甘草5g，制首乌20g，生地30g，丹参15g，党参15g，大枣7枚。14剂。

二诊：1991年3月31日

药后症见缓和，渐能安睡，多梦纷纭，大便时或一日2次，舌稍红，苔薄，脉细数。再拟调益心脾，上法增减。

生地30g，熟地30g，制首乌20g，桂枝5g，淮小麦30g，麦冬15g，辰茯苓15g，当归15g，五味子5g，炙远志5g，党参20g，杞子15g，白芍10g，菖蒲10g，炙草5g。14剂。

三诊：1991年4月21日

睡眠渐安，惊怵减少，纳谷欠香，大便日行2次，舌稍光，苔薄，脉细数。乃心脾不足，上法出入。

生地30g，熟地30g，炙甘草10g，枣仁15g，麦冬20g，辰茯苓15g，淮小麦30g，当归15g，合欢皮15g，党参15g，白术、白芍各10g，怀山药15g，胆星5g，炙僵蚕10g。14剂。

四诊：1991年5月12日

入夜寐安，略有梦呓，纳食渐增，舌略光，苔薄，脉细数。再予调益心脾。

怀山药15g，辰茯苓15g，白术、白芍各10g，五味子5g，当归15g，制首乌20g，党参15g，枣仁20g，炙甘草5g，黄芪30g，炙远志5g，辰麦冬15g，生地30g。14剂。

五诊：1991年5月30日

诸恙均减，自觉心情舒畅，善言多语，苔薄，脉细数。再予上法出入，以善其后。

炙黄芪30g，五味子5g，枣仁20g，怀山药20g，辰茯苓15g，菖蒲10g，首乌 15g，辰麦冬 10g，当归 15g，陈皮 10g，生地 20g，熟地 20g，白术 10g，白芍 10g。14 剂。

【按语】 本例郁证患者思虑过度，耗伤正气，心失所养，神失所藏，治从调养心脾入手。脾为气血生化之源，脾司健运，则气血充盈，心得所养，故以归脾丸为主方，加入生地、熟地、五味子、麦冬、菖蒲等养心宁神之品，并辅以丹参、桂枝、胆星、僵蚕等药以活血祛痰，心脉畅通，气血调和，心神自安。

第五节　妊娠恶阻

● 【病证认识】

妊娠恶阻，即妊娠呕吐，又名子病、阻病等。是指妊娠早期出现恶心、呕吐、择食或食入即吐，甚则呕吐苦水等症的病证。何应豫《妇科备考·胎前》认为此证胎前吐逆，不思饮食，腹中作痛，乃胎气不和，因而妄逆。何应璧《医方捷径·诊妊娠脉歌》谓："孕真带呕头昏闷，此是停痰恶阻。"《何元长医案》谓与肝火内炽、脾不输津，或有热郁有关。何时希《医效选录》认为恶阻证情有轻有重，其病因在于肝胃，且吐久伤中气、败胃气，严重呕吐者可伤胎气。然一般情况下，恶阻存在，说明胎气存，并非坏事，只要正确治疗，是能平安度过这一妊娠反应期的。可见，恶阻一证与胎气、肝胃气的妄逆有关，若吐久或吐甚则伤及脾气与胎气。

● 【治法切要】

何氏医家治恶阻主张疏利气机，调和肝胃，《医方捷径·妇女科》创制乌陈汤、和气散，用药轻灵，安和母体与胎儿，并认为寻常亦可服。如有呕吐伴头昏闷，急宜正胃消痰。《妇科备考·胎前》用《女科秘要》和气散法。《何元长医案》中治妊娠呕恶，擅用甘寒泄热，滋阴养胃。何平子《壶春丹房医案》亦擅用清热养胎法。何时希《医效选录》治疗以补中气、安胃气、固胎气为大法，具体分为脾胃、肺胃、肝胆、肝肾四门，如脾胃门治法有健脾化痰、升清降浊、和胃降逆、补土安中、温运脾气、补土御木、清养胃阴、芳香化浊、清胃醒胃、温中化痰等；肺胃门有清肺降胃、润肺清金、补母养子、肃肺和胃等法；肝胆门有清肝泄胆、疏气解郁、疏肝和胃、和肝运脾等法；肝肾门则有抑木平冲、滋水涵木等法，临床可随证选用。

● 【擅用方药】

《何元长医案》治妊娠呕恶，主张用药宜平和而不伤胎气，如金银花、青黛、石膏、贝母、麦冬、玄参、石斛、茯苓、藿香、竹茹等。何平子《壶春丹房医案》则擅用黄芩、白芍、苏梗、阿胶、桑寄生等药，清热中有滋养，如恶阻减食，加竹茹、半夏、生姜、山栀等药；肝旺风动，加首乌、枸杞、牡蛎等药。何时希治疗严重呕吐，用野山人参慢慢呷之，以补中气、安胃气、固胎气，收到良好疗效。《妇科备考》治恶阻胀满不安者，若呕吐不止，二陈汤加枳壳、砂仁，或人参橘皮汤。

乌陈汤： 乌药、陈皮、川芎、甘草、当归、香附、芍药。出自《医方捷径》。功能调理气血，调和肝脾。

和气散： 紫苏、川芎、陈皮、甘草、厚朴、白茯苓、荆芥。出自《医方捷径》。功能顺气和血。

《女科秘要》和气散： 陈皮、桔梗、厚朴（姜汁炒）、小茴、益智仁、藿香叶各八分，西砂仁、广木香各五分，丁香、甘草各三分，苍术四分。水煎，饱服。出自《女科秘要》。功能理气降逆。

二陈汤： 陈皮、制半夏、茯苓、炙甘草。出自《太平惠民和剂局方》。功能化痰理气。

人参橘皮汤： 人参、陈皮、麦冬（去心）、白术（炒）各一钱，厚朴（制）、白茯苓各五分，炙甘草三分。上加淡竹茹一块，姜一片，水煎温服。出自《景岳全书》。功能益胃和中。

● **【病案举隅】**

案例1 恶阻（肝胃有热）（选自《何元长医案》）

胎前肝火内炽，呛甚呕恶，脾不输津，以致烦渴不止。暂拟甘寒平胃法。

阿胶（蛤粉炒）、大麦冬、鲜石斛、橘红、熟石膏、川贝、黑山栀、茯苓、广藿香、竹茹。

【按语】本有胎气妄逆，又加肝火内炽，侵犯肺胃，脾不输津，故呛甚呕恶，烦渴不止。何元长治取甘寒清热，和胃降逆，药如熟石膏、黑山栀、茯苓、竹茹，辅以广藿香、橘红微温以制寒凉伤胃弊端；阿胶、麦冬、鲜石斛滋阴养胃，阿胶用蛤粉炒，并合以川贝则润肺止呛咳。全方用药平和，考虑周到，利于孕妇和胎儿。

案例2 恶阻（胃热气逆）（选自《壶春丹房医案》）

经停三月，无寒热，诊脉大。系恶阻减食。

淡芩、知母、橘红、生白芍、苏梗、砂仁、当归、

【按语】妊娠呕吐、不欲食，治以清热养胃和中。方中清热用黄芩、知母；理气和中用橘红、苏梗、砂仁；白芍、当归养血柔肝，与橘红、砂仁相配则调和肝脾，气血顺和则诸恙俱平。

案例3 恶阻（肝郁化热）（选自《壶春丹房医案》）

脉右涩小，左弦促，纳食脘胀，常有甘酸浊味，微呕吐清涎，旬朝始一更衣，仍不通爽。询知病起情怀抑郁，由气郁化热，如《内经》五志过极，皆从火化。就怀妊恶阻，按徐之才逐月安养，亦在足少阳经，正职清热养胎，况肝胆相火内寄，非凉剂无以和平。古人治病以偏救偏，本勿畏虚以贻患。

金斛、茯苓、夏曲、橘红、枳实、山栀、竹茹。

【按语】患者情怀抑郁，肝失疏泄，郁而化热，又值怀孕恶阻，按徐之才逐月养胎方，妊娠二月为足少阳脉养，故何平子认为"肝胆相火内寄，非凉剂无以和平"，治当清热和中，兼以养阴安胃。

案例4 恶阻（肝胃不和）（选自《医效选录》）

程某，女，28岁

初诊：约1950年

恶阻严重，诸老医治之，食入即呕，人参汤亦呕，形瘦骨立。或谓已损伤胎气了，我说："未也，胎伤、胎萎、胎死，则肝胃不逆，不能有恶阻了。有恶阻即是胎气尚健，勿忧，必能止之。"病者素对我有钦佩之心者，亦信之。脉象果然弦滑而数，毫无虚弱之征。

灶心黄土120g（煎汤代水），乌贼骨30g，枇杷叶（清炙，去毛，包煎）15g，荷叶一角。

以黄土汤煎之。

一服而呕不作，能饮完。渐渐饮些糖开水、藕粉、薄粥汤，遂能安食矣。

【按语】 何时希认为恶阻病因在于肝胃，当由肝胃而推广于相涉之脏腑。本证因呕吐频作而伤及胃气，方用灶心黄土为君，有温中降逆止呕作用；佐以乌贼骨、枇杷叶制酸、降逆和中；荷叶清热反佐之，有安胎之功。

案例5 恶阻（脾虚胃逆）（选自《医效选录》）

宋某，女，20余岁

初诊：约1951年

恶阻不停，水浆不入，卧亦吐，坐亦吐，上逆无已时，水液无所进，则唯吐黄苦水。诸医所用苦寒药（各种泻心法）为多，均不能受，甚至强灌而入，不能安胃片时，而所吐者更多，纷纷议论，多谓不治之奇症。脉濡细无力，而细按则弦滑之意仍存（因有医谓恶阻浊气上逆也，下其浊气，坠去其胎，则无可逆上矣，真"破釜沉舟"之妄论也。我经诊恶阻不下数千人，有止法，无死法，更无下胎法），况不食已久，奄奄一息，恐下胎则二命俱丧矣。

野山人参3g。

煎取浓汁，候冷，却取一部分，换入冷开水使淡，慢慢呷之，果然能受。又加浓些，仍冷饮，渐能进浓汁，再煎二服，能通口饮之。因吐多而致胸中痛者亦止。

二诊：次日

再予野山人参 3g（服完而吐全止），能酣睡，睡醒则索食矣。

【按语】 对于妊娠呕吐重症的治疗，何时希亦有一番思考，当时有诸医持反对者，谓水浆及诸药均不接受，人参大补，反能受乎？然他谓那是不知吐伤胃气，苦寒药多用亦败胃，正须人参以补之时。又有谓参者升也，恶阻者胃气逆上、胎气（指浊气）上升，降之清之且不暇，用人参正相反悖。是亦不知吐久伤中气、败胃气，胎气已弱，不久胎且萎死，人参补中气、安胃气、固胎气，助其母子生生之气，何顾忌之有？且本案例患者，虽呕吐甚，然其脉细心推索尚有弦滑之意，则胎儿之生气尚存，因母呕而不得营养，同现虚象也，若再用苦寒，则胃气索然而败，胎萎脉静，彼时斯不见弦滑脉，而母子两败矣。可见何时希此法确有转危为安之功，

第六节　胎动、胎漏

● **【病证认识】**

胎漏，亦名漏胎、胞漏、漏红等，指妊娠期阴道不时下血，量少或按月来血点滴的病证。何时希《妊娠识要·胎动与胎漏》认为："胎动过频，妊妇心慌不安，腰酸腹痛，下部见红，初则点滴如漏，甚则崩冲而下，胎也随之堕落。"何应豫《妇科备考·胎孕》谓："妊娠忽然下血，其症或因火热，迫血妄行；或因郁怒，气逆动血；或损触胎气，胞宫受伤；或脾肾气陷，命门不固。不速为调理，必至堕胎。"可见胎漏，或伴有胎动不安，腰酸腹痛，乃流产之先兆。《妊娠识要》还认为胎动与胎漏，很多是由腹痛腰酸而来的，临床上实是连类的症状，病因相类，而同时互见的。其原因约有下列数种：一是由于气虚或脾虚不能固胎，不能摄血、统血；二是肾虚不能养胎和奇脉不固；三是房劳触动胎气；四是磕跌闪挫等外伤；五是多服热药攻胎，或服温补药太多，或恣食酒热炙煿的食物；六是素有肝火者，或血分有伏热者；七是或因伤寒热病而致者；八是有因暴怒或悲郁惊恐等情绪，而致气机散乱者等。何时希还提出

在症状方面的辨别，当分三个阶段：一是腰酸脊酸，以至臀尻如拆，是堕胎的预兆；二是胎动频数而至不动，是胎萎或子死的问题；三是漏红太多或崩冲不止，则不仅是胎堕或子死，而是母死的问题了。可资借鉴。

● 【治法切要】

妊娠漏红多为先兆流产之象，止漏安胎是治疗原则，何时希《医效选录》喜用补中益气升提，合以补肾固充奇经法，即其所说："胎之举，在于上中二焦之气；胎之固，则系于少阴、奇脉之充。"方如胶艾汤、十圣散、安胎散等。《妇科备考·胎孕》认为治此之症，应先察其血去之多少，及血去之后，尤当察其邪之微甚。如火犹未清，仍当清火；气犹未顺，仍当顺气。若因邪而动血，血去而营虚，速当专顾元气，以防脱陷。或当治标，或当救本，或兼标本而兼理之，最宜详察。若火盛迫血妄行，治宜泻火凉血，方如凉胎饮、徙薪饮、保阴煎、子芩散。肝经有风热，治宜清肝平肝柔肝，方如防风黄芩丸、保阴煎、化肝煎。触损胎气，胞官受伤，宜安胎止血，方如安胎散、胶艾汤、益母地黄汤。若脾胃素弱，偶因伤脾下血者，治宜健脾补中，方如寿脾煎、归脾汤、补中益气汤。大凡去血未多，血无所积，胎未至伤而不止者，宜凉则凉，宜补则补，惟以安之固之为主，方如泰山磐石散、千金保孕丸。若血已离位，蓄积胞官，为胀为痛，而余血未出者，留之不可，欲去其血而不伤营气，惟四物大加当归；若胎已动，势有难留，则五物煎、决津煎，皆为切要。

十七世何汝阈《伤寒纂要》谓：妇人妊娠，劳伤胎动不安，或下血，治宜疏气，不宜止血，瘀血去则血自止。亦为经验之谈，可参。

● 【擅用方药】

何时希《妊娠识要·胎动与胎漏》推崇仲景治妊娠胞阻、腹痛下血的胶艾汤，认为其中地黄、阿胶的止血，是妇科经过千万次实验的妙药。此外，他还推崇的药物有：一是止血，如凉性药：荆芥炭、黄芩炭、藕节炭、细生地炭、莲房炭、竹茹、地榆炭、大蓟炭（安胎止血，而小蓟则堕胎下血，是忌药）、陈棕炭、侧柏炭等；平性药：蒲黄炭（生用则破血消瘀，是忌药）、阿胶珠、生地炭等；温性药：龙骨、牛角鳃、鹿角胶、炮姜炭、广艾炭、熟地炭等。二是补肾，如熟地、杜仲、川断、狗脊、桑寄生、巴戟天、枸杞子、山萸肉、黑料豆等药。三是固奇脉，如金樱子、菟丝子、桑螵蛸、五味子、覆盆子、鹿茸、鹿角胶等药。四是益气补脾统血，如白术、山药、炙甘草、人参或党参、黄芪等药。五是升提，如升麻、柴胡、煨葛根、桔梗等药。

何镇《本草纲目类纂必读》有载治胎漏药物的经验，如丹皮凉血，不伤脾胃元气，且有滋肾降火作用，胎前可服，产后专医。苎麻根擅于安胎止漏，并能行滞血。

胶艾汤： 川芎、阿胶、甘草、艾叶、当归、芍药、干地黄。出自《金匮要略》。功能和血止血，安胎。

十圣散： 人参、黄芪、白术、甘草、地黄、归身、川芎、白芍、砂仁、续断。出自《广嗣纪要》。功能益气养血、安胎。

安胎散： 熟地、艾叶、白芍、川芎、阿胶、当归、甘草、黄芪、地榆。出自《景岳全书》。功能养血止血，安胎。

凉胎饮： 生地、芍药各二钱，黄芩、当归各一二钱，甘草七分，枳壳、石斛各一钱，茯苓一钱五分。水一盅，煎七分，食远服。出自《景岳全书》。功能清热凉血，安胎。

徙薪饮： 陈皮八分，黄芩二钱，麦冬（去心）、白芍、黄柏、茯苓、丹皮各一钱五分。水一盅半，煎七分，食远温服。出自《景岳全书》。功能清热凉血，安胎。

保阴煎： 见月经不调。

子芩散： 一名黄芩散。条黄芩不拘多少，为细末。烧秤锤焠酒，食前调下三四钱。出自《景岳全书》。功能清热止血，安胎。

防风黄芩丸： 条黄芩炒黑、防风等分。为末，酒糊丸梧桐子大，每服三五十九，食远米饮下。出自《景岳全书》。功能清热止血，安胎。

化肝煎： 青皮、陈皮、芍药各二钱，丹皮、栀子（炒）、泽泻各一钱五分，如血见下部者以甘草代之，土贝母二三钱。水一盅半，煎七八分，食远温服。

出自《景岳全书》。功能疏肝清肝。

益母地黄汤：生地黄、益母草各二钱，当归、黄芪（炒）各一钱。姜一片，水煎服。出自《景岳全书》。功能益气和血，止血祛瘀。

寿脾煎：见癥瘕、乳核。

归脾汤：见咯血、吐血。

补中益气汤：见痞积、鼓胀。

泰山磐石散：人参、炙嫩芪、全当归、川续断、黄芩各一钱，川芎、白芍（酒炒）、熟地各八分，白术（土炒）二钱，炙草、砂仁各五分，糯米一撮。水一盅半，煎七分，食远服。出自《景岳全书》。功能益气补血，安胎。

千金保孕丸：杜仲四两（同糯米炒，去丝），川续断二两（酒洗）。为末，山药糊丸桐子大。每服八九十丸，空心米饮下，忌酒、醋、恼怒。出自《景岳全书》。功能补肾安胎。

侧柏方：又名侧柏丸。侧柏叶、黄芩各四两。蜜为丸，桐子大。白滚汤送下百粒。出自《经验女科》。功能清热止血，安胎。

五物煎：当归三五钱，熟地三四钱，白芍（炒）一钱，川芎一钱，肉桂一二钱。水一盅半，煎服。出自《景岳全书》。功能养血活血祛瘀。

决津煎：当归、泽泻、牛膝、肉桂、熟地、乌药。出自《景岳全书》。功能理气活血养血。

增补安胎神效方：砂仁于熨斗内炒令透熟，去皮取仁，研为末。每服二钱，热酒调下。不饮酒者，煎艾汤加盐或米饮下。出自《医方捷径》。功能和气安胎。

● **【病案举隅】**

案例 1　胎漏（肾虚不固）（选自《医效选录》）

刘某，女，25 岁

初诊：1977 年 12 月 3 日

月经过期 37 天，但见少量红色，即止。腰不酸，头晕形寒，无呕恶状。脉象右寸关浮旺（无外感症状），左关尺亦然，两手弦滑甚显，苔净。

此症根据脉象，怀孕之象已确。但因其曾见少量红色，恶阻之症又不显著，嘱尿检。治疗则以照顾受胎，不涉行血，且固奇脉，最为适宜。嘱安卧勿动。

生白术 12g，老苏梗 6g，炒黄芩 9g，荆芥炭 6g，云茯苓 9g，炒杜仲 12g，炒川断 12g，桑寄生 15g，炒竹茹 6g，丝瓜络 6g，苎麻根 12g。5 剂。

复诊：同年 12 月 8 日

前诊后次日尿检（妊娠试验）呈阳性。虽能安卧，但每去医务室，归即见红。心嘈易饥，食入即饱而泛泛不安，是胎气已在上冲，虽未下坠，亟当提其中气，使胎举不坠，举气亦能顾及漏红。虽有泛恶，胎前法中不当顾虑升提，呕恶则气上，与胎坠漏红反有益。呕恶为妊娠初期必见之象，在法反不宜多用下降之品也。

生黄芪 12g，太子参 15g，炙升麻 6g，阿胶珠 12g，蒲黄炭（包）12g，生白术 12g，炒黄芩 9g，炒杜仲 12g，炒川断 12g，桑寄生 15g，炒竹茹 6g，丝瓜络 6g，苎麻根 15g。5 剂。

三诊：同年 3 月 16 日

怀孕第五月，中间曾断续漏红达月余之久，曾嘱服白参约 60g 后，漏红全止，今胎动正常。诊脉：两尺俱弱，右手略好。如下元不固，胎必难安，胎之举，在于上中二焦之气；胎之固，则系于少阴、奇脉之充。其脉右旺于左，是中气尚有升举之权，胎或因此而可保，而患者已厌药，嘱服简方：

白参 3g，煎汁代饮；杜仲 15g，煎服。30 剂。

何时希按：此胎果能保全，稍逾期而产男孩，母子均健。

【按语】本案妊娠初期虽见漏红，但未伴见腰酸下坠等症，故何时希治用补中止血升提、补肾固充奇经法而获效。证情稳定后用简方煎水代茶饮，不失为益气补肾安胎之效法。

案例 2 胎漏（气滞血瘀）（选自《妇科备考》）

一妇人，三月见红，服保产无忧散而愈。四月复见不多，七月动血大如桃，小如栗。

熟地（炒炭）五钱，当归头（土炒）三钱，川芎（去汗）一钱，炙芪二钱，阿胶、蒲黄（炒）各二钱，丝棉灰一钱，白术（土炒）二钱。

上方服 4 剂而愈。

【按语】患者孕三月即胎漏，服保产无忧散而愈，此方由当归、川芎、白芍、乳香、枳壳、南木香、血余等药物组成，有理气、活血、止血作用，既治胎漏，又有祛瘀生新的功效，孕七月复动血，治以补气和血，止血祛瘀法而愈。可见治疗胎漏不能一味止血，需参以和血祛瘀法，即如何汝阆所说"瘀血去则血自止"。

案例 3 胎漏（肾虚血热）（选自《妇科备考》）

三个月堕胎者，方用：

当归、白芍、熟地、生地、砂仁、阿胶各一钱，川芎、陈皮、苏梗各五分，白术、杜仲各二钱，续断八分，条芩一钱五分。

见血，加地榆（去梢，炒）、炒蒲黄各一钱。预防，五月、七月，以枣肉为丸。

【按语】孕三月前，最易胎动、胎漏而堕胎，处方所用药物具有养血补肾、清热和血的功效，可使漏止胎安，如加地榆、炒蒲黄则治胎漏的效果更佳，且止血而不留瘀，利于生血养胎。

第七节　子淋、转胞

● 【病证认识】

子淋与转胞，均以小便不利为主症，但子淋实属发生于妊娠期的淋证，其证候以湿热下注膀胱，或夹有肾虚为多；转胞多发生于怀妊五六月以后，胎儿已较肥大的时期，因胞胎下压膀胱，证属血气虚弱，不能上举其胎，膀胱不利为癃，亦有表现为膀胱不约则为遗尿、尿频者。何时希《妊娠识要·子淋与转胞》指出这二病主要的辨别是：子淋小便频数，黄浊不清，窘迫，点滴艰涩而疼痛；转胞则仅是小便不通或不多，而无其他子淋症状。二症由于水气潴留，均可见腹胀，喘满。《妇科备要》认为子淋与转胞相类，小便频数，点滴而痛者，为子淋。膀胱、小肠虚弱也，虚则不能制水，热则不能通利，故淋。若频数，出少，不痛者，为转胞，间有微痛，终与子淋不同耳。

何时希《妊娠识要》认为子淋的病因有虚有实，然实证多而虚证少。实证有肝经湿热，热结膀胱，或肺移热于膀胱等；虚证有血虚津液少而有郁热，肾虚膀胱有热，或阴虚有热而膀胱气不化，肺气虚而短少等。总之，阴虚湿热是主因。转胞的胞字，不是指胞宫、胞室，而是指膀胱（即俗称尿胞），此证大都属虚，如禀受素弱，或血气虚弱，不能上举其胎，故胎重坠下压阻膀胱下口，因此溺不得出；或饱食气伤，胎系弱，不能自举而下坠，压着膀胱，偏在一边，气急为其所闭，故水窍不得出。

● **【治法切要】**

何时希治疗子淋以清化湿热，滋阴生津为大法，如《妊娠识要》提出的治法有清泄肝经湿热，方如龙胆泻肝汤；清利膀胱，如五淋散、四苓散；清肺利水，用黄芩清肺饮；养血清热去湿，用《金匮》当归贝母苦参丸；滋阴祛湿热、助膀胱气化，可用知柏八味丸、滋肾丸等。

治疗转胞的原则是"举气"，何时希的经验是用补中益气汤举气升胎，尤适用于气虚者；如血虚为主者可用滋肾生肝饮；肾虚者可用《金匮》肾气丸。此外亦有用针刺法，《妊娠识要》介绍《甲乙经》上有二条：一是"胞转不得溺，小腹满，关元主之"；二是"小便难，水胀，溺出少，胞转，曲骨主之"。何时希指出：关元穴《金鉴》说能落胎，曲骨穴能温补任脉，治失精带下，主小便淋涩不通。因《甲乙经》所说系一般转胞，不是专指妊娠，这二个穴位是否可用，尚须慎重考虑。

● **【擅用方药】**

何时希《妊娠识要》治子淋常用四物汤加黄柏、知母、通草、滑石、五味子、麦冬、玄参等药以清利湿热，养阴生津。他亦赞赏用滋肾丸，虽方中肉桂性温，但用量只占全方二十分之一，用以助膀胱气化，利于通淋，效甚佳。治转胞喜用补中益气汤升举胎气，加入五味子、覆盆子、菟丝子、益智仁、枸杞子、桑螵蛸等药，以补肾缩尿，温摄下焦，一升一固，疗效颇佳。另外他还介绍《坤元是保》有螺葱膏法外治，方用冬葵子、滑石、栀子为末，和田螺肉、生葱，捣千槌，纳脐中；以及升桔薰洗法，方用葱、姜、升麻、桔梗煎汤，薰洗下部，也都是"举气"之意。但须注意的是，利小便可以堕胎，要审慎选用。

龙胆泻肝汤：龙胆草、泽泻、车前子、木通、生地黄、当归、山栀、黄芩、甘草、柴胡。出自《太平惠民和剂局方》。功能泻肝火，清利湿热。

五淋散：黑栀、赤茯苓、当归、赤芍、黄芩、甘草。出自《丹溪心法》。功能清热和血利湿。

四苓散：猪苓、茯苓、泽泻、陈皮。出自《霍乱论》。功能理气利水。

黄芩清肺饮：黄芩、山栀、盐豉。出自《景岳全书》。功能清热利水。

当归贝母苦参丸：当归、贝母、苦参。出自《金匮要略》。功能养血润燥，清湿热。

知柏八味丸：知母、黄柏、大熟地、山萸肉、山药、茯苓、丹皮、泽泻。出自《医方考》。功能滋阴、清湿热。

滋肾丸：知母、黄柏、肉桂。出自《兰室秘藏》。功能除下焦湿热，助膀胱气化。

补中益气汤：见癥积、鼓胀。

滋肾生肝饮：六味丸加五味子、柴胡、白术、当归、甘草。出自《校注妇人良方》。功能滋补肝肾。

《金匮》肾气丸：见淋浊、溺血。

● 【病案举隅】

案例1 转胞（气虚不举）（选自《妇科备考》）

胎前小便淋闭，不痛或微痛，与淋有别。此症名为转胞，由气虚胎压尿胞所致。

车前、熟地各一钱，白术（土炒）、白茯苓、当归身、川芎各二钱，人参、白芍各一钱五分，甘草八分。

水煎服。

【按语】患者妊娠而小便淋漓不通，然不痛或微痛，故非子淋而是转胞。治宜益气养血利水，本方乃八珍散加车前组成，以补气升提为主。

案例2 转胞（气虚气滞）（选自《妇科备考》）

孕妇转胞，乃脐下急痛，小便不通，凡强忍小便，或尿急疾走，或饱食忍尿，或忍尿入房，使水气上逆，气逼于胞，故屈戾不得舒张所致，非小肠、膀胱受病而利药所能利也，当理其气则愈。

当归身二钱，白术一钱五分，生地一钱五分，川芎八分，人参一钱，陈皮四分，甘草四分，柴胡四分，升麻（蜜炙）四分，半夏（用麻油炒）六分。

水煎服。或空心饮淡盐汤探吐，以升其气，则下自行。

【按语】孕妇转胞，多责之于气虚不举，故补气、理气、升提是为主法。本方又名二陈升提饮，出自《嵩崖尊生》，有补气升提以利小便的作用。

第八节　子肿、子满

● **【病证认识】**

子肿，又称胎水肿满、妊娠水肿，俗称琉璃胎，指孕至五、六个月，出现两足浮肿，遍及下肢，甚则周身、头面俱肿，小便短少等症的病证。子满，指妊娠肿胀兼有喘满之病，亦属胎水肿满范畴。何时希《妊娠识要·胎水肿满》认为其病机多责之于脾虚失运而水气停留，又可兼肝肺气滞，使停水尤盛。临证以虚中夹实为多见，即脾虚或气滞而有停水，主要病在气分。《何鸿舫医案》所载胎前病有因外感而致寒热、咳呛、脘闷、腹痛以及子肿、子泻等，可见子肿是孕妇常见病证之一。何鸿舫认为子肿的发生与肝脾不和有关。可见何氏医家认为子肿、子满的病因病机与脾虚、肝郁气滞密切相关。对于气滞而致水肿的病机，何时希亦有不少阐释，例如：有因肺气不降，而致水道不利者；有风水相搏，玄府（指毛孔）之气闭塞而成肿病者；有因三焦气机不宣，决渎之官失司而致停水；有肝气横逆，失于疏泄，郁滞于中，而致气湿不化者；有因湿热停留，阻滞气机，使膀胱之气不化，而水道不利者。可以看出气滞造成停水积湿，和促成胎水肿满的关系之重要了。

《巢氏病源》认为："妊娠临将产之月而脚微肿者，其产易，所以尔者，胞脏水血俱多，故令易产。而水乘于外，故微肿，但须将产之月耳。若初妊而肿者，是水气过多，儿未成具，故坏胎也。"然何时希认为古人所说临产则不妨，不能妄下定论，现还要结合心脏、肾脏和血压的情况，方可以下诊断。至于"初妊而肿，儿未成具，可令胎坏"一节，说明"琉璃胎"预后不佳，这是个较早而宝贵的经验。

● 【治法切要】

何时希《妊娠识要》提出治疗子肿子满以退肿为第一要义，常用治法有五种：一是导水以利小便，方如茯苓导水汤、泽泻散、防己汤等；二是行皮以辅助之，可用五皮饮、五皮散；三是运脾以渗湿，方如全生白术散、鲤鱼汤；四是疏气理气，使内外壅滞之气机得于流通，以利其水，方有天仙藤散、木通散、鸡鸣散；五是肃肺降气以通调水道，方如葶苈散、崔氏疗水气方。由于本证以虚中夹实为多，因此常以数法合用为适，如运脾肃肺、疏气利水等。

由于脾虚可以生湿，湿胜亦能伤脾，因此何时希主张"退肿"之外，必须注意"健脾"一法，不过在施用时，应当根据临床需要，有主次、先后、缓急、轻重的分别。一般而言，健脾之法，在浮肿较重、小便不利时，不宜用得太早，因为实邪太盛，还是"急则先治其标"为宜。而且健脾的药，大都有壅中碍气，滞湿妨食的副作用，于停水总是不利的。健脾又可细分为三法：①健脾补血：如归脾汤；②健脾助运：如四君子汤、六君子汤；③健脾补肺：如补中益气汤。这是对脾虚而兼有血虚，或运化不及，或肺虚者的治疗分别。

● 【擅用方药】

《何鸿舫医案》治疗子肿常用的和理药有白术、茯苓、当归、砂仁、枳壳、木香等，呕吐者加竹茹；咳呛者加苏子、贝母；积食者加六曲、麦芽；便秘者加苏梗、杏仁；热多者加黄芩、生甘草；寒多湿胜者加炮黑姜、附子；泄泻者加补骨脂、肉果，重在益脾助运，疏肝和营，用药平稳，不伤胎气。何时希《医效选录》治疗妊娠水肿，往往以白术、茯苓为主药，且剂量重用至四两或六两，以运脾利水，这既是古人的经验，亦是何时希所赞赏和亲历的效验，且不悖《素问·六元正纪大论》"有故无殒，亦无殒也"之说，即虽大剂量用之，但有病则病当之，于胎儿无损；又白术、茯苓健脾渗湿，非峻猛之药，故亦不会损伤胎儿。他还喜用鲤鱼汤"治妊娠腹大，胎间有水气"，白术用至五两，茯苓四两，得姜的配合，更能运脾温脾；鲤鱼甘平，是利水退肿的要药，得姜可以去腥，得茯苓则利水而不致伤脾；又加了归、芍养血，功效较全。

何时希还提出，退肿利水的方药，很多是碍胎的，但在症势危急的时候，确是不应多所顾忌，但如在一般情况下，仍须谨慎为妥。如《金匮要略》："妊娠有水气，身重，小便不利，洒淅恶寒，起即头眩，葵子茯苓散主之。"从头眩的症状来看，已有中毒的迹象，很可能转成子痫了，这条正是属于妊娠中毒症的水肿，茯苓是治疗水肿的要药，而葵子则是滑胎的禁忌药，如临产或是肿势严重时，就不必顾忌了。

茯苓导水汤：木香、槟榔、木瓜、大腹皮、白术、茯苓、猪苓、泽泻、桑皮、砂仁、苏叶、陈皮。出自《医宗金鉴》。功能运脾疏气、肃肺利水。

泽泻散：泽泻、木通、桑白皮、枳壳、槟榔、赤茯苓。出自《坤元是保》。功能降气利水。

防己汤：防己、桑白皮、紫苏、赤茯苓、木香。出自《济阴纲目》。功能开肺利水。

五皮饮：大腹皮、桑白皮、生姜皮、茯苓皮、橘皮。出自《中藏经》。功能行气化湿，利水消肿。

全生白术散：白术、茯苓、陈皮、生姜皮、大腹皮、桑白皮。出自《全生指迷方》。功能运脾利水。

鲤鱼汤：当归、白芍药、白茯苓、白术、橘红，鲤鱼一尾，去鳞肠，白水煮熟，去鱼，用汁，入生姜再煎。空心服，胎水即下，如未尽，腹闷未除，再合一剂服之。出自《千金方》（卷二）。功能运脾活血利水。

天仙藤散：香附、乌药、苏叶、天仙藤、陈皮、甘草、生姜、木瓜。出自《妇人大全良方》。功能疏气利水。

木通散：枳壳、槟榔、木香、紫苏、香薷、条芩、诃子皮、木通。出自《济阴纲目》。功能理气化湿。

鸡鸣散：槟榔、陈皮、木瓜、吴萸、紫苏、桔梗、生姜。出自《证治准绳》。功能理气化湿。

葶苈散：葶苈子、白术、茯苓、桑白皮、郁李仁。出自《经效产宝》。功能肃肺降气利水。

崔氏疗水气方：茯苓、白术、旋覆花、杏仁、黄芩。出自《崔氏方》。功能清热利肺、运脾利水。

● **【病案举隅】**

案例1 子肿、子泻（脾虚肝郁）（选自《何鸿舫医案》）

汪右，七月十日

和理肝脾主之，用疗足肿，子泻，特脉涩未能即愈耳。

焦冬术钱半，焦白芍钱半，煨木香四分，炮黑姜六分，补骨脂二钱，炒枳壳一钱，炒归身钱半，煨肉果三分，佛手柑七分，香附炭二钱，茯苓二钱。

加砂仁末四分，冲。

【按语】怀妊足肿，又加泄泻，何鸿舫辨为肝脾不和，脉涩提示营血不足，故当缓图而不能即愈。方中焦冬术、茯苓、炮黑姜、砂仁末、佛手柑、煨木香、炒枳壳、焦白芍、香附炭益脾运脾，疏肝理气；焦白芍、当归养血柔肝，共奏和理肝脾之效。补骨脂、煨肉果补肾涩肠止泻，是为辅佐。

案例2 子肿、子满（脾虚失运，水湿泛滥）（选自《医效选录》）

张某，女，20余岁

初诊：1946年

孕将踏月（此南方俗语，谓怀胎已步入第十月，故亦称"入月"，此月俗称"踏月"），面肿目细如线，难张目，四肢俱肿，足肿及膝，坐则挺胸，呼吸短促，有水气侵肺凌心之危。胎仍能动，显然无力，身体臃肿，动如木偶。脉象濡细无力，但寸尺脉尚有力，苔淡而舌胖。

生白术 30g，带皮苓 30g，猪苓 15g，冬瓜皮 15g，防己 12g，淡姜皮 6g，陈广皮 6g，川桂枝 3g，炒泽泻 9g，大腹皮 12g，陈葫芦瓢 15g，桑白皮 15g，天仙藤 12g。2 剂。

复诊：后 2 天

肿满已大半消退，与前诊之呆如木鸡者，显然灵活多矣。胎动亦渐有力，可告无虞。

原方减量，仍与三分之一。5 剂。

嘱买约重 1 斤之鲤鱼，与 1 斤之冬瓜，仍用皮与子，同熬汤，可加少许盐。先全食鱼及汤；5 天后肿势全退，则三五天食鲤鱼冬瓜汤 1 次；肿不退，可以多服。如略有足肿不能穿旧鞋者，不为病也。

【按语】 此案乃何时希在虞佐唐师诊室所遇，据他所述这是第一次见到如此之胎水洪肿重症，借磨墨之间，沉思方药，一则"有故无陨""有病则病当之"，即用重药亦无忌；二则欲保胎而不用葶苈、桂、附似无良法。犹豫不决，以目视对面抄方之学生，示意其上楼请示虞师，顷刻间于其掌中见"白术、茯苓各一两"数字，乃豁然茅塞顿开，振笔疾书，处方付之。从方中用药看，有全生白术散、五苓散之意，得大剂量苓、术以为君，二味运脾利水而无所伤。五苓散之桂枝，通阳化气以助利水，又以胎动不甚，得此或可振；又天仙藤可化湿消肿，亦为上选之药。全方利水功效大于五皮饮、葶苈散之类，疗效持久，且不伤孕妇与胎儿。

案例 3 子肿（脾虚津亏，肺气不利）（选自《医效选录》）

杨某，女，32 岁

初诊：1981 年 11 月 18 日

妊娠五六月时即肿，近期体重日增 1 斤，上顶胸口，四肢均肿。血压 132/82mmHg，预产期 12 月 13 日。口干饮多，尿量一般，无迫急失禁状。舌红，脉两弦数，右甚。

老苏梗 6g，带皮茯苓 30g，生白术 30g，广陈皮 6g，冬瓜皮 12g，炒白芍 9g，炙桑皮 12g，金石斛 12g，南沙参 12g，炒黄芩 9g，炒竹茹 9g，炒川断 12g，桑寄生 15g。7 剂。

鲤鱼 1 斤左右，重用葱，煮白汤服，日一尾；又冬瓜不拘多少，可留皮与子同煮汤，尽量服之。

二诊：同年 12 月 3 日

服药两天后，头面四肢肿势均退净，检体重已正常，乃上班。今复肿，势减于上次，胸闷，泛恶纳少。脉仍右甚。

上方去芍药。加枳壳 3g，炙枇杷叶（去毛，包）9g。5 剂。

三诊：1982 年 1 月 10 日

预产期前 6 天，剖腹产一男，6 斤 7 两。乃逾月而经行，5 天未止，量少。善汗，梦中更多，眠、纳、乳汁俱平平，其脉虚细。宜从虚治。

生黄芪 12g，淮小麦 30g，炙甘草 6g，五味子 12g，女贞子 15g，旱莲草 15g，左牡蛎 30g，煅龙骨 30g，生白术 12g，炒当归 12g，炒白芍 9g，碧桃干 12g，糯稻根须 60g（煎汤代水）。7 剂。

【按语】此例亦可谓子肿证之洪肿。何时希考虑其血压不高，知积水非由于肝肾，而属脾虚津亏，正符《千金》鲤鱼汤、全生白术散、五皮饮之治。方中白术生用，合五皮饮以行皮运脾，带皮茯苓亦具此义，必重用为君；有水气逆上，上顶胸口，肺气不利，则加桑白皮、枇杷叶，以肃肺气而强治节；鲤鱼、冬瓜健脾行水，煮汤代茶频服。方中未用峻下逐水药，而通过肃肺气、疏脾气、行皮水，和苓、术二药大剂以健脾利水，配合得当而获效。

第九节　子烦、子痫

● 【病证认识】

子烦，指妇女怀孕后出现心惊胆怯、烦闷不安的病证。子痫，又名妊娠痉、妊娠痫症、子冒、胎风等，是指妊娠期间突然仆倒，昏不识人，四肢抽搐，少时自醒，醒后复发的病证。何时希《妊娠识要·子痫》认为子痫可由子烦发展而来，子烦相当于先兆子痫，因此二病证在病因病机上互有关联。其病因何时希提出一主（妊娠因素为主），加上四副（素体脾虚、素体血虚、情志所伤、素体肾虚）的观点。其病机则提出风火交炽，病在心、肝、肾的观点。何时希认为子烦总属火热乘心，神志不宁所致。如加上肝肾阴虚，肝阳上亢，肝风内扰，引动心火，风火相煽，则成子痫而证情较危重。二者病机中的心热因素可耗伤心血和心气，而致心营不足，心气虚怯，这对妊妇的情绪以及主观抗病能力均有很大影响，可谓病之根本。又肾阴虚亦为病之要素，因子痫之肝风内动总由肾水不足，肝失涵养所致。

为便于临床辨治，何时希将子痫分为虚证三型、实证三型，共六型。虚证有：血虚肝阳，症见眩晕、头痛、烘热、疲乏，舌淡红，脉细弦；肾虚肝阳，症见眩晕、脑痛、耳鸣、腰酸、善忘、疲乏，舌红或有刺，或光剥，脉细弦，左尺弱；血虚肝热，症见头胀痛、烦躁火升、口燥、善怒、溲黄，苔薄，脉细弦数。实证有：肝热，症见面红、目赤、口干苦、善怒、暴躁、头胀痛、溲赤、便结，苔深黄，脉弦数或兼洪大；心肝风热（此即先兆子痫），症见眩晕目花、头痛头热加剧、烦躁、不眠、面红、目赤、耳赤、肢麻、筋惕、手指振掉，舌红有刺，苔黄糙，脉弦滑而数；心肝风火交炽（子痫重症），症见神志昏迷、痉挛、口噤、角弓反张、四肢抽搐、气急、痰声，或时迷时醒，舌苔糙灰，脉弦滑洪数。可资参考。

● 【治法切要】

何时希《妊娠识要·子痫》主张子烦阶段要积极治疗，以防病情发展而成子痫，治法是清心凉营，气营双清，并需养心血、补心气，可用复脉汤、生脉散、黄连阿胶汤等，治心是子烦或子痫的"治本"方法。此外，补肾滋阴亦是治本的一个要法，可以收滋水济火之功，肾水既充，则水能济火，而心火不致炎亢；又可获滋水涵木之效，壮水制火，则肝木自平，尤其在子痫发作，救急治标之后，必须进一步这样治本，方能巩固疗效，和防止再发。

治疗子痫，治法主要是"平肝风、降心火、养气血"，这三法很能扼要地为子痫临床各阶段进退应用，如益气养血清热、平肝息风，方如羚羊角散、钩藤散等；对于子痫重症，何时希有自制羚珀散、羚羊角汤，以平肝息风，镇心豁痰，效果颇佳。具体分型治法有：虚证者，血虚肝阳治以柔肝潜阳，用一甲复脉汤、滋营养液膏；肾虚肝阳治宜滋阴潜阳，用杞菊地黄丸、滋水清肝饮；血虚肝热治取养血清肝，用黄连阿胶汤、白薇汤。实证者，肝热治以清热泻肝，用加味逍遥散、龙胆泻肝汤；心肝风热治宜泄风平肝，清热镇心，用钩藤散、清宫汤等；心肝风火交炽治取息风清火，镇心豁痰，方如自制羚珀散、自制羚羊角汤。

● **【擅用方药】**

何时希《妊娠识要·子痫》治子烦、子痫常用地黄、阿胶、五味子、麦冬等药或配合其他补肾药同用以治本，或防复发，同时为安稳妊妇神志，镇定其惊恐，常加入介类、金石等药品，如石决明、牡蛎、玳瑁片、磁石等。对于子痫重症何时希的经验是先用自制羚珀散，次用自制羚羊角汤，此两方的使用先后，因羚羊角汤煎磨费时间，羚珀散则可先期预配备用，如症急者先散后汤，症缓者可单用汤。如昏迷甚者可加用至宝丹一丸研冲；痰盛者加安宫牛黄丸一丸研冲；热盛者加局方牛黄清心丸一丸研冲。至宝丹等三种丸药，方中虽不免有香窜之品，但为救急之用，现成可得，短期暂用，也所不忌。

治疗子烦、子痫的常用药物可分下列几类：

①清肝热：龙胆草、黄连、黄芩、山栀、知母、夏枯草等。

②平肝风、泄风：羚羊角、玳瑁片、紫贝齿、石决、牡蛎、天麻、蒺藜、钩藤、菊花、炒薄荷、僵蚕、桑叶等。

③安神、开窍：琥珀、紫贝齿、磁石、龙齿、茯神、远志、灯心、夜交藤、菖蒲、郁金、远志等。

④清心、凉营：犀角、连翘心、竹叶心、莲子心、地黄、白薇、银花、地骨皮等。

⑤化痰热：竹沥、竹茹、天竺黄、川贝母、蛤壳等。

⑥引火下行：地龙、牛膝、知母、青盐等。

⑦清肺胃：桑叶、竹茹、冬瓜子、生甘草、鲜芦根、知母、石膏等。

⑧肃肺（助金制木）：桑皮、苏子、杏仁、枇杷叶、瓜蒌皮等。

复脉汤： 指加减复脉汤。炙甘草、地黄、生白芍、麦冬、阿胶、麻仁。出自《温病条辨》。功能益心气、补心血、养心阴。

生脉散： 人参、麦冬、五味子。出自《内外伤辨惑论》。功能益气养阴，敛汗，生脉。

黄连阿胶汤： 见咽痛、音哑。

羚羊角散： 羚羊角、酸枣仁、当归、川芎、独活、五加皮、薏苡仁、防风、杏仁、茯神、木香、甘草。出自《坤元是保》。功能平肝息风，养心安神。

钩藤散： 钩藤、防风、菊花、陈皮、半夏、茯苓、茯神、人参、麦冬、石膏、甘草。出自《坤元是保》。功能平肝息风，清热化痰。

自制羚珀散： 天竺黄、天麻、羚羊角、琥珀、蝉衣、地龙。研极细末，每服一钱，重则每日服三五次。出自《妊娠识要》。功能平肝息风，清热镇心。

自制羚羊角汤： 天竺黄、鲜石菖蒲、郁金、地龙、黄连、全蝎，水煎；羚羊角三分磨冲、竹沥二两冲。出自《妊娠识要》。功能平肝息风，开窍豁痰。

一甲复脉汤： 炙甘草、干地黄、生白芍、麦冬、阿胶、牡蛎。出自《温病条辨》。功能滋阴潜阳，养血息风。

滋营养液膏： 女贞子、旱莲草、桑叶、黑芝麻、黄甘菊、枸杞子、当归身、白芍药、熟地黄、黑大豆、南烛叶、茯神、蕤蕤、橘红、沙苑蒺藜、炙甘草。出自《中风斠诠》卷三引薛一瓢方。功能滋补肝肾，清热化痰。

杞菊地黄丸： 熟地黄、丹皮、白菊花、茯苓、枸杞子、泽泻、山萸肉、山药。出自《麻疹全书》。功能养肝明目。

滋水清肝饮： 熟地黄、丹皮、当归身、茯苓、白芍、枣仁、泽泻、山萸肉、山药、柴胡、山栀。出自《医宗己任编》引高鼓峰方。功能滋补肝肾，清肝疏肝。

白薇汤： 白薇、当归、人参、甘草。出自《慎柔五书》。功能益气养血，清热除烦。

加味逍遥散：见癥瘕、乳核。

龙胆泻肝汤：见子淋、转胞。

清宫汤：玄参心、莲子心、竹叶卷心、连翘心、犀角尖、连心麦冬。出自《温病条辨》。功能清心凉营。

● 【病案举隅】

案例 1 子烦（心营内热，肝阳上亢）（选自《医效选录》）

某女，约 30 余岁

初诊：1959 年

此例乃协和产科住院患者。患者血压高（大约 180/100mmHg），有些嗜睡症状，口干引饮，脉数欠静，舌干红。

细生地 15g，鲜沙参（捣汁，温服）60g，鲜石斛（捣汁，温服）60g，竹叶心 120 根，连翘心 12g，莲子心 12g，肥知母 12g，带心麦冬 12g，带心玄参 15g，水炒黄连 3g，炒黄芩 12g，生石膏（打碎）60g，生甘草 6g。3 剂。

【按语】本案阴亏阳亢，火热乘心，治从清心凉营、养阴生津入手，仿温热病热入心包治则，用清宫汤、清营汤、犀角地黄汤、清心莲子饮、五心饮诸方为主。热邪尚未完全入营，犹有口干引饮等阳明气分症状，故加入白虎汤，以气营双清。患者嗜睡，有昏迷的危象，西医称此症为先兆子痫，中医称为子烦，属子痫的轻一级，进一步则痉厥立见，即为子痫了，故何时希常备用紫雪丹以清透开窍，诸法萃于一方，立救危机。

案例 2 子烦（阴液不足，火热乘心）（选自《医效选录》）

某女，20 余岁

初诊：1960 年

病员系北京妇产医院住院患者。该患者面红身热，转辗反侧，卧不安枕，神情烦躁，但尚清醒不昏迷，能合作，屡屡自抓心区，言心里热得难受，口渴喜饮；不肿，血压不高，孕 8～9 月。脉弦滑数，不疾，舌干红，尖赤，能伸缩。

鲜生地 120g，鲜沙参 120g，鲜石斛 100g（三药捣汁，温服，药渣入煎），竹叶心 120 根，连翘心 12g，莲子心 12g，肥知母 15g，连心麦冬 15g，带心玄参 30g，水炒黄连 3g，炒黄芩 12g，生石膏（打碎）120g，生甘草 6g，紫雪丹 6g（分 2 次凉开水冲服）。2 剂。

二诊：后二天

服第一剂即热减面红淡，烦躁转为安静，得好睡，不再言心热难受，渴饮大减。第二剂服完，诸危急症象悉除，起坐饮食如常人一般。

【按语】此患者脉稍弦数，但不疾，也不弱，四肢无抽搐，也无循衣摸床的动风预兆，故何时希认为尚不属子痫重症，治以清心开窍，养阴生津。心火去，则神志得宁；阴液足，则肝风无以引发，疾病可尽早控制而不致发展。反之，如有角弓反张的痉症，或四肢抽搐的瘛症同时并发；或有两目上视"戴眼"，或有手舞足蹈的，有叫闹的，有迷糊而睡，醒则痉瘛俱作的，则发展为子痫重症，何时希常用羚羊角 3～6g，犀角 1～3g，牛黄清心丸 1～2 粒，加以天麻、石决、珍珠母、牡蛎及清心、清肝胆、开窍化痰等药治之，一般两三天即平定了。可谓经验之谈，可参。

第十节　产后发热

● **【病证认识】**

产后发热，俗称蓐热，指分娩后因各种原因引起的发热病证。何应豫《妇科备考·产后》阐述产后发热的病因病机有如下几种：一是外感风寒，"盖因临盆之际，多有露体，此时或遇风寒，乘虚易入。"二是瘀血阻滞，当诊察少腹有无块痛，即"七日内倘有块痛，及初产时发热"。三是肠胃积热，或食滞，如症见"产后潮热有汗，大便不通，口燥舌干而渴，或汗出，谵语，便秘"。四是气血亏虚，其谓"有发热恶寒，头痛似太阳证，或寒热头痛，胁痛似少阳证，皆由气血两虚，阴阳不和，状类伤寒"。五是阴虚内热，其症"心胸烦满，吸吸短气，头痛闷乱，晡时转甚，与大病后虚烦相似"。六是虚火不归源而热等。

《何鸿舫医案》所述产后感受外邪，而见恶寒、发热，或寒热往来，轻者伴见咳呛痰嗽，较重者身发白㾦、红疹，甚者邪传心包而见昏闭、呓语、肢搐等症，是属外感热病重症。对于此种外感重症的证情把控，《医方捷径》有产后伤寒形脉歌说："产后因得热病临，脉细四肢暖者生；脉大忽然肢逆冷，须知其死莫能停。"现在看来，需注意中毒性休克的发生。

此外，何鸿舫还述有因原有基础疾病，产后证情复作或加重者，如原有失血咳呛、发热，胎产后阴伤及阳，肺肾俱伤，成劳怯重候者。何平子《壶春丹房医案》所述产后发热，多属虚热类。何时希《医效选录》对于产后发热的辨治经验论述甚详，他尤认为产后发热与乳胀不通，恶露不畅有关。

● 【治法切要】

何氏医家治产后发热，首先据证，同时顾及产后的特点。如治产后外感发热，《妇科备考·产后》治以解表退热，养血和营，用三柴胡饮；如气虚脾弱，则增益气之力，用四柴胡饮、五柴胡饮；如肝脾肾三阴不足，治宜益气养血，兼以散邪退热，用补阴益气煎；若兼内火盛而外邪不解，宜清凉解表，养血和中，用一柴胡饮；若风寒俱感，表里俱滞，治以辛温解表，益气养血，用五积散。何鸿舫治以疏散外邪，然外感证情重者，治宜扶正祛邪，苦辛宣通合以益气承阴。何平子《壶春丹房医案》治疗多取虚实兼顾。可见，因产后多虚，尤其是阴血亏虚，故发表不宜峻猛，且解表同时，常合以养血和营，以防伤正。

治产后瘀血发热，《妇科备考》治以活血祛瘀，温经退热，用生化汤。何时希《医效选录》认为产后首7日以畅行恶露、通行乳汁为第一义，此7日天得恶露畅，后7日为余波，可置勿理；乳汁不通而红肿、胀痛，因气血壅遏而发热，则退热须以通乳为主，方取小柴胡汤与生化汤合用之。治肠胃积热，或食滞发热，何时希主张腑热下通一法，可用仲景大承气汤法。

治产后气血亏虚发热，《妇科备考》取补气养血法，方如八珍汤、十全大补汤、人参当归汤。阴虚发热者，治当专补真阴，宜小营煎、三阴煎、五阴煎，如阴虚兼火而微热者，一阴煎；阴虚火盛，热而多汗，治取补气血，泻火滋阴，用当归六黄汤。虚火不归源而热者，治宜滋阴养血，引火归源，方如大营煎、理阴煎。

【擅用方药】

《何鸿舫医案》治外感发热，用药擅于阴阳相合，寒温兼顾，如黄连配人参，桂枝配芍药，柴胡、生姜配生地，此种配伍既疏散外邪，又顾护正气，尤适合产后体虚外感。何平子《壶春丹房医案》治疗血瘀者常加益母草、益母子等药；阴亏甚者加熟地黄、白芍、麦冬、山茱萸等药。又产后宜温，故慎用寒凉，且常配以炮姜同用，以温通气血，扶正达邪。何时希《医效选录》则认为驱邪退热，治之甚易，所注意者是恶露已畅否，如恶露已畅则寒凉药可无所顾忌了，即石膏、知母、黄芩、山栀、石斛、花粉、沙参、芦根等均为清润上、中焦的气分药，用亦无妨。

《妇科备考·产后发热》治产后阴虚发热善用干姜，谓："干姜能入肺，和肺气入肝，引血药生血，但不可独用，必以入补阴药，此造化自然之妙也。"治初产瘀血发热，自宜生化汤为妙，但其参、芪、柴、术、地、芍，尚须缓用，以恐碍邪。

三柴胡饮： 柴胡二三钱，白芍一钱五分，炙甘草一钱，陈皮一钱，生姜三片，当归（溏泄者易以熟地）二钱。水一盅，煎七八分，温服。出自《景岳全书》。功能解表退热，养血和营。

四柴胡饮： 柴胡一二钱，炙草一钱，生姜三片，当归二三钱，泻者少用，人参酌用。水二盅，煎七八分，温服。出自《景岳全书》。功能解表退热，益气和营。

五柴胡饮： 柴胡一二钱，当归二三钱，熟地三五钱，白术（土炒）二三钱，芍药（炒）一钱五分，炙草一钱，陈皮酌用。水一盅半，煎七分，食远温服。出自《景岳全书》。功能解表退热，兼培气血。

补阴益气煎： 人参一二钱，当归、山药（酒炒）各二三钱，熟地三五钱，陈皮、甘草（炙）各一钱，升麻（若火浮于上去之）三五分，柴胡（无外邪不用）一二钱，姜三片，煎服。出自《景岳全书》。功能益气养血，兼以解表。

一柴胡饮：柴胡二钱，黄芩一钱五分，白芍二钱，生地一钱五分，陈皮一钱五分，甘草八分。水一盅半，煎七八分，温服。出自《景岳全书》。功能清热解表，养血和营。

五积散：当归、麻黄、苍术、陈皮各一钱，厚朴（制）、炮姜、白芍、枳壳各八分，半夏（制）、白芷各七分，桔梗、炙甘草、茯苓、肉桂、人参各五分，川芎四分。水二盅，姜三片，葱白三茎，煎八分，不拘时服。出自《景岳全书》。功能辛温解表，益气养血。

生化汤：川芎三钱，当归六钱或八钱，干姜（炒黑）四分，桃仁（去皮尖）十粒，炙草五分，荆芥穗（炒黑，汗多者忌用）四分，枣三枚。水煎服。出自《傅青主女科》产后编上卷。功能活血祛瘀，温经止痛。

小柴胡汤：见头风、眩晕。

大承气汤：大黄、芒硝、厚朴、枳实。出自《伤寒论》。功能泻下实热。

八珍汤：即四君子汤与四物汤合方。出自《医方考》。功能益气补血。

十全大补汤：见癥瘕、乳核。

人参当归汤：人参、当归各二钱，熟地、麦冬（去心）各二钱，肉桂四钱，白芍一钱，生地八分，竹叶（去头、尾）十片。水煎服。出自《备急千金要方》。功能益气养血。

小营煎：见月经不调。

三阴煎：当归二三钱，熟地三五钱，炙草一钱，白芍（酒炒）二钱，枣仁（炒）二钱，人参随宜。水二盅，煎七分，食远服。出自《景岳全书》。功能滋阴养血。

五阴煎：熟地五七钱，山药（炒）二钱，扁豆（炒）二三钱，炙草一钱，茯苓一钱五分，芍药（炒黄）二钱，北五味二十粒，人参随用，白术（炒）一二钱。水二盅，加莲肉（去心）二十粒，煎服。出自《景岳全书》。功能健脾益气，滋阴养血。

一阴煎：生地二钱，熟地三五钱，芍药（酒炒）二钱，麦冬（去心）二钱，甘草（炙）一钱，牛膝一钱五分，丹参二钱。水二盅，煎七分，食远温服。出自《景岳全书》。功能滋阴凉血活血。

当归六黄汤：当归、炙黄芪各二钱，生地、熟地、川连、黄芩、黄柏各一钱。水二盅，煎服。出自《兰室秘藏》。功能补气血，泻火滋阴。

大营煎：见癥瘕、乳核。

理阴煎：见月经不调。

● **【病案举隅】**

案例1 产后发热（外感寒邪，湿郁化热，气阴两虚）（选自《何鸿舫医案》）

产后感受寒邪，湿郁。形寒，汗泄颇多，下体畏寒，头晕且热，手足麻木，心烦神蒙；近加悸惕，呃逆，舌红，渴喜热饮，腹胀脘闷；白㾦[1]与红疹并布，小便赤，脉来软数。此产后阴亏，阴独治下，阳独治上，二气不和；汗多，心阳上越，有亡阳之象；惊恐不寐，少谷胃气不和；久病气阴两虚，邪未尽化。宗仲景交阴阳、和上下法，佐以安神敛液，不致聚劫虚脱。

姜汁炒川连三分，人参（另煎）一钱，酒炒白芍钱半，桂枝五分，枳实三分，淡芩钱半，酸枣仁三钱，炙草五分，干姜四分。

二诊：产后感冒，形寒身热，有两月余，曾布疹㾦，气分之邪已有暗泄之机矣。而阴阳二气不和，阳气独升，头重面浮，阴独下治，足肿而冷；寒热仍有往来，久寒久热，营卫气偏；汗多心宕，阴伤，时有火升，神蒙；脘痞腹胀，艰寐，带下，八脉自虚。《难经》云：阳维为病苦寒热。邪与湿热杂处中焦，蕴蒸不化，病情虚实互参，正虚邪恋，淹缠变端。仍以两和阴阳，佐以承阴。

姜汁炒黄连四分，鳖血拌柴胡一钱，炒黄芩钱半，朱砂拌茯神三钱，石决明（生杵）一两，白芍五分，炒桂枝四分，枳实五分，人参（另煎）一钱，醋煅紫贝齿三钱，川贝母三钱，淮小麦三钱，炒丹皮钱半，炙甘草四分，细生地

---

[1] 白㾦（pèi）：病名。指皮肤上发生的白色水疱，又名晶㾦、白疹。多由湿热之邪郁于肌表，不能透泄而发。

四分。

加枇杷叶露（冲入）二两，野蔷薇露（冲入）二两。

三诊：产后寒热久延，营卫不和，背寒肢冷且热，汗泄而解，如作疟状。此温邪夹湿，蕴于阳明，艰寐胸闷，得谷䐜胀；冲脉隶于阳明，阳明湿热下流，而为带下，且溺浊而少；日晡火升，头重足冷；心宕乃汗多伤阴，营阴内耗，阴不涵阳，阳气上冒。踵前法，俾阴交而阳和，上下病情略减，湿热未清，久虚不能即复，庶寒热止而阴气稍能渐复也。与前法增损之。

桂枝三分，盐水同炒川连三分，生鳖甲四钱，秫米（绢包）三钱，煅龙齿三钱，枳实四分，人参（另煎）一钱，细生地四钱，姜制半夏钱半，朱茯神三钱，福建泽泻钱半，淮小麦三钱，白芍钱半，炒甘草五分，鳖血拌柴胡（同炒）一钱，黄芩钱半。

加生姜四分，红皮枣三枚，野蔷薇露（冲入）一两。

【按语】患者产后气阴两虚，感受外邪后寒热久延，湿郁化热，缠绵不去，初诊时证情较重，白痦与红疹并布，惊恐悸惕，乃气血两燔之征。何鸿舫治以散寒清化，佐以益气养心宁神，待气分之邪有泄，则增入生地、丹皮等凉营之品，且用鳖血拌柴胡，亦有清营退热之意。三诊仍宗调和气血，清热化湿、凉营兼顾之旨，俾阴交而阳和，上下宣通，邪去热止，气阴恢复而愈。

案例2 产后发热（气阴两虚）（选自《何元长医案》）

自偏产以来，虚热日甚，脾败肉削，可见营液内亏，气虚下陷，并神色㿠白，脉细少力，惟恐成怯。

西党参、五味子、川连（元米炒）、麦冬、制於术、菟丝子、茯神、枣仁、炙甘草、建莲。

【按语】本案例产后气虚下陷，阴液内亏，阴阳不和，故虚热日甚，身体消瘦，神色㿠白，脉细少力，一派虚劳之象。何元长治以健脾益气、补肾滋阴、清热养心，心脾肾并治，重在补益气阴，以退虚热。

案例3 产后发热（外感风寒，气血两虚）（选自《妇科备考》）

产后七日内外，发热头痛，胁痛。此乃气血两虚，阴阳不和。不可发汗，勿作伤寒二阳证治。用辛散汤。

川芎一钱五分，当归三钱，干姜（略炒）四分，桃仁十个，炙草四分，白芷八分，羌活四分，细辛四分，葱头须五个。

煎服。如虚，加人参。

【按语】初产后感受风寒，故发热头痛，然不可作太阳病发汗治，亦不可作阳明病或少阳病清热治，乃因产后气血两虚，又恶露未尽，不可妄用发汗或寒凉药，治宜辛散祛邪，温经活血，益气和营。

案例4 产后发热（肠胃积热，腑气不通）（选自《妇科备考》）

产后潮热有汗，大便不通，口燥舌干而渴，或汗出，谵语，便秘。

川芎一钱五分，当归二钱，炙草五分，桃仁十个。

便秘，加肉苁蓉（酒洗）一钱，陈皮（炒）四分，麻仁二钱；汗多，加炙黄芪、麻黄根各一钱，人参二钱；燥渴，加麦冬（去心）、人参各一钱；腹满便实，加麦冬一钱，枳壳六分；汗出谵语，用茯神、志肉（甘草炒）、枣仁（炒）、柏仁、炙嫩芪、人参、白术（土炒）各一钱。大便日久不通，非大料芎、归至斤数不能取效，或用芝麻一升和米二合，煮粥食亦可。

【按语】产后发潮热、汗出、大便闭，多因肠胃有热积，治当泻下实热，并兼顾通下瘀血，同时又不能伤及正气，这是产后，尤其是初产后的治疗注意点。本案用生化汤之法，有活血通便之功，如便秘甚，可加肉苁蓉、麻仁或麦冬、枳壳补肾润肠而通便，或重用当归，或用芝麻煮粥亦可起到通便作用。如汗出多，可加炙黄芪、麻黄根等药。

案例5 产后发热（瘀热阻滞）（选自《医效选录》）

沈某，女，28岁

初诊：1978年2月10日

新产3天，发热38.4℃，已服退热药无效。乳胀作痛，用吸乳器仍乳少，恶露不多，宫缩尚好。自觉身热不减，有恶露上升之担心，胃纳尚可，脉细数，不虚，亦不甚浮，苔薄。

全当归 12g，大川芎 9g，炒赤芍 9g，桃仁泥 12g，泽兰叶 12g，炙穿山甲片 6g，失笑散（包煎）15g，路路通 9g，橘核 12g，橘叶 12g，青皮 12g，王不留行 12g，广郁金 9g，软柴胡 6g。2 剂。

后二日家人来告，服 1 剂即得好睡，乳汁通畅，胀痛俱失，2 剂服完，已无甚症状。可勿服药。

【按语】本例产后发热与乳胀不通，恶露不畅有关，故用小柴胡汤与生化汤合治，加入山甲片、橘叶、橘核、郁金等药，引入肝气分野，以通乳阻；失笑散中之五灵脂，与山甲、留行子、泽兰等合用，皆有利于通恶露、畅乳汁、消胀痛。药证相合，乳通热散、瘀祛而愈。

第十一节 产后腹痛

● 【病证认识】

产后腹痛，指产后小腹部疼痛。亦有认为产后腹痛包括大腹和小腹部疼痛。《妇科备考·产后》认为产后腹痛，最当辨察，血有留瘀而痛者，实痛也；无血而痛，虚痛也。大凡痛而且胀，或上冲胸胁，或拒按而手不可近，此实痛也；若无胀满，或喜揉按，或喜热熨，或得食稍缓，皆属虚痛。具体可分以下几种：一是产后血虚，外受风冷之气，内伤寒凉之物，以致腹痛者。二是产妇中气多虚，不能行血，血斯凝滞，或闭而不来，或来而不尽，败血入腹则为腹痛；或产后恶露，因外感六淫，内伤七气，致令斩然而止，瘀血壅塞，所下不尽，故令腹痛。三是产后血尽作痛，此乃腹中虚痛。四是产后脾虚、肾虚而为腹痛者，此不由产而由脏气不足。若脾气虚寒为呕吐为食少，而兼腹痛；若肾气虚寒，为泻为痢而兼腹痛。

《何元长医案》所述产后病，症见少腹结瘕而痛者，多为肝胃络虚瘀阻。《何鸿舫医案》有产后腹痛、下瘀血者，乃因气阻血滞而致。《壶春丹房医案》有新产后少腹作痛，是为恶露不下，或恶露多而不净所致，究其病因不外气滞血瘀和气虚营亏。可见产后腹痛有虚实之分，实者多为瘀血阻滞，虚者乃因气血亏虚，经脉失养。

● 【治法切要】

《妇科备考》治疗产后腹痛分虚实，属实者，当行之散之，治宜活血祛瘀，温经止痛，方如生化汤、黑神散等。又近上者，宜失笑散；近下者，宜通瘀煎；如腹痛定于一边及小腹者，此是侧卧败血留滞所致，可用决津煎。属虚者，不可妄用推逐等剂，治宜补虚养血，宜用当归生姜羊肉汤、加味四物汤；如感受风冷寒凉，治宜温经散寒，用当归建中汤。脾虚腹痛者，治宜健脾止痛，方如六君子汤；肾虚腹痛者，治宜补肾止痛，方如理阴煎、四神丸等。

何继充《医方捷径》治产后病注重气血双调，肝脾兼顾，常用自制乌陈汤、和气散以疏利气血，调和肝脾，有益于产妇恢复。《何元长医案》治产后腹痛擅用温通化瘀法。何平子《壶春丹房医案》治疗重在健脾和中，养营温通，扶正达邪。《何鸿舫医案》则善用益气养阴，理气和血，方以四君子汤、四物汤加减变化，可见均以和理肝脾、气血为要。

● 【擅用方药】

《妇科备考·产后腹痛》治产后腹痛，先问血块，如有则属实证，初产用生化汤，日久用四物汤加炮姜、参、术。产后恶露既去，而腹仍痛则属虚，用川芎、白芍、当归、炮姜，盖白芍炒透而与炮姜合用，故血虚瘀痛可用，虚甚者用八珍汤。《何鸿舫医案》治产后腹痛、下瘀血，方以四君子汤、四物汤加减变化，出血多者加阿胶、丹皮；瘀阻者加丹参、桂枝、当归尾、炮姜等药。何平子《壶春丹房医案》注重产后宜温，故慎用寒凉，且常配以炮姜同用，以温通气血，扶正达邪。

生化汤： 见产后发热。

黑神散： 黑豆、熟干地黄、当归、肉桂、干姜（炮）、甘草（炙）、芍药、蒲黄。出自《太平惠民和剂局方》。功能养血活血，温经止痛。

失笑散： 见惊悸、心痛。

通瘀煎： 见癥瘕、乳核。

决津煎： 见胎动、胎漏。

当归生姜羊肉汤： 当归、生姜、羊肉。出自《金匮要略》。功能补虚养血散寒。

加味四物汤： 当归、川芎、熟地、白芍、乌药、小茴、乳香（制，去油）、没药（制，去油）、五灵脂。出自《妇科备考》产后篇。功能理气活血祛瘀、养血止痛。

当归建中汤： 归身（酒洗）、白芍（酒炒）、桂心、炙甘草各二钱，姜五片。枣三枚。水煎，入饴糖三匙，搅匀热服。出自《妇科备考》。功能养血活血，温经止痛。

六君子汤： 见癥瘕、乳核。

理阴煎： 见月经不调。

四神丸： 见泻、痢、便血。

乌陈汤： 见妊娠恶阻。

和气散： 见妊娠恶阻。

四君子汤： 见诸虚劳倦。

四物汤： 见诸虚劳倦。

● **【病案举隅】**

案例1 产后腹痛（肝胃虚寒，脉络阻滞）（选自《何元长医案》）

产后结瘕，少腹胀痛，此属肝胃络虚，非有形所阻也，况自汗屡泄，六脉无力，岂可服以攻剂？理宜温通为要。

党参三钱，制川附八分，细香附（炒）三钱，小茴香（炒）八分，新会皮一钱五分，肉桂（磨冲）五分，绵蕲艾一钱，炒归身一钱五分，紫石决（煅）三钱。

【按语】 少腹胀痛伴有瘕痞结聚，此乃气滞络阻所致，法当通逐之，然患者自汗不止，六脉无力，提示产后气血亏虚，不耐攻逐之剂，故何元长治从调和肝脾、温通气血，以消癥止痛。

案例2 小产后腹痛（血虚寒凝）（选自《何元长医案》）

小产后结瘕腹痛，由荣络虚寒，恶露未尽也。治宜温通化瘀。

统当归二钱，肉桂（研，冲）五分，小茴香（炒）八分，茺蔚子二钱，生五灵脂（去砂）一钱五分，广木香六分，延胡一钱五分，小青皮一钱，蕲艾绒一钱。

接方：如前方，去茺蔚子、五灵脂、小茴、延胡。加云苓、广皮、楂肉、白术。

【按语】小产后营血亏损，加之恶露不尽而留瘀，治当养血温通化瘀。方中当归用全，是以养血活血兼有，乃为主药；合以肉桂、艾绒、茺蔚子、五灵脂、延胡索以温通血脉，祛瘀散寒；合以小茴香、木香、青皮则理气以行血通络，全方气血双调，温通化瘀而止痛。

案例3 产后腹痛（气血亏损，气滞血瘀）（选自《何元长医案》）

素禀不足，兼产后营虚，阴络不和，以致下焦气滞，少腹结瘕，时作痛楚，甚则寒热，正不胜邪之势。以和营卫培本为急。

西党参、炒熟地、枸杞子、金狗脊、炒白芍、炒香附、白归身、茯神、宣木瓜、橘叶、红枣。

【按语】产后发热，少腹时痛，多为气虚营弱，气滞血瘀，虚实夹杂。何元长治以益气调营扶正为主，药如党参、熟地、枸杞、狗脊、当归、白芍等，合以香附、橘叶以理气通滞，正所谓气行则血行。

案例4 产后腹痛（气虚血滞）（选自《何鸿舫医案》）

产后气弱不能行血，血滞致腹痛。用和血理气之剂，不应，拟当归建中法如何？

归身、焦白芍、官桂、木香、橘核、炒小茴香、甘草、大枣（劈碎）、生姜。

煎就，加粥汤二三匙冲服。

【按语】本案腹痛虽由血滞所致，然其病源在于气虚不行，营血不足，寒凝络阻，故用当归建中法以养血温经、理气通络，标本兼顾，气血双调。本方如加入党参、黄芪等健脾之品，则肝脾同治，效果更佳。

案例5 产后腹痛（气血不和，脉络阻滞）（选自《春熙室医案》）

产后营虚，肝脾失养，气滞不达。腹痛便泄，腰脊酸楚，心跳头眩，脉来濡细。当用温疏。

炒冬术钱半，制香附三钱，焦白芍钱半，淡吴萸五分，炙艾绒一钱，川芎一钱，炒菟丝子三钱，炒延胡索钱半，炒杜仲三钱，煨木香五分，陈佛手五分，煨姜三片。

【按语】本案从证候表现看，肝、脾、肾俱亏不调，导致气血不和，脉络阻滞。何其超（古心）治以温疏，此法包括疏肝柔肝，药如焦白芍、制香附；健脾温中，药如炒冬术、吴茱萸、木香、佛手；补肾益精，药如杜仲、菟丝子；温经活血，药如炙艾绒、川芎、延胡索、煨姜。诸法同奏扶正祛邪，脏腑和调，气血通达之效。

第十二节　产后汗出

● 【病证认识】

产后汗出总由营卫不和所致，即如《妇科备考·产后汗出不止兼变证》所说："产后去血过多，荣血不足，卫气失守，不能敛皮毛固腠理，故汗泄易出也。"其他病因尚有脾胃虚极，甚则阳气虚脱。亦有因汗出不止，风邪乘之，而忽然闷倒，口眼歪斜，手足挛曲，如角弓反张者，而成痉病。

《何元长医案》认为产后自汗不已，乃因元气虚衰所致。《何鸿舫医案》认为是气阴两虚，腠理不固而常见汗泄、心悸、头眩等症。何平子亦谓自汗频泄，究其病因不外气虚营亏。此外，何书田《杂症总诀·汗》认为汗出与心、肾二脏相关。因心之所藏，在内者为血，在外者为汗，汗者，心之液也，而肾主五液，故汗证未有不由心肾虚而得者。心阳虚不能卫外而为固，则外伤而自汗；肾阴虚不能内营而退藏，则内伤而盗汗。

● **【治法切要】**

何氏医家治疗产后汗出多以益气固卫，调和气血为大法。如《妇科备考》认为产后汗出"宜急止之，恐风寒乘虚而入，变生他症，宜麻黄根汤主之"，此方取法益气养血，固卫止汗。如汗出伴有血块作痛，治当益气活血化瘀，用加参生化汤。如脾胃气虚极，或阳气虚脱，急宜温阳益气和营止汗，可用十全大补汤加附子。盗汗者，治宜益气养血，清热止汗，方如止汗散。《何元长医案》中常用补益止汗法。《何鸿舫医案》善用益气养阴，调和气血，方以四君子汤、四物汤加减变化。《杂症总诀·汗》治汗出需分盗汗、自汗，盗汗治宜滋阴降火，方如当归六黄汤；自汗治宜补阳气，固卫气，方如真武汤、黄芪建中汤、归脾汤等。因汗为心之液，故宁神安心不可忽，又心为火脏，实火宜清，虚火宜补。

● **【擅用方药】**

《妇科备考·产后汗出不止兼变证》治气脱眩晕汗出者急用人参、炙甘草、炙黄芪、附子煎水，开口灌之，以固表止汗；或汗多气促者以黄芪蜜炙八钱加制附子一钱服之，服数剂后，渐加熟地二钱。《何鸿舫医案》治汗泄多者于四君子汤或四物汤中加黄芪、煅牡蛎；心神不宁者加龙齿、酸枣仁、远志等药；对于产后虚损严重者，何鸿舫除给予汤药外，还配合丸药治疗，如早服虎潜丸，晚服全鹿丸，以增疗效。何元长《治病要言·汗》治肺虚者，用黄芪六一汤、玉屏风散固其皮毛；脾虚者，用补中益气汤、四君子汤壮其中气；心虚者，用当归六黄汤益其血脉；肝虚者，用白芍、枣仁、乌梅禁其疏泄；肾虚者，用五味、山萸、龙骨、牡蛎、地骨皮、远志、首乌、五倍子助其封藏。

麻黄根汤： 归身（酒洗）、黄芪（蜜炙）、麻黄根、人参、炙甘草各一钱五分。水二盏，以浮麦一合，煮至一盏，去麦入药，再煎至七分，调牡蛎粉煨，另研二钱。出自《妇科备考》。功能益气养血，固表敛汗。

加参生化汤：川芎二钱，归身四钱，炙草五分，炮姜四分，桃仁十个，人参二钱。连进二三服，枣肉引，水煎。出自《傅青主女科》。功能益气止汗，活血祛瘀。

十全大补汤：见癥瘕、乳核。

止汗散：人参二钱，麻黄根一钱五分，当归、熟地各三钱，有血块不用，黄连五分，炒浮麦一钱。出自《傅青主女科》。功能益气敛汗，清热养血。

一方用：牡蛎五钱，炒麦麸八两，二味和服三五钱，猪肉汁调服。出自《景岳全书》引《妇人良方》方。功能收涩敛汗。

四君子汤：见诸虚劳倦。

四物汤：见诸虚劳倦。

当归六黄汤：见产后发热。

真武汤：见咳嗽痰喘。

黄芪建中汤：黄芪、桂枝、芍药、甘草、大枣、生姜、胶饴。出自《金匮要略》。功能调和营卫，益气固表。

归脾汤：见咯血、吐血。

黄芪六一汤：黄芪（蜜炙）六两，甘草（炙）一两。每二钱，水一盏，枣一枚，煎至七分，去滓，温服，不拘时。出自《太平惠民和剂局方》。功能益气固表。

玉屏风散：黄芪、白术、防风。出自《世医得效方》。功能补气固表止汗。

补中益气汤：见痞积、鼓胀。

● **【病案举隅】**

案例1 产后汗出（气虚肝旺，心营失敛）（选自《何鸿舫医案》）

偏产[1]后，恶心，多汗泄，时作干呕，而淋漓不已，舌燥白无液，发渴，腰痛艰于举动，右部脉细软无力，左部细不应指。病属胎养无源，气弱不能摄

---

[1]偏产：病证名。指在分娩过程中。由于产妇用力不当，或其他原因使儿头偏左或偏右，不能即产。相当于儿头先露的异常分娩。

纳，将有上逆之虞。似宜理气为先，勉拟益气和肝，参以安神法。未审当否？

人参（另煎）一钱，当归身钱半，酸枣仁三钱，龙齿三钱，干姜四分，陈皮八分，於术钱半，辰茯神三钱，川芎五分，白芍钱半，五味子三分，佛手柑八分。

加姜汁炒竹茹钱半

二诊：偏产后，淋漓虽止，头晕，闻声惊惕，舌燥口干发渴，脉芤数无力，重按不能应指。此系营液太亏，心神不摄，调复为难。踵前法加减，但冀胃安神定，可图渐复。质之高明如何？

人参（另煎）一钱，当归身钱半，川芎五分，麦冬二钱，煅牡蛎三钱，辰茯神三钱，陈皮八分，生芪二钱，远志肉钱半，五味子三分，炙草四分，酸枣仁三钱，广木香五分，红枣三枚。

加煨姜五分

三诊：偏产后，淋漓虽止，腰痛骨楚，心跳、头眩俱作，脉左部细软无力，右部略见浮数。营液亏，心肝失润，膝理不固，多汗。拟养阴为先。春风风人[1]，须善为调理。

生芪钱半，当归二钱，怀牛膝三钱，枣仁三钱，白芍钱半，陈皮八分，於术钱半，枸杞三钱，辰茯神三钱，龙齿三钱，川芎五分，木香五分。

加煨姜五分，甘草四分。

【按语】本案病之根本当是气阴亏虚，故脉细软无力，或芤数无力，重按不能应指；气虚则卫表不固而汗泄；阴虚则心肝失润，虚阳上亢，故见头晕、惊惕、心跳、心神不摄、多汗、舌燥口干等症。何鸿舫治疗重在益气滋阴，和肝养心，气充则膝理固；液盈则心肝得养，使虚阳不亢，心营得守。虚损较甚，当善为调理。

案例2 产后汗出、便血（气血亏损，气滞络瘀）（选自《何鸿舫医案》）

产后大小便血，汗出过多，腹膨作胀，气下坠，心跳殊甚，脉左细数无

---

[1]春风风人：春季在五行中属木，风气盛行，人易中风邪而发病。

力。营液大亏。拟养营参以理气法，未知合否？

归身、生地、川芎、丹参、木香、山楂、白芍、泽兰、桃仁、炒小茴香、煨姜、炒车前。

【按语】 患者产后气血亏损，气虚不摄下陷，故汗出多，腹胀气下坠；血虚心失养，故心跳甚，脉左细数无力。大小便血可能与宿疾有关，或因瘀血而血不循经。治以养血和营，理气祛瘀，以缓解当前诸症，后续当以调养气血，扶正祛邪，缓图治理。

调护养生篇

何氏医家不仅积极诊治各种疾病，对于预防疾病、调摄护理以及保健养生方面亦相当重视，因为这些方面与保障人体健康、提高诊疗效果、防止疾病复发等均有密切关系。何氏医家在长期的临床实践中，在调护养生方面积累了丰富的理论和经验，并世代传承，不断发展和完善。

第一节　防病治病重调摄

何氏医家一贯提倡防病思想，并注重病后调摄。防病包括有病要早治、医者要治未病等思想，如十九世何嗣宗《虚劳心传》在"调治七误"中提出"疗治过时之误"，即针砭医者时弊。他说："上古治未病，如劳神者当养其心，劳倦者当补其脾，多怒者当滋其肝血，多饮者当清其肺热，好色者当补其肾水，及病之方萌，即为救补。今人以内热之症忽易，虚证渐见，犹不求治，自恃饮食起居如常，全不加意，迫至病日深而后求治，亦已晚矣。"此段话不仅告诫人们有病要早治，并寓治未病的多种涵义，首先是未发病时要防病，如何入手？可根据患者脏腑亏损的先兆，或嗜好偏损来调理，以增强抗病能力。其次是已病要防变，大凡疾病初起多为实证，日久转为虚证，如阴虚劳损病，初期多表现为内热证，如不及时治疗，则病深重而难治，预后不良。

十三世何应豫《妇科备考》阐述乳核的治疗，主张宜尽早治疗，以扶正理气为法，可用益气养荣汤、加味逍遥散等，多服渐散。如："气虚，必大剂人参，专心久服，其核渐消。若服攻坚解毒，伤其正气，必致溃败，溃则不治。"二十三世何书田在其医案中述及，遇有中风先兆症者，主张及时治疗，用药如黄芪、制於术、白芍、炙甘草、党参、制首乌、五味子、陈皮、茯神、半夏、秦艽、酸枣仁等，且可恒服，此方有健脾化痰柔肝功效，治未病而防患于未然。二十四世何鸿舫在其医案中有治心悸初起就投以健脾，方用归脾丸加减，认为气血充盈，心有所养，病自愈而不再进展为怔忡重候，此亦有未雨绸缪、治未病之意。二十四世何平子《壶春丹房医案》治噎膈一证，常告诫要及早治疗，并需开怀调摄，否则因证情较重，不易调治。二十七世何承志《何承志医案》有载治感冒反复发作，一方面立足于扶助正气而祛邪达表，另一方面要防病邪化热入里，故见患者口渴欲饮，舌略红，即加入银花、芦根等药以清养除热，防患于未然。

病后的调摄，包括生活起居、情怀、劳逸等方面，尤其是对于虚损性疾病的恢复和防复发，病后调摄十分重要。何嗣宗《虚劳心传》提出治虚劳三大要，"慎调摄"即为其中一大要，而与"补肾水""培脾土"并列。他认为虚劳的成因众多，单靠药物治疗是不够的，还需养成良好的生活习惯，劳逸结合，抒情调志，才能有助药力，五脏条达，精气内存，早日康复。他还列举说："烟为辛热之魁，酒为湿热之最。凡姜、椒、芥、蒜及一切辛热，极能伤精阴，断不可用。并生冷、滑肠、坚硬之物宜戒，恐伤脾胃也。"大凡有害肺气的清肃、损伤肺之气阴、克伐脾胃健运的食品，或不良习惯，均应避免。又因肺是虚劳的主病脏腑，脾属土，土生金，是肺脏之母，母病必将及子，即有损于肺，因此一切不利于肺的因素均要杜绝。又说："当远色、戒怒、解忧为第一。经言：肾主闭藏，肝主疏泄。二脏俱有相火，而其系上属于心，故欲心一动而相火翕起，虽不交会，精已暗耗，况近色乎？又曰：忧怒则气闭不行。又曰：烦劳太过，则气张于外，精绝于内。阳扰阴亏之故也。切忌火灸。仲景曰：微数之脉，慎不可灸。火气虽微，内攻有力，焦骨伤筋，血难复也。"可见不良的生活习惯及处世方式会伤害到心、肝、肾，如房劳过度伤肾，忧郁、恼怒损肝，长久以往，则阴精损伤，虚火内扰，心阴亦耗，呈一派阳亢阴亏之证。如此阴阳失调证，若再不加节制保养，或外加助火之治，如误用灸法，结果就如仲景《伤寒论·辨太阳病脉证并治》中所说"焦骨伤筋，血难复也"。

又如《何嗣宗医案》中治不育症患者，除方药治疗外，对患者情志、生活习惯方面提出要做到少虑，少欲，少饮酒。并掌握好生育时间，冬夏远房，以蓄其精；春秋择期，以施其化。此外，何嗣宗还擅于因脏调摄法，如他治一内伤脾虚已久，再加饮食失节患者，用调脾和胃之法。如何调养，颇有讲究，因脾有喜恶，从其所喜则安康，犯其所恶则病生，故何嗣宗提出五喜、五恶、七宁之法，即"喜恶有五：喜暖忌寒、喜动忌静、喜快忌郁、喜香忌臭、喜甘忌苦。故一切起居，一切饮食，一切药饵，一切性情，皆宜从其所喜，去其所忌，胜于方药万倍矣"。又有七宁之法，"谓饮食宁另[1]无趸[2]，宁干无湿、宁陈无新（按：久患者勿食时新之品，因能发病）、宁细嚼无囫囵、宁热无冷、宁火化无劳胃化、宁淡泊无浓腻"这些思想，不仅可指导日常生活起居，养生保健，亦是治疗处方用药所不可忽视的。

何嗣宗"慎调摄"思想对后辈影响很大。如二十二世何元长《何元长医案》中记载一例痎疟缠绵半载，复加痢疾，业经疏解后谓："病经小愈，神气亦佳，自后惟当慎起居，节饮食、戒恼怒、淡嗜欲，专事调摄，以杜反复之端。"又如："阳微湿困，腰膝无力，类中之基，须戒酒谨慎。"并认为调摄的作用不亚于药力，如治疗关格一证，他说："须身心安逸，病可渐却，慎勿徒恃药功。"可见治病不全赖药物的作用，心理情绪的作用亦十分重要。何书田《救迷良方》疗治烟毒患者，戒除烟毒一方面用药物，采用忌酸丸与补正丸递减递增服用，直至纯服补正丸，至此烟瘾尽除而愈，即先以迎合有瘾之躯，逐渐抽毒健体，最后达到断瘾康复的目的。但他强调戒烟成功与否，还需主观意志的强大，否则心瘾不去，终将不救。他说对于服药有效的患者，如："可已而不已，可戒而不戒，犹恋恋于灯前枕畔，则烟瘾易治，心瘾难医，甘成附骨之疽，死而后已，虽有换骨仙丹，亦未如之何矣，可不戒哉？愿天下有志者，一经洗清肠胃，视鸦片如不共戴天之仇，庶不负斯方之选矣。"又何书田治痫病，常嘱患者须避免烦劳过度，注意精神调摄。《何鸿舫医案》中有治气郁伤中，吐酸复作者，除治以和理肝脾外，特叮嘱患者须开怀调摄。治劳思伤神者，嘱"须节劳，达观勿郁，庶药有济焉。"治劳力络伤，屡发吐血，咳呛骨热，肺液为木火所耗者，则告诫患者"须节劳，忌盐腻，免入秋重发"。何平子《壶春丹房医案》中治咳呛反复，腰脊痿痛，内伤失血，火不潜根，已交夏令，则嘱患

---

[1] 另：分开。
[2] 趸（dǔn 吨）：整数。

者当此火令，须谨慎安养调摄。此依据病情，随时令变化而调摄的理念，在何氏医案中比比皆是。

第二节　保健安康适饮食

何氏医家认为，一些食物，或药食两用之品，对疾病的辅助治疗、日常保养、防病复发等，可起到很大的作用，只要选用得当，裨益良多。如何嗣宗《虚劳心传·虚劳所宜饮食药物及养生之法》有载：白花百合汤清肺止嗽。甘梨生能消食火，蒸熟则滋阴。薏仁汤肺热脾虚所当用。莲心、芡实粥遗精泄泻最宜求。扁豆枣仁汤专补脾胃。桂圆汤兼养心脾。猪脊髓、鳇鱼胶填精益髓同燕窝、鸡、鸭诸物中熝[1]烂尤妙。凤头白鸭、乌骨白鸡补阴除蒸。猪肺煎白及末保肺止血。这里所提到的诸如百合、梨、薏苡仁、莲子、芡实、扁豆、桂圆等均是植物类的药食两用之品，各有性、味与作用的不同，只要选用得当，有利无弊。而猪脊髓、鳇鱼胶、凤头白鸭、乌骨白鸡、猪肺等均属血肉有情之品，体虚精亏者可酌情食用，但如脾运失健，纳呆、泄泻者当慎用，以免加重脾胃消化负担。对此，何元长是有继承的，在其医案中亦善用食药两用之品，如藕汁、百合、淡菜、山药等以资调养。

何氏医家擅用饮食调脾胃，如《何嗣宗医案》载一患者因胃能纳食而脾不能运化，导致痰浊内阻而见呕吐，治以扶脾，脾气健运，痰浊自去，然何嗣宗对于调理脾胃之法颇讲究，认为："贵养正气不在药味，故用药宜少而清，清气旺则浊气下降，故厚味宜禁也。但得五谷以养之，五果以助之，五蔬以通之，下通则上不格，清气胜则浊痰内化矣。"此借助五谷、五果、五蔬以调养脾胃的方法可参，如五谷以养之法：小米粥，大麦粉粥，新米粥（粳、糯米各半，炒过后煮），酸浆粥，牛奶子粥（每做米粥时，先加牛奶一调羹，以后渐渐递加，至纯是牛乳煮粥，则脾胃大健矣）。五果汤：黑枣（陕中有一种肥大

---

[1] 熝（āo凹）：古同"熬"，煮。

者最佳，如徽枣亦可用）数枚、榛仁数枚、白果去壳炒、巴达杏仁、桂圆肉、风栗各数枚，煎汤代茶。如喜食，亦可随食五六枚。五蔬：菠菜、白头菜、野菜（即荠菜）、黑芝麻等皆宜。何古心《春煦室医论》认为夏日当养脾胃之气，以抵御暑湿之邪。饮食可以厚味，但不宜多食，一切生冷之物宜节食。不必囿于夏日食物当清淡，而屏绝荤腥，反使胃气中空，诸邪易感。此论颇有独到之处，乃寓"春夏养阳[1]"之意。《何鸿舫医案》中对于脾胃病的饮食，常告诫忌生冷，少食为妙。

二十八世何时希对于食治养生颇有研究，其《雪斋读医小记》中说："五谷、五果、五蔬、五畜，本养生之必需，非治病之药物，然久病虚羸及慢性痼疾，攻则难受，补则拒化，惟饮食消息之法，寓治疗于食物之中，可以潜移默化，避其所恶，而从病所喜，持之以恒，积微成著，常能起尪弱而拔沉疴也。"除食养外，他还据临证经验提出一些食物的特殊治疗作用，如荸荠消铜、化石；葱白解石毒、金银毒、百药毒；生萝卜嚼之治烟熏等，颇于人启迪。他认为食治之理，《内经》发其端，仲景继其绪，《千金》光大之，到宋代《太平圣惠方》更提出食治在药疗之先，营养提高于医药之上，这是对世俗以食物营养作病后之调理，药物之补充者，皆有不同，或为研究食治提供思路和方向。总之，中医之饮食宜忌、食养，乃至食治，体现了顾护胃气、滋生化源、安和五脏的治疗学思想，值得学习研究。

何书田《竿山草堂续稿》载有《客无甚疾苦，而好服药，求示养生之术，一笑答之》之养生诗："一身痛痒自家知，莫漫求人药饵施。古有神农多上寿，世无扁鹊用中医。当筵酒食休酣恣，涉路风霜善护持。悟得卫生真妙诀，菜羹蔬食胜参芪。"从中可悟养生保健不能仰仗于医药，而在于自身的调摄，饮食宜忌的把控。此诗何鸿舫亦深得领悟，常喜为人写入扇面以识之。何氏医家重视防病保健养生的思想和对策可见一斑，以志钦挹。

---

[1] 春夏养阳：语出《素问·四气调神大论》："春夏养阳，秋冬养阴。"

第三节　体虚慢病用膏方

何氏医家在诊治慢性病过程中，或对于疾病恢复期的善后调治，或高年体衰等情况，常以膏方调养，或汤药与膏滋药协同服用，以促进患者体质的改善，恢复脏腑功能，增强抗病能力，在祛病保健、延年益寿方面能起到较大作用。下面试举数例，以资学习参考。

案例1　高年脾胃虚弱，汤方、膏滋并调（选自《何嗣宗医案》）

蒋太太病案丙申（康熙五十五年（1716））春

太夫人之脉，神和气清，皆大寿之征也。但形神清癯，此属精气早衰之故，是非扶脾益胃不为功。大凡治病必以胃药收功；而年高气弱，尤以扶土为要；况脾素虚而胃又素弱，中气更亏，非平日不能强饭加餐所致乎。其为宜补而不宜攻，宜养而不宜清，明矣。且精气神三者之中，神衰须谷食能养，而精与气，亦须以血肉为助。昨示种种，要皆吉兆，惟年来未甚葆和，其调理之剂，必以甘温冲和，最禁刚燥，勿苦勿寒，以恬以养，何思何虑，六君、四君，皆宜采择，归脾、补中，顺时而用，守古人七十非肉不饱之言，酒醴膏[1]浆，万弗坚拒，脂膏修馔[2]，必宜强进，以饮食固其根本，以汤药助其不逮[3]，守之恒，持之力，岂徒[4]去疾，定必长寿也。录方于后：

煎方，每月五帖，单日服：

人参三钱，土炒白术一钱半，炙黄芪一钱半，炒当归一钱，炙甘草五分，五味子三分，升麻三分，茯苓一钱，麦冬一钱半，大枣二枚，陈皮七分，法半夏一钱，煨姜二片。

又煎方，每月五帖，双日服：

人参三钱，土炒白术一钱半，炙黄芪一钱半，炒当归一钱半，炙甘草一钱，桂圆肉三钱，煨姜二片，大枣二枚。

---

［1］膏：肥肉。

［2］修馔（zhuàn 转）：准备饭食。

［3］不逮：不及。

［4］岂徒：难道只是。

膏方，自三月初起服，至九月中止：

白术（土拌蒸炒）八两，归身四两，桂圆肉八两，人参二斤，广皮四两。

共煎，去渣，将饴糖收成膏滋，空肚时服。仍用人参汤冲服五钱，服时冲入紫河车胶八钱为妙。

【按语】何嗣宗治此年高气衰患者，从扶脾益胃入手用药，辅以饮食调养，如谷、肉、膏脂均可适量食用。方药选四君子汤、归脾汤、补中益气汤等，必以甘温冲和，最禁刚燥，勿苦勿寒，且需守之恒，持之力。处方有三：一是补中益气汤去柴胡，加五味子、茯苓、麦冬、半夏、大枣、煨姜，健脾益气，养胃化湿而不燥。每月五帖，单日服。二是归脾汤减味，即去除木香、远志、陈皮、酸枣仁、茯神等药，留存益气养血之品。每月五帖，双日服。三是膏方，虽药仅七味，但益气、养血、填精力专，自春至秋服用半年，起"春夏养阳"之功。三张方子的有序组合服用，起到因人、因时、因证用药的效果，达到平和调养的目的。

案例2 脾肾两虚，汤方、膏滋并调（选自《何元长医案》）

久嗽脉弱，先后天俱虚也。若过进寒凉，必致损胃减食。

炒熟地四钱，甘枸杞二钱，茯神二钱，川贝母一钱五分，玉竹二钱，制於术一钱，怀山药二钱，橘白一钱五分，米炒麦冬二钱。

膏方：

制於术三两，官燕窝一两，枇杷叶二两，党参二两，茯苓二两，甘杞子二两，大麦冬（去心）一两，玉竹二两，熟地五两，海参四两，北沙参二两，建莲肉二两。

共煎汁去渣，另研真川贝粉一两，怀山药粉一两，沉香末三钱，同入收膏。每朝用开水化服。

【按语】本案久嗽伤肺，肺病及脾及肾，可谓病情不浅，故云先后天俱虚，抗病乏力，当缓缓调治。何元长治虚首重脾胃，不可过用寒凉，以免败胃减食，不利康复，治以健脾益气，利肺化痰，补肾滋阴。膏方较汤方增加党参、北沙参、枇杷叶、沉香等药以增强健脾利肺功效，还加入燕窝、莲肉、海参等食品，补虚而不碍胃，协同汤方培补脾肾，兼以养肺利肺。此种调治法对于慢性病的治疗与康复甚为妥帖。

案例3 肺虚有热、气逆络伤，汤方、膏滋并用（选自《何书田医案》）

肺气不降，络伤肺热，咳血气喘，脉弦细无力。宜降气化痰之法。

西党参钱半，代赭石三钱，麦冬肉钱半，川贝二钱，款冬花钱半，旋覆花钱半，炒怀膝钱半，甜杏仁三钱，橘白八分，枇杷叶二片，茯苓三钱。

膏方：

西党参三两，熟地四两，茯苓二两，炒枣仁三两，甜杏仁三两，款冬花二两，炙绵芪二两，萸肉二两，枸杞二两，煅牡蛎四两，麦冬肉二两，橘白一两。

煎浓汁，以怀山药二两研末收膏。每朝开水化服六钱。

【按语】 患者肺病已久，不仅肺伤，且病及脾肾，气阴两虚，气逆络伤，故咳血气喘。本虚标实之证，何书田处以汤方治其标，取清肺化痰、降气平喘为主；处以膏方治其本，益气养阴、健脾补肾为主，标本兼顾，各施所主，合以取效，事半功倍。

案例4 肝肾阴虚、肝风内扰，先用汤方，膏滋善后（选自《何书田医案》）

肝阴内亏，虚风煽扰，头眩神倦，脉来弦大。交春防其猝中。法当滋养营阴，兼息内风为治。

制首乌三钱，生云芪钱半，枸杞二钱，女贞子二钱，煨天麻钱半，茯神二钱，炙龟板四钱，炒白芍钱半，甘菊钱半，料豆衣三钱，钩藤三钱。

复诊：膏滋方：

西党参一两，大熟地一两，枸杞一两，炒白芍一两，萸肉一两，茯神三两，炙黄芪八钱，炙龟板二两，甘菊一两，女贞子二两，五味子四钱，枣仁二两。

煎汁以阿胶二两，白蜜三两，烊化收膏。

【按语】本证素体肾阴亏虚，水不涵木，则肝阴内亏，虚风煽扰，入春则肝气生发，风木上扰，易发中风，故当早做预防，滋肾柔肝是为上策。何书田先用汤方，于轻剂滋养药中加入天麻、甘菊、钩藤等药以清肝平肝；继以膏方补肾滋阴，柔肝潜阳，缓缓调补以复其元，此既是善后调理，又是治未病，防患于未然。

案例 5 肝脾不足、气血不和，膏滋调养（选自《何鸿舫先生手书方笺册》）

德翁兄丈膏滋方，九月十八日豫拟

潞党参三两，枸杞子三两，生大有芪四两，酸枣仁四两，原生地八两，酒炒白芍二两，当归身三两，肥玉竹三两，制透首乌三两，秦艽肉一两五钱，沙苑蒺藜三两，远志肉一两五钱，怀牛膝三两，湖丹皮二两，鳖甲五两，钗石斛三两，生甘草五钱，广陈皮六钱。

先以桑叶东南嫩枝（酒洗净）四斤煎浓收膏，另煎药浓汁去渣成膏，并以汤炖。每朝晚服两三瓢。

【按语】本案为何鸿舫手书膏方笺，未书脉案，从所处药物看，有益气健脾，养胃和中药，如党参、黄芪、玉竹、石斛、陈皮、甘草等；有补肾滋肝，养血和血药，如枸杞子、生地黄、制首乌、沙苑蒺藜、炒白芍、酸枣仁、当归身、鳖甲、丹皮等。故膏方的主要作用是调补肝脾肾，养血和血，尤以调补肝脾，和理气血为要。此外，酸枣仁、远志合用，有养心安神作用；秦艽、牛膝、桑枝等药有祛风湿、通经络作用。因此，本料膏方当适用于肝脾不足，气血欠和，心神失养，经脉不畅者。膏方组成药性平和，阴阳兼顾，气血双调，堪为膏滋调养范例。

案例 6 肝肾不足、筋骨痿软，先汤方，膏滋善后（选自《何承志医案》）

陈某，女，36岁

初诊：1991年3月21日

两下肢痿软、乏力，步履艰难2年余。苔薄，脉沉细。外院诊断为"肌营养不良症"。

证属精血亏耗，筋脉失养，病在肝脾肾。疗程颇长，治拟补肝肾、益精髓、壮筋骨、养肌肉。

黄芪30g，当归15g，苁蓉10g，鹿角片10g，川断15g，大熟地20g，杜仲15g，仙灵脾10g，白术10g，白芍10g，桂枝5g，炙草5g。7剂。

六诊：1991年7月4日

（前方加减间断服用28剂）症状减轻，步履正常。再予益气温阳，通脉养筋，巩固疗效。

黄芪30g，当归15g，党参15g，上瑶桂5g，茯苓15g，白术10g，白芍10g，熟附片10g，杜仲15g，炙草5g，熟地20g，鸡血藤15g，五加皮10g，寄生15g。7剂。

患者药既对症，效不更方，嘱其续服，至冬季服膏方一料，以使肾坚骨强，肝健筋舒。

膏方：

熟地200g，杜仲150g，黄芪200g，当归150g，白术100g，白芍100g，川断150g，茯苓150g，姜黄100g，怀牛膝100g，菟丝子150g，秦艽100g，鹿角霜100g，桂枝50g，麦冬150g，党参200g，黄柏100g，锁阳150g，羌活100g，独活100g，防风100g，防己100g，泽泻100g，补骨脂150g，骨碎补100g，陈皮100g，甘草50g，阿胶250g，龟板胶150g，鹿角胶150g，冰糖1500g。

上药浸一宿，浓煎3次，取浓汁加阿胶、龟板胶、鹿角胶、冰糖溶化，搅拌收膏。每日2次，早夜各一匙，开水送下。伤风、停食者暂缓。

【按语】本病例下肢痿软，步履艰难，病在筋、骨、肉，《素问·痿论》有肝气热筋急而挛，发为筋痿；脾气热肌肉不仁，发为肉痿；肾气热骨枯而髓减，发为骨痿等说，故筋痿、骨痿治从肝肾，然《素问·痿论》又有"治痿独取阳明"说，故调补脾胃亦是重要之法。何承志取肝脾肾同治为法，即健脾益气，补肾滋肝，并合以桂枝、附子、鸡血藤等药温通经脉，增强疗效，最后以膏方调治，以取长效久安。

案例7 心肾两亏、心脉瘀阻，先用汤方，膏滋收功（选自《医效选录》）

张某，男，53岁

初诊：1975年3月24日

冠心病心绞痛3年余，最多每天绞痛7次，至今年渐减至间歇一两天一发，但痛不剧，仍手冷汗出；眠梦，指麻握不固且肿，胸闷不甚，偶有夜半揭被而起时，脉细弱，沉按硬，苔根腻黄。有高血压史18年。

炒当归12g，茺蔚子12g，失笑散（包煎）15g，炙乳香（包煎）6g，炙没药（包煎）6g，炒延胡12g，薤白头6g，青皮6g，陈皮6g，降香（后下）6g，龙胆草6g，干地龙12g，炒枣仁12g，广郁金12g，三七粉（分吞）3g。7剂。

五诊：同年4月27日

（前方加减已服28剂）此周心绞痛二发，家庭情绪所致，约痛1分钟，无放射感；胸虽痞，自觉心区凉爽，为前所未有。脉左弦旺。

煅龙骨（先煎）30g，左牡蛎（先煎）30g，生石决（先煎）15g，珍珠母（先煎）15g，炒枣仁12g，淮小麦30g，广郁金12g，丹皮9g，丹参9g，炒泽泻9g，生白芍9g，生杜仲12g，桑寄生15g，血竭（分吞）3g。7剂。

十诊：1976年1月10日

（前方加减间断服用28剂）心绞痛已百余天未发。每浴后有早搏、胸闷，稍休息即止，初卧时感被中冷，有心区收缩感。小便不畅不完，脉、舌如前。

炒党参9g，炒当归12g，云茯苓12g，菟丝子12g，覆盆子12g，五味子12g，炙甘草6g，炒枣仁12g，丹皮9g，丹参9g，广郁金12g，檀香（后下）6g，降香（后下）6g，血竭（备用）3g，桃仁泥12g，仙灵脾15g。7剂。

十四诊：1977年4月12日

（前方加减间断服用21剂）见正常心电图，宜为可喜。仍头眩，眠差，小便渐有力，能自完无余沥。

原方加大熟地12g，甘杞子12g，仙灵脾15g，炒当归12g，五灵脂（包）15g，石菖蒲12g，制首乌12g，桑寄生20g。10剂（可合煎，浓缩成膏滋，加麦芽糖1斤同收，日冲服两次）。

十五诊：1978年1月5日

一年来心绞痛仅二三发，服三七片、血竭粉即止。血压稳定130±/90mmHg。但面色萎黄，目眶黑，唇紫，脉两手濡缓，但平匀不弦，苔薄。

仍用前方20剂煎膏滋常服之。

1979年11月24日复查，心电图正常。

【按语】此患者素体肝肾阴亏，心气不足，初诊时心脉瘀阻甚明显，心绞痛发作频繁，故急则治其标，法取理气宽胸，活血祛瘀。治疗1月后，心绞痛症情缓解，然脉左弦，肝阳偏旺，故治以补肾滋阴，平肝潜阳，兼以养心活血化瘀，此取标本兼治法。经治后心绞痛3月未发，又3月后见正常心电图，病情稳定，当以治本为主，补肾养心、益气通脉调养善后，用膏方持久缓调收功，并防复发。

案例8 肾虚阴阳不调，下焦湿热阻滞，膏方补虚泻实（选自《医效选录》）

王某，男，30岁

初诊：1973年9月15日

患有强中[1]证。高度神衰，紧张或兴奋时身上虚汗。纳食日可一斤，但腹中气胀，大便常水泄，家庭喜食肥甘之品，饱食则泛酸。脉左关弦，两手均弱，苔根腻，舌尖红。

天冬12g，麦冬12g，大生地12g，南沙参12g，北沙参12g，生白术12g，云茯苓12g，炒枣仁12g，淮小麦30g，炙远志6g，甘杞子12g，炒川断12g，灵磁石（先煎）30g，煅龙骨（先煎）30g，乌贼骨15g。7剂。

二诊：同年9月22日

能眠，纳好，泛酸未发。嘱养胃之法须带三分饥，不能过饱，况有泛酸、水泄之症，脾、胃、肠不协调也。谓婚后不射精，平常有梦遗，偶时五天二

---

[1] 强中：病证名。指阳兴不痿，不能泄精，或精液自出者。

遗，但不连续。

天冬 12g，麦冬 12g，大生地 12g，山萸肉 6g，炙龟板（先煎）15g，北细辛 6g，软柴胡 6g，大茴香 6g，干菖蒲 12g，将军干 9g，王不留行 12g，冬葵子 12g。7剂。

三诊：同年 12 月 7 日

尿有余沥，时有黏液，日夜尿频，脊酸楚。其妻谓"白天尿多尚可，晚卧则时时起溺，衾被俱不能温暖"，即此一语，前列腺炎之主症已得。因服药不便，求处膏方。但膏方仍重在阴阳并补，养精蓄锐以备用。

查精液报告：精子活动力弱，仅 20％，精子数量 1 亿 3 千万，中有红细胞。尿检偶见红细胞、白细胞（＋）/HP，黏丝少量，精卵（＋）/HP。

炒党参 90g，炙黄芪 120g，炒白术 120g，炙甘草 60g，朱砂拌茯苓 120g，炙远志 60g，大麦冬 120g，明天冬 90g，淮小麦 300g，潼蒺藜 120g，白蒺藜 120g，炙龟甲 150g，炙鳖甲 150g，左牡蛎 300g，灵磁石 300g，甘杞子 120g，大生地 120g，熟地 120g，巴戟天 120g，仙灵脾 150g，小茴香 60g，台乌药 120g，南沙参 120g，北沙参 120g，煅瓦楞 300g，炒黄柏 90g，炒泽泻 90g，炒丹皮 90g，干地龙 120g，蛇床子 120g，车前子 90g，炒杜仲 120g，制首乌 120g，熟女贞 150g。

药 34 味，煎 3 次，取浓汁，滤净去渣，加陈阿胶 90g、冰糖 250g 收膏。

随访：1975 年 6 月 5 日

其爱人来诊，末次行经为 2 月 26 日，今居 3 月余，尿检阳性。云膏方服过二个冬季，强中之症已除，夜尿亦大减。是慢性前列腺炎兼强中，得阴阳充乃能有子。

【按语】强中一证可因火毒内盛，或肾气衰弱，虚火妄动等所致。从本例看，是为虚实夹杂，肾虚不摄，故遗泄，尿频，腰脊酸楚；阴阳不调而见神衰，紧张或兴奋时出虚汗，强中、遗泄并见；中焦气阻，下焦湿热蕴结，故见腹胀、泛酸，尿有余沥、黏液。证情较为复杂，故膏方调治重在阴阳并调，补虚泻实。方中益气补阳有四君子汤加黄芪、巴戟天、仙灵脾、炒杜仲、蛇床子等药；补肾滋阴有甘杞子、生熟地黄、制首乌、熟女贞、天麦冬、炙龟鳖甲、沙参、潼蒺藜、阿胶等药；理气、清热泄浊有白蒺藜、小茴香、台乌药、炒黄柏、炒泽泻、车前子、干地龙等药。此外，炙远志、淮小麦、左牡蛎、灵磁石养心镇静宁神；丹皮凉血祛瘀；煅瓦楞制酸和胃；蛇床子还能除湿热。全方既针对病之根本做调治，又适当对症治疗做改善，后者改善了，根本疗效亦提高了，最终肾气充、阴阳和、下焦通，故能有子。

第四节　胎前产后宜调养

妇女在妊娠期和产后，尤其是新产后，如何调养？这方面何氏医家论述较详，亦有不少独特的观点和方法。早在十三世何应璧《医方捷径·妇女科》中就有记载说："妇人一科有专工，余病皆与男子同；独有胎前并产后，血崩经候滞难通。常使乌沉和气饮，逍遥散服最多功；四物汤中加减用，怀胎凉燥莫交逢。"这里提到的乌陈汤（方见妊娠恶阻）、和气散（方见妊娠恶阻）有和理气血、调和肝脾作用，对于孕妇的保健和产妇的康复均甚适宜，故不仅可治胎前产后诸疾，寻常亦可服。

胎前的调养，多以养胎、安胎为目的。二十八世何时希《妊娠识要·养胎》谓：养胎"首先是保护胎儿正常的成长发育，一直到足够月数，顺利生产。欲达到此目的，主要还是在妊妇，绝大部分需她自己掌握，其次才是医疗"。妊妇的自我调养，涉及到饮食宜忌、生活起居、情绪调整、动静结合、营养适度以及妊娠病的治疗等诸多方面。《妊娠识要·妊娠宜服食物资料》谓："孕妇饮食，宜淡泊不宜肥浓，宜轻清不宜重浊，宜甘平不宜辛热。"如鸡、鸭、猪、牛等副食品，姜、蒜、酒、盐等调味品，以保证孕妇营养、胎儿成长的要求。

在《妊娠识要》中，何时希认为北齐徐之才的《逐月养胎方》中有一些可取之处，可资参考，如生活起居应注意的方面：一月不为力事，寝必安静；二月居必静处，男子勿劳，当谨护，勿惊动也（对房劳的禁戒，不仅是二月，在胎教是应注意的）；三月端坐清虚；四月当静形体；五月卧必晏起，沐浴浣衣，深其居处，厚其衣裳，朝吸天光，以避寒殃，无大劳倦；六月身欲微劳，无得静处，出游于野，数观走犬及视走马（这六月以后的生活方式，显然转变，不再像前五个月那样的静处深居了）；七月劳身摇肢，无使定止，动作屈伸，以运血气，居处必燥，以密腠理，无薄衣；八月无使气极，无忍大起（指大便）；九月缓带自持而待之，无处湿冷，无著炙衣[1]。何时希亦主张妊妇需有适当的活动，以使气血流通，则痰食气湿，不致壅滞积聚，既利于生产，对晚期妊娠中毒症，也有一定的预防作用。情绪方面要注意"无令恐畏""无悲哀、忧愁、嗔怒"等。何时希认为因情志的不节，而造成子烦、子痫等发病因素的记载有不少，因此妊妇应当"和心志""和心静息"，求得性情舒畅、精神愉快，这是很重要的。

对妊妇医疗方面的调养，在《妊娠识要·安胎》中何时希认为：安胎一法，多为有病而用药，然亦有无病服药者，如仲景的当归散、白术散以养血健脾，兼以清热；许叔微的枳壳散、四物汤以抑阳助阴；朱丹溪的胎前当清热养血为主，白术、黄芩为安胎之圣药等观点和方法。《妊娠识要》中还阐述关于妊娠宜服药物资料：最早的《神农本草经》有四味，即桑寄生、阿胶、鹿角胶、紫葳，当以补肾、养阴血为主。后世诸说纷纭，何时希认为仲景当归散中归、芍、芩、术四药，最可取，若再能柔肝以除烦郁，固肾以系胎元，则安胎可达。一般认为，凡妊娠调理，以四物汤去熟地黄，或用生地黄，加白术、黄芩等分为末，常服为良，但妊娠用药，也和其他治疗一样，要讲辨证配合适宜。总之，胎前无病而服药，应以平稳为主。否则，补则壅中（采用补法，在三、四月胎儿需要营养不多时，由母体吸收，至四、五月以后，则大半由胎儿吸取，所以"早则补母，晚则肥子"，胎儿过分肥大，于生产有碍）；攻则伤胎；寒则凉胎而恐萎缩不长；热则血易妄行，而恐堕胎。如用药偏胜，造成脏腑失调，反不如不服药了。这些论述实属中肯、可参。

如妊妇有病需药物治疗，则需注意药物的宜忌。如《医方捷径·妇女科》谓："孕妇忌用南星、半夏、干姜、肉桂、滑石、硝黄大寒大热燥性之药。"《妊

---

[1] 炙衣：指烘热过的衣服。

娠识要》中何时希辑采前代医药诸书忌用、慎用之药，达四百余种，其中一般处方常用药，则不过一二百种，从其性能来说，主要是忌"活血、破气、下降、大热、大寒、有毒"之品，然医者个人习惯易犯，录存于手册，则所宜熟记而谨戒者，不过数十种耳。有些药虽列在禁忌，实际上不致造成临床困难，即如《妊娠识要·妊娠忌药后记》所说："咳嗽避去麻黄、前胡、牛蒡、贝母、半夏、蛤壳、射干等，尚有杏仁、橘红、冬瓜子、竹茹、竹沥、紫菀、款冬、百部、白前、甘草之类可用。再如痢疾避去大黄、枳实、青皮、楂炭、神曲、麦芽、赤芍、丹皮等，尚有煨葛根、黄芩炭、黄连、荠菜花、扁豆花、银花炭、马齿苋、蔻壳、缩砂、陈皮、腹皮、谷芽、荷叶等药。"此法较可行可参。

何时希讲妊娠忌药主要是求得胎儿的安全，然而他主张保胎须先保母，因为胎儿的安全，是建立在母体安全的基础之上的。如果母病危急，已到了"安胎即不能顾母，顾母即不能保胎"无法两全的程度，这时医者就不能为"妊娠忌药"所束缚了。《素问·六元正纪大论》说："妇人重身，毒之何如？岐伯曰：有故无殒，亦无殒也。"殒是死亡或堕胎之意，第一句是说"有病则病当之"，虽犯了用药的禁忌，不会出事故的（这"无殒"二字是形容词）；第二句则是告诫人也不要无所顾忌，不加节制地去造成事故（这"无殒"二字是动词）。何时希对《内经》这段话的诠释十分精当。

《何鸿舫医案》中对胎前病的治疗重在益脾助运，疏肝和营，用药平稳，不伤胎气。何应豫《妇科备考·产育》有对孕妇临产期的用药宜忌说："未产之前，但培气血。如四物汤、滑胎煎、五福饮、小营煎、八珍汤之类，皆滑胎之要药，若不知而过用滑利，或产期未近，无火无滞，而妄用清火、行气、沉降、苦寒等药，必致暗残营气，走泄真阴，多致血亏气弱，反为临期大害。若果肥盛气实，则紫苏饮（大腹皮、川芎、白芍药、陈皮、苏叶、当归、人参、甘草）、保生无忧散（当归、川芎、白芍、乳香、枳壳、南木香、血余炭）、枳壳散（枳壳、甘草）之类，皆可酌用。直待临产，乃可用脱花煎（当归、肉桂、川芎、牛膝、车前子、红花）或滑胎煎（当归、川芎、杜仲、熟地、枳壳、山药），随证加减治之。或经日久，产母困倦难生，宜服滑胎煎以助其气血。若气血无力，艰于传送者，必用独参汤，随多随少，接济其力。"

产后的调养，《妇科备考》产后章总论谓："专以补虚为主，虽有他疾，以末治之。"《何鸿舫医案》中对于产后虚损严重者，除给予汤药外，还配合丸药治疗，如早服虎潜丸，晚服全鹿丸，以增疗效。何平子《壶春丹房医案》认为因产后多虚，故治疗多取虚实兼顾，或先理后补，重在健脾和中，养营温通，方如归脾汤、四君子汤加减。又产后宜温，故慎用寒凉，且常配以炮姜同用，以温通气血，扶正达邪。何古心《春煦室医案》擅用温疏法，或温补脾肾、理气通脉，或温理下焦，兼调奇经。《何书田医案》则告诫产后不宜用攻伐之药。

何时希在《女科三书评按》卷三·生化汤之方义中认为：大凡新产妇调养治疗，总以去瘀血、生新血为旨，故生化汤为常用之代表方。在《女科三书评按》卷三中何时希还论述道：产后调补，服用当归生姜羊肉汤乃宗仲景之创，后世效仿并扩大之。至于产后的一些传言禁忌，如才产戒饮酒、产后忌用芍药、产后忌用黑神散、产后以大补气血为主、产后感冒亦须先补，产后食忌等诸说，何时希认为均属一家之言，有偏激之嫌，临证还当因人、因地治宜，不必强求。

产后调养不当，亦有诸多弊端，如《妇科备考·产后》所说：过用人参、芪、术，以致气壅；或过用糖、酒、炭火，以致内热，此调摄之实证也。又产后过饱，恐其劳困，固令安逸，以致停滞，此内伤之实证也。诸如此类皆当慎之。

附
篇

一、何氏中医文化之研究

在中国医学史上，世医家族绵延之久，可数"江南何氏"，长达870余年，共30代，行医者累计有360多人。何氏医学在这漫长的岁月中能累世不绝，除了医术、医技外，文化因素对一个世医家族的兴衰也起着非常重要的作用，可以说这是一个医学与文化相互渗透、相互支撑、共同前行的过程，两者的交融是医学发展的活力和动力，直至今日仍有极大的借鉴价值。

（一）何氏医学与文化的交融

何氏医学与文化的交融，可从何氏医学的起源，医家的成长、成才，文学修养以及事业的发展中见证，其中不乏可歌可泣的故事。

1. 医学传承与儒学背景

何氏医家不仅医术高超，而且有深厚的文化底蕴，这与何氏医学的起源和传承有关。据《松江府志》记载，何氏祖先居于汴梁许州（今河南许昌）。《镇江府志》记载何氏最早的医家是宋·何公务，《镇江府志·名臣》：何公务"字子忠。绍兴中，累官至康州防御使。精医学，高宗疾，征入侍药，疾愈。授德寿宫太医院使"。其子朝柱亦为太医院使。《镇江府志·艺术》说："何公务谢官隐镇江市药，孝宗乃官其子曰柱太医院使。"朝柱长子何光启，《镇江谱》说："朝柱长子，字君荣。补国子监生，宋宁宗朝，为御医。"由此可见，何氏医学的始祖是医术高超的宋代御医。下传元代有3名太医院医官，至明代前、中期达到顶峰，有42人分别进入太医院供职，何氏世医共有49位医生任太医院医官。这些御医的产生，不仅在医术、医技上对世医家族有提升、帮助和影响；而且在社会地位、文化层次、经济水平等各方面都带来正能量，对促进世医家族的繁荣、兴旺有很大作用。

在传统社会，家族向上流动的最佳、或最重要的途径是科举入仕，科举获得成功，一个家族才能维持望族地位，实现其他事业与科举之间的良性互动。因此祖辈敦促后代致力于儒学教育，培养子孙参加科考。比如二十三世何书田，一生参加多次科考，当他屡次不中，灰心时，其父正色训之曰："尔不闻道成而上，艺成而下乎？舍文字奚以成名？"遂不敢自弃，仍理故业。当然，经历科考，在文化上的长进对于习医而言，也是有益处的。如何书田，当他最后放弃科试，转而习医，很快就能入门，成为"尚儒医士"，不仅能精研医学典籍，也能掌握一般士人传统中的文本知识，并将两者结合，有利于医学水平的提高。

何氏家族在元代已有"世儒医"的称呼，如七世何天锡，有钱塘钱全徽所撰《赠世儒医均善何先生序》："士志在天下者，必存心于博济，得志则推惠及人，不得志则独行其道可也。处博济之心，行独善之事者，其惟何君乎……"世医与儒医合流，宋元以降是较常见的，如刘完素、张元素、李时珍、喻昌等。

何氏家族成员亦有因仕途不顺而弃官为医而承祖业者，即"不为良相，即为良医"，最典型的要数镇江支的何彦猷、何楠兄弟，《中国人名大辞典》说："绍兴中，为大理丞。时秦桧诬岳飞下狱，彦猷言飞无罪，万俟禼劾其扰法，罢黜。"于是他们来到镇江，居京口十字街，悬壶济世。据此，有《何氏家谱》将他们列为何氏世医的一世。

家族世代相传的医学技艺、经验和口碑，是累世不绝的重要保障和条件，据此获得社会信任，作为医者亦获得精神、文化层面的认可与尊敬，从而更乐于并敬业于医学，形成良性循环，在传统社会中尤其如此。何氏医家始终将理论功底置于首位，因此学医的时间较长，且贵在坚持，如二十三世何古心提出了学医门径与步骤：先辨药性，次论药方，然后合之于各种病证的学习，待临证后，再学诸家学说以作提高探究。并提出读书的几个注意点：一是不求多，以精为要；二是要了解著书者的生活年代和地域环境，以能学而致用；三是著书者当精医，否则言而不确切；四是书中总有不妥之处，读书当"知其不善而从其善"，即取其精华而学之。众多医家在行医的生涯中，继续钻研典籍，并自己著书立说，故能积累深厚的医学素养和学术成果，这与家族成员的儒学背景是密切相关的。

2. 长辈教诲，自立为荣

二十世何王模，青浦北竿山支的始祖，何书田的曾祖父，书田在其《添岁记》中说：曾大父训吾父曰："人不可以无业，无业不可以立身。薄田数十亩，其足资温饱乎？"又说："山人之父元长公，于服阕[1]后，即承祖训袭世业，不数年，亦大著，至今吴越间无不知竿山何氏者。"二十二世何元长，何王模之孙，人称他"性豪迈，遇人厚，不欲藏金以遗子孙"，而希望子孙能自立，这也是何氏历来的家风。这种自立为荣的思想意识对后代的崛起成才是有益处的。

何氏医家是以家传、拜师、自学的培养方式传承的，但文化学习自幼即起。如何书田在《添岁记》中说："是时山人（何书田自称竹竿山人）年九龄，读经书粗知字义，自癸卯至乙巳，嬉戏荒学，所从师皆无所教益。戊申十五岁，吾父特延宿儒庄泖客先生，在家训课，先生绩学工诗，口不谈举子业，而文格极高，落笔成篇，不假思索，读之如国初诸老房稿，其改生徒馆课，则又因材而施。山人初学时文，不知规矩，一年后，始能领会，间亦学为五言六韵，颇有思致。"可见老师的良莠对学生影响很大。他还说："丁卯春，山人始一意为医，所习方书，皆赖业师泖客先生指示。"何氏家族成员大都从小浸沐着家传医学文化长大的，耳濡目染，打下了一定的医学基础。同时，习儒的经历对后来的习医也是非常有帮助的，因为中医典籍深奥难懂，对有文化的读书人来讲，相对容易，所谓"秀才学医，笼中捉鸡"。何书田的次子，昌福，即何平子，早年习儒，后父亲多病，母亲病逝，而弃儒习医，为父分忧。即如顾观光[2]所撰的《平子何君小传》中说："时尊公[3]医道日盛，疲于酬应，乃勖[4]读诸医书，示以方法，潜研者七八年，深得家学，故自尊公卒后，遂能继起。"昌福后来也以此方式教授其子光藻（号景门），以家传医籍，朝夕分别指授，光藻自学勤奋，《青浦谱》引何鸿舫《亡侄景门文学传》说他"执卷披吟，弗顾他务，不二年，颇有见识"。何书田的堂弟何其超（古心），11岁丧父，他年

---

[1] 服阕（què）：古代三年之丧满。

[2] 顾观光：字尚之，号宾王、漱泉，又号武陵山人（1799—1862），为今上海市金山区人。通天文、律法、数学、史地等。平时以医为业，曾辑注《神农本草经》。道光间，校刊医书，时称善本，自著医书颇多，议论甚高。

[3] 尊公：指何书田。

[4] 勖（xù）：勉励。

幼好学，附读于其他宗族私塾，学费由堂兄们筹集，后跟何书田学医，并指授其作诗。行医后医术甚精，他心有感慨，故诗云："念我孤犹幼，提携仗老兄，轻风扶弱羽，煦日长春萌。"又《藏斋诗钞》《自序》云："年十三，拈笔为韵语，伯兄韦人（即书田）指授作法。"

何氏医学世代相传，有其自成体系、独到的理论和经验，但他们不固步自封，不仅承家技，还博采众方，自立成才。如六世何渊《伤寒海底眼》收录了除仲景《伤寒论》中113方之外，补入许多后人方剂，当时尚没有"经方""时方"的区别（时方的名称，可能开始于陈修园《时方妙用》《时方歌括》二书之后，那已是清代乾隆时的事，当后于何渊三百余年了），他具有这样的胆识，能破除"经""时"的鸿沟，可谓"实事求是"的思想，从实践需要而得来的理性认识，无腐儒"拘墟一家"之见，在那时是极不容易的。

何书田编撰《删订医方汤头歌诀》，系就汪昂的《汤头歌诀》加以删订，选取160方；又从《医方集解》中择其适于时用者333方；并撰《古方歌诀补遗》43方，是为第一部分，古方536方。第二部分为新方：有《景岳新方八阵》85方，吴又可《温疫论》11方。这些选录的汤方，既有祖辈袭用的常用方，又有自己的经验用方，可谓博采诸家之长，于临床实用有效。尤其是歌诀中，能将理论、治法、辨证，和作者丰富经验高度融合，而又文辞简洁，铿锵可诵，此乃何书田不愧是清代有名的诗家，撰写这些歌诀，当然游刃有余，所以不拘于一般的七言格律，如毓麟珠以三三字起句，而以十三字收末句。搜风顺气丸末句为十一字，可以见其变化，实也是古风常有的句法。总之，医家学术成果的取得，与家传、家风以及自我的努力和奋斗是分不开的。

3. 哲理文理，融汇医理

在何氏医学著作中，阐述医学理论和临床实录者甚多，然字里行间不时透露着哲理、文理，并与医理交融汇用，达到理论和实践经验的升华，亦成为何氏医学的特色之一。如十九世何嗣宗生活于清代初期，对祖辈世袭传承的明代、乃至明以前的何氏医学思想可能均有所耳闻和熏陶，同时他亦钻研经典著作，尤对《易经》《难经》等书颇有领悟和运用。他认为医易同道，皆以阴阳五行之理为指导和贯穿之，如他在《何嗣宗医案》中所说："窃尝读《大易》[1]而知居业必立其诚，读《内经》而知治病必求其本，读深师[2]而知学医必知夫《易》。每为之三叹曰：人生斯世，善吾身，摄吾生，若斯之难也。嗟嗟！今之人其医学之无本[3]，皆由易学之不明耳。医与易道无二致[4]，要皆以阴阳五行之理贯之也。故吾师大圣人也，慎之于医，犹惕之于易，而吾侪[5]能不兢兢[6]乎？"何嗣宗提倡医者必须通晓医易二道，并贯穿之，才能有文本而行而立，他在论著和医案中皆如此行之，堪为楷模。如在其所著《虚劳心传》中，有自制"四五培元粉"，此方培补肺脾，是治疗虚劳的主方之一，其制方构思即取《易经》天地乾坤，万物资始生之理论，他说："余深悯之，因构思一方，培补后天，以滋化源，名之曰四五培元粉。取地四生金，天五生土之义。"肺在五行中属金，脾属土，从五行五脏生克关系看，脾与肺是相生关系，即脾为母，肺为子，故治疗上有"培土生金"一法，又脾为后天之本，气血生化之源，故此方通过培补脾土，以滋化源，进而又益生肺金。

在其医案中，亦处处可见运用阴阳五行理论来分析病情，确立治法，推断预后，防治疾病。如他治一脾肾内伤、兼夹痰热的病证，其脉案分层迭进，有理有据，首先阐述脾肾二脏在人体五脏中的地位："人生先天之本在肾，后天之本在脾，脾也者，上法天以行天气之清明，下法地以行地气之重浊，中法人以藏万物之变化，坤作成物，至重也。肾也者，象太极而生两仪，本阴阳而备水火，乾始知天，至大也。毋易言也，故曰：二本，万物之父母，生成之终始，五脏六腑之根本也。"此言可明脾肾二脏是五脏六腑之本，是人身之根本，那现今脾肾俱亏，如何治本？他说道："古之君子，观象于坎，知中有水火也，察

---

[1]《大易》：即《周易》。晋左思《魏都赋》："览《大易》与《春秋》，判殊隐而一致。"

[2]深师：南北朝时宋齐间医家，僧人，善治气病。曾选录晋医僧支法存等诸家药方，辑成《僧深药方》（又名《深师方》）三十卷（已佚）。部分佚文存《外台秘要》《医心方》等书。

[3]无本：没有本源。《礼记·礼器》："无本不立，无文不行。"

[4]二致：不一致。

[5]吾侪（chái 柴）：我辈。侪，同辈。

[6]兢兢：小心谨慎貌。

肾之亏，由火之衰，益火之源，以消阴翳，宜也。脱（假使之义）阳已盛而复热之，失之亢，亢龙有悔，刚不可久，何可长也。察肾之亏，由水之衰，壮水之主，以制阳光，宜也。脱阳有余而阴不养，热安能制，不恒其德，或承之羞，能无三思乎。"此治法乃遵《易经》阴阳制约，刚柔相济之道，即肾中有水火，水为阴，火为阳，阴阳偏胜或偏衰，均可致肾亏。若阳虚则阴寒盛，可用温阳散寒法治疗；若阴虚则阳热亢盛，可用滋阴潜阳法治疗。又道："俯察于地而知脾胃中有阴阳也，审气之弱，由脾之亏，急补土以滋化源，宜也。补之骤而过乎刚，失之燥，夕惕朝乾[1]，其何慎也。察血之亏，由胃之燥，急生胃汁，以恬以养，理也。徒健脾而燥矣，失之过，雨以润之，水以滋之，刚柔相济，《易》何详也。是岂非知柔知刚，知变知常之大体乎？夫偏阴偏阳，五脏不养，潦土旱土，五谷不长，自古慨之，无偏无执，本乃固而病乃祛。"同样，脾胃中亦有阴阳，阳气虚可用温中健脾法治疗，但不可过于刚燥而伤及胃阴；阴液亏，可用滋养胃阴法治疗，但不可过于滋腻苦寒而伤及脾气。至于究竟是补阳还是补阴，具体治法的确立，要以辨脉症为依据，才能万无一失，即如他所说："本之既求，须详治法，固非执臆见而恃私心也，则有色脉症在。"由于此患者表现为形体清瘦，头晕倦态，易饥易饿，齿时痛，面时红，咳嗽，咯痰，汗出，劳累则症尤甚，故何嗣宗辨为阴虚内热，夹有痰火。此虚实夹杂、本虚标实之证如何治疗？他议论道："盖初起新邪，务祛为急，邪去而补乃宁。内伤夹邪，清补务兼卫正，而邪易去，古之道也。故曰邪之不去，即便成实；又曰去病即是补；又曰补不嫌迟。一违诸语，阴阳安调。故前此清利之品，正所以为今日补之养之之地也。甘受和，白受彩[2]，彰彰耳目间，何勿审也？"何嗣宗认为新感之邪，当急祛之，邪去然后补虚善后；前期经清利祛邪治疗后，当下可做调补治疗，证属内伤夹邪，即阴虚内热，可取滋肾阴，去内火治法，使阴阳平和，精神内守。并对进一步调治提出方向："将来调摄，须

---

[1] 夕惕朝乾：指终日勤奋谨慎，不敢懈怠。语出《易·乾》："君子终日乾乾，夕惕若厉，无咎。"

[2] 甘受和，白受彩：甘美的东西容易调味，洁白的东西容易着色。语出《礼记·礼器》。

从脾肾图治，则精神指日俱与旺矣。盖痰之易生，血之易亏，火之易旺，皆少年时肾水不足所致也。今补肾惟恒，使水升火熄，则血自长，痰自少矣。至于食易滞，便易燥，胃中亦易作楚，皆脾家之不运不化也。扶坤土之原，令其健行，庶食易消而痰亦易安，何滞何疼之有？此自然之理也。"即治以滋肾健脾为主，先、后天二本得充，则人身之根本有固，疾病可防。何嗣宗熟谙哲理并融汇于医学，由此可见一斑。

二十三世何古心《春煦室医案》中有一脉案说："肺为阴，金属兑[1]，兑为泽，太阳坎之阳水，而下焦为厥阴之部，气陷不升，水道有阻，渐致肿满，脉来沉数。当降高源，以通沟渎，兼泄巽[2]风。"此案运用《易经》卦象理论做水肿病证属"风水"的病机分析，甚为中肯，治从利肺通调水道着手，兼以祛风。

二十八世何时希《雪斋读医小记》中对《素问·六微旨大论》"亢则害，承乃制"二语，从哲理文理方面并融汇医理做了阐释。他说："'亢则害'三字谓一脏亢盛，则害它脏，五行相克之道也。夫邪气盛则实，精气夺则虚，亢即实也，实则能传而为害，虚则不传，故亢则害人而不受害，凡亢也，实也，皆不虚之义，害也（动词）传也，侮也，皆相克之义。"何时希认为"亢则害"言其邪盛为实之相克病理变化，寓有病转重之义。他又说："'承乃制'三字，既解释亢虽为害，而有承则不害；又谓有相生之道介于其间，则可以制其相克，使不为害，义较深矣。"此语可明"承乃制"言其正虚之相生病理变化，寓有病转轻之义。由上可知，亢害与承制是机体的必然病理变化规律，既有五脏之相克相害，而复又有五脏相生相制，以调其平衡。何时希又说："理论服从于实践，生克承制之学，目的为临床应用，反之，不能结合于实用，是纸上之谈兵耳。"因此他强调临证当明确虚实所在，实则平其所亢，所胜脏不虚，不宜轻用补益之药，同时调治其所不胜之脏。虚则以补为主，多母子之脏兼顾，视他脏之实，需兼泻所胜脏及所不胜脏。总之，其所论极得临证虚实及脏腑相关之病理特点。

---

[1] 兑：八卦之一。象征沼泽。
[2] 巽（xùn）：八卦之一。《易·说卦》："巽为木，为风。"

4. 作诗写文，魂魄游荡

何氏医家不仅在医学上有建树，同时也是一个有着一定儒学修养和强烈文化追求的家族，多有文学著作和诗集刊刻行世，光绪《青浦县志》及民国《青浦县续志》将何其伟（书田）、何其超（古心）、何其章（小山）、何长治（鸿舫）四人收入"文苑"而非"艺术"，说明他们的文学、文化成就亦获得地方社会的认可。对此，姚椿[1]有诗云："漫将艺术传方志，文苑端兼独行名。"何氏医家著有的诗集颇丰，如二十世何王模（铁山）的《萍香诗钞》，二十三世何书田的《竿山草堂诗集》，二十三世何其章的《七榆草堂诗稿》，二十三世何其超的《藏斋诗集》，二十四世何鸿舫的《还如阁诗存》，二十四世何昌梓的《烬余诗钞》等，这些诗文还原了当时的情景、人文、思想、情操，往事是魂魄，游荡于世，给人回味，予人借鉴。从这些诗文中可看到何氏医家对世族的崇拜，对祖辈的医学业绩引以为豪，表达了传承祖业的志向和决心，传递了一心为患者的从业精神，同时亦感慨行医的艰辛。然而医学之外，这些诗文中亦透露了医家对生活的热爱与憧憬，展示了美好超脱的情怀与胸襟，以及交友吟韵的欢乐。

何书田崇拜祖业，对祖辈的业绩引以为豪，在他的诗中表达的淋漓尽至，如《校订家谱毕，敬题一诗于后》："方技传家七百年，云间氏族孰争先。太医题碣前朝显（原注：十三世祖讳严，明宣庙时，官太医院掌院使，嗣后吾家为太医者凡八世，同葬于薛山之麓，墓碣具存），世济颜堂故址迁（原注：《松江府郭志》：'世济堂，东城何天祥居，七世良医，名闻吴下。'元时旧迹，久废莫考）。遗业刀圭承祖荫，清芬俎豆奉乡贤（六世祖讳汝阊，于康熙五十八年崇祀乡贤）。远宗莫认三高后，南渡青龙一脉延（原注：始祖讳沧，宋高宗朝，官左朝奉大夫，制置京西北路干办公事，上骑都尉，扈跸南渡，居秀州之青龙镇[2]）。"何书田的父亲何元长继承祖业，医术甚高，复传诸儿子，何书田感叹道："脱非累世有毂相诒，其能致此耶？"何书田还亲身体验到了父亲的高

---

[1] 姚椿：一字子寿，布衣（1777—1853）。桐城姚鼐弟子，以古文名，与弟枢称华亭二姚，著有《通艺阁诗存》《晚学斋文钞》《樗寮文集》等。

[2] 青龙镇：今属上海市青浦区。

超医术，有一次在他赴科考时患重病，后经父亲元长医治而愈，他曾在枕上有句云："完体到家如得第，神方非父不还生。"崇拜、敬仰父亲的心情跃然纸上。何其超亦十分敬佩堂兄书田的功绩，其《藏斋诗钞·书子寿先生所作韦人兄生传后》："艺术名从著，黎洲[1]创例传。病须臣意诊，传自子长编。离合倏[2]千里，死生逾十年。草堂今寂寞，回首一潸然。"此诗作距书田之死，已12年，然念慕之情尤深。

何书田一生经历数次科考未成，最后继承祖业，安心于医，尽职尽力，成为一代名医，他深有体会，并作诗以宽慰和安定那些热衷于科举的年轻学子，如《中年废学，垂老无成，幸袭世业，以免长饥之叹，书此告同学诸子》："读书不能登青云，合思著述为传人，否则偏长薄技退而习，亦堪立誉兼资身。苦守一编外无好，岁岁秋风怜氄髟[3]，心灰头白梦初醒，冻馁徒教妻子笑。君不见秀才作医何山人，疲癃千百趋其门，家无恒业日饱食，药王灵可通钱神。倘学窗蜂攒故纸，老至无能又安恃，幸未将高曾[4]遗矩舍而嬉，或者与巫卜之流垂野史。"

何书田视医生为天职，不敢怠慢，其认真负责、一心为患者的态度，于其诗中可见，如《论医四首》："作医必有恒，服药必三世，古语人习闻，此义当深味。操术关死生，贱役实重寄。空诵轩岐书，安得仓扁秘，神明在三指，安危争一剂。虚实稍混淆，人命等儿戏，所以慎身者，勿就瞽医[5]试。"此诗是他50岁时所作，不仅自勉自励，还示及门诸子。他继吟道："治病与作文，其道本一贯，病者文之题，切脉膝理现。见到无游移，方成贵果断，某经宜某药，一丝不可乱。心灵手乃敏，法熟用益便，随证有新获，岂为证所难。不见古文家，万篇局万变，变化未易言，病根识宜确。人身诸疾苦，端赖手一搦[6]，所恨脉理微，意会口难告。吾父殆医圣，望之已先觉，闻声后审证，片

---

[1] 黎洲：指黄黎洲。清初著名的思想家、史学家。曾为张景岳立传例。

[2] 倏（shū）：极快地；忽然。

[3] 氄（mào）髟（sào）：犹烦恼。

[4] 高曾：指宗族中最在上之称。班固《西都赋》："工用高曾之规矩。"

[5] 瞽（gǔ）医：瞽，瞎眼。喻指庸医。

[6] 搦（nūo）：按下。意指按脉。

言定祸福。至今鄞山下，杏花满林馥，极盛难其继，勉哉箕裘[1]学。"诗所表达的实乃何书田为医所亲历，并以此教导后辈。

从何氏医家的诗文中可以了解名医勤奋的过程，事业的艰苦和生活道路的坎坷不平，如何书田《自述》四首："三十不成名，身半埋荒邱，便到无闻处，忽忽只几秋。槐黄跨羸骑，七度秦淮游（原注：余七应省试，两荐不售），爨桐纵遇棠，珊网不见收。问世术未工，讵敢生怨尤，未报乌鸟私[2]，隐抱家室忧。因之弃席帽，采药南山头，乡里无贵贱，呼吾好先生。先生本文士，岂愿以医名，谓是廿世业，黾勉究内经。有疾苟求治，濒殆忍弗行，晓出返昏夜，荒江迷来程。风雨卒然至，波掀舟欲倾，野宿耐饥冻，幸未伴水灵。"何氏医家的诊务是繁忙的，何书田与四弟其章（小山）均设医寓于嘉善之西塘镇，以二、三两日为期，与书田更替出入，从诗中可见其辛苦，《小山以医术游寓胥塘，十余年矣，订期往返，风雨不爽，兹又襆被出门，不能无慨》："百里烟波一叶舟，频年还往几曾休。抱山愿与兄偕隐，卖药仍教弟出游。早发梦惊啼鸟唤，宴归帆趁夕阳收。栉风沐雨[3]形癯甚，不及闲眠江上鸥。"这种百里舟程，风雨不改的寓期生活，非身尝者不能体会，非有决心服务的精神，也不能坚持到10余年的。

尽管行医艰辛，诊务繁忙，但他们捕捉时间，如守丧期，病休时，出诊路途，或顺路会友时，常作诗舒情。林则徐亦有评价何书田说："先生精医不言医，酒酣耳热好论诗，小沧浪馆昔联襼，题笺斗韵相娱嬉……岂徒方技足千古，盛业应归文苑中。"如何书田37岁时会友作《次韵[4]酬吴江唐医忏生（绍顺）诗》："翩翩名士又名医，读得书奇句亦奇。落笔快于船下水，吐心细似茧抽丝。时多俗病难施药，世有知音未废诗。我愿同君作刘阮[5]，天台深处采

---

[1] 箕裘：《礼记·学记》："良冶之子，必学为裘；良弓之子，必学为箕。"意指儿子往往继承父业。后因以"箕裘"比喻祖先的事业。

[2] 乌鸟私：即乌鸟私情。比喻侍奉尊亲的孝心。

[3] 栉（zhì）风沐雨：以风梳发，以雨洗头。形容道路奔波的辛劳。

[4] 次韵：旧时古体诗词写作的一种方式。按照原诗的韵和用韵的次序来和诗。

[5] 刘阮：东汉刘晨和阮肇的并称。相传同去天台山采药。典故见南朝宋刘义庆《幽明录》。

仙芝。"

　　二十三世何其章，号小山，何书田之弟，他医术精湛，诗笔醇茂，从他的诗中可见其对家乡的爱恋和从容淡泊的胸怀，如《七榆草堂诗稿》载有:《纳凉有怀》:"日落生微凉，薄暑喜暂退。晚风松梢来，谡谡[1]落空翠。初月涵水影，湛然逗秋意。"《崧村返棹》:"日夕北村返，苍苍云半阴，墟烟隐暮竹，木叶下孤岑。秋至蘋初合，雨余蛩[2]乱吟，水清清到底，照见淡然心。"题古心弟《竿山[3]红树图》:"昔居竿岭阴，今傍福泉[4]麓，延伫瞻故山，郁苍荫乔木。秋风飒然来，霜气凄以肃，凡条感荣枯，兹峰忻幽独。岂必丹砂染，夕阳媚崖谷，阿连[5]此栖迟，开轩逞游目。地远无近情，林幽有清馥，吾将返敝庐，共题竹竿竹。"读伯兄《竿山草堂续稿》题后:"苦吟双鬓早苍然，一瓣香[6]熏白乐天[7]。律细不嫌千遍改，气清只要篇传言。闭门懒卖韩康[8]药，把钓时移甫里[9]船。愿与老兄[10]同努力，元音直溯盛唐贤。"此又可见兄弟潜心作诗的情谊。《腊月四日郡中顾浦渔钦吉堂梅小庚姜小枚送惕甫[11]先生及令嗣井叔归苏州偕过草堂即席分韵得星字二首》:"天意与文会，龙江聚德星，十年来践约，一室坐谈经。新酒浮杯[12]白，寒山入座青，相随寻断碣，往迹已飘零。""蒲

---

　　[1]谡谡（sù）:形容风声呼呼作响。

　　[2]蛩（qióng）:古指蟋蟀。

　　[3]竿山:青浦之北竿山。

　　[4]福泉:指福泉山。在青浦重固镇。何氏重固支系居住在重固镇福泉山旁。

　　[5]阿连:泛指兄弟。

　　[6]一瓣香:指师承或仰慕某人。

　　[7]白乐天:即白居易。字乐天，号香山居士。唐代著名诗人。

　　[8]韩康:东汉人士。皇甫谧著《高士传》中人物，因卖药三十多年从不接受还价而为世人得知。遂借指隐逸高士。

　　[9]甫里:指今江苏苏州东南甪直镇。唐诗人陆龟蒙曾隐居于此。

　　[10]老兄:指何其伟，号书田，晚号竹竿山人。

　　[11]惕甫:即王芑孙，字念丰，长洲人，号楞伽山人，乾隆举人。性傲简，诗文清瘦，与法式善、张问陶辈相唱和，书学刘石庵，尤负盛名，有《渊雅堂集》。

　　[12]浮杯:亦称"流觞"。指古代民间的一种传统习俗，后发展成为文人墨客诗酒唱酬的一种雅事。

褐[1]不可作，先生[2]存典型；评诗呵冻墨，题书傍疏棂。棋罢月初上，筵开风满庭，匆匆挂帆别，遥指一江星。"诗中呈现了当年（1812 年）文人好友相聚送别，留饮赋诗的欢乐场面。

二十世何王模酷喜梅花，其《萍香诗钞》有《花朝后一日邓尉[3]探梅》："才过花朝后，风微雨乍晴。山云犹带湿，溪水自涵清。渐觉愁怀展，还教老眼明。探梅情久切，急急促行程。"他不仅热爱生活，对待生老病死亦十分超脱，如《示疾作》："铁山老人坚似铁，瘦骨撑持多岁月。九九总归八十一，千丈麻绳一个结。"何书田亦如此，如 51 岁时作《老境渐臻，不得已而用眼镜，赋诗志慨》（节）："何期昨秋来，老境忽余逮。两耳尚不聋，双眸几就昧。未甘作瞽医，借光出无奈。"60 岁时作《述怀》诗："读书岂求显，不读同氓蚩[4]。平生何所恃，一片虚灵思。学古知慎术，格物乃喻医。儒理未贯通，见陋方安施（中节）。经世空有还，著书难远垂。谁肯传宋清[5]，狂喜醉一卮。"诗中尽显其对待生死的态度，即生则当勤奋精医，死则不求传世颂名。可见何氏医家的学养与胸襟。

书田之子何鸿舫工诗能画，尤擅书法，时人获其药方，珍若拱璧，今仍保存的重固老宅院墙匾额"后先辉映"即出自其手。近代名医程门雪曾写诗评价："徐何辨证墨余录，父子名家迹久尘，留得一编残墨在，即论书法亦传人。"

（二）心存仁义，医德高尚

何书田《竿山草堂诗集》载《论医四首》序言："余自丙寅，继世业为医，迄今癸未，已十有八年，所经诊无虑数十万人，技非十全，而谬负时誉，可惧也。书此示及门诸子。"此四首的末首："幼学壮无闻，平生技止此，幸无苟得

---

[1] 蒲褐：指王昶，字德甫，自号蒲褐老人，学者称兰泉先生。青浦人，乾隆进士。湛经学，精金石考证，为时通儒。著有《春融堂集》《金石萃编》《湖海诗、文传》《明词综》《清词综》等。

[2] 先生：指王惕甫。此次聚会时，蒲褐先生已逝。

[3] 邓尉：指邓尉山。位于苏州城西南。是江南著名的探梅胜地，名为"香雪海"。

[4] 氓蚩（méng chī）：憨厚之人。语出《诗·卫风·氓》："氓之蚩蚩，抱布贸丝。"

[5] 宋清：唐代，长安卖药人，轻财好义，为时人所称许。

心，千金若敝履（原注：去秋有挟重币要余往者，至则病已不治，遂力却其聘）。规矩传高曾[1]，清白遗小子，肯堕货取术，致我家声浼。贫羸倍相怜，贵贱岂异视。常恐毫厘失，九生一或死。愿人长康寿，勿药各有喜。"此诗可见证何氏医家心存仁义，医德高尚，且代代相传，名扬四方。

1. 广交朋友，以诚相待

青浦何氏自清乾隆年间，二十世何王模（1703—1783）由奉贤庄行徙居青浦北竿山，前后历200余年，子孙繁衍，虽不如镇江支何氏十六世、十七世时期医生众多，但亦瓜瓞绵绵，医生不少，不仅在青浦声誉卓著，其行医范围还跨松江，乃至江南各地，成为地方社会颇有影响的世医家族。这其中除医学成就外，亦由于家族成员具有一定的儒学、文学成就，因此在士人阶层中交友较广，且朋友间互相以诚相待。

何王模，《松江府志》称他"以医行吴越间""雅好吟诗……有《萍香诗钞》行世"；其五世孙何鸿舫，《香雪轩记》说："先高祖铁山府君于雍正初年，卜居竿山之北，对山结屋，屋后隙地五亩，疏泉叠石，广植四时花木……时与诸名公觞咏为乐，因种梅最多，沈归愚先生以香雪轩题额。"还记述了何王模与友人沈学士大成、薛一瓢雪、胡恪靖宝瑈、王述庵昶、程澹亭沅、汪西村大经等的交往。何王模"医与一瓢议论最合"，有诗为证：《寄怀薛一瓢征君》："武林官阁忆盘桓，末座偏垂青眼看。十日羽觞常共醉，同时莲幕尽交欢（原注：予晤先生，在浙江巡抚鹿山李公署，时相叙者为陈征君经、王明经卓人、袁处士吁尊诸公）。鹤书征召求归急，鸿爪飘零欲住难。羡煞扶身铜婢好（原注：先生携铜杖一枝，号铜婢，袁简斋太史曾为作歌），山庄扫叶煮龙团（原注：《扫叶庄》，先生别墅）。"（《萍香诗钞》）

何书田在松江云间书院读书时结交了许多文人，如当时的主讲汪大经、王芑孙是有名的文人，还有同学如朱观白、徐士泰、钦善、高崇瑚、高崇瑞、梅春、改琦等，其中不少人后来也取得了相当的成就，如钦善"博学励节，工诗古文辞，有《吉堂诗文稿》"；改琦以诗画闻名，是晚清著名的人物画家之一，

---

[1] 高曾：指宗族中最在上之称。班固《西都赋》："工用高曾之规矩。"

尤擅仕女画，时称"改派"。即如程门雪作《医家何书田年谱》跋说："书田先生于医事烦忙之余，犹能以诗文书画接交当世名家，如山舟、述庵、频伽、苊孙、少穆、定庵、玉壶诸公，以增广其学殖，陶冶其性情、抒发其议论，而开拓其胸襟。"

何氏医家与诗文友的交往圈和患者圈通常是有交叉的，有因诗文之交而找何氏诊病的，亦有因诊病而成诗文之交的。在交往中医家与朋友始终是以诚相待，为人清廉，如何书田《添岁记》载："七月初，有海宁硖石镇蒋春圃者，遘危疾，介吴姓友携佛银八百为聘，星夜驰往，至则不及药矣，遂还其聘而返，人以为不伤于廉。"又如朱绶[1]《竹竿山人传》云："余交山人以诗，而山人再为余视病……独念与山人交数年，性情行谊，得其一二，世徒以医重山人，不知所得有出医外者，明是非，审义利，究心当世之务，而断断[2]于人材贤否邪正之辨。隐之于医，而显之于诗，则古之有道遗佚君子也。"当何书田生病时，"子寿、小枚以问疾先后见过，各诵'但使残年饱吃饭，但愿无事长相见'二语，以为欣幸云。"这是《添岁记》的结尾句，可见友人间真挚的感情。

毛祥麟的《徐何辨证》，是中医界大家熟悉的文章，程门雪先生读后亦欣赏何书田，说"每心仪其人"。这篇文章讲的是一患者春患伤寒，势已危，群医束手，其父刘先生遂请苏城徐秉楠、青浦何书田两位名医来诊治。徐至，诊视久之，曰："伤寒为百病长，死生系于数日之内，苟识病不真，用药不当，则变异立见，古有七日不服药之说，非谓伤寒不可服药，谓药之不可轻试也，若见之未审，宁不用药，岂可妄投以速其殆……"讲了一通理由而不处方。言未已，阍人报何先生至，徐退入夹室。

何入诊之，曰："冬伤于寒，而春病温，盖寒必从热化，今身反不热，而脉形潜伏，此热邪深陷，势将内闭矣。顷按脉时，曾于沉伏中求之，左手尺寸得弦，右则微缓。见症耳聋胁痛，寒热若有若无，兼之中满囊缩，时或身冷如冰。夫脉弦而耳聋胁痛者，病在少阳，盖脉循于胁而络于耳也；中满囊缩，右

---

[1] 朱绶：字仲环。江苏元和人，道光举人。以诗古文有声大江南北。著有《三正堂集》等。

[2] 断断（yín）：争辩貌。

脉微缓者，病在厥阴，盖脉循阴器而络于肝也；邪入阴分既深，故身冷如冰耳。辨其形症，是少阳厥阴同病也。古人治少阳病，谓用承气下之，反陷太阳之邪；用麻黄汗之，反助里热之势，故立大柴胡汤一方，解表攻里，两得其宜……方切脉时，两手虽奄奄欲绝，而阳明胃脉一线尚存，因思得一线之脉，即有一线之机。反覆研求，惟有轻可去实一法，以轻清之品，或可宣其肺气，冀得津液来复，神志略清，可再图别法。勉拟一方，服之于寅卯之交，有微汗，则可望生机，否则无及矣。"是时徐独坐室中，使仆往探，索方观之，乃大笑曰："是方能愈是病耶？果尔，可将吾招牌去，终身不谈医道矣。"言为何仆窃闻，达于主。何谓刘曰："闻徐先生亦在此，甚善，今晚虽不及相见，明日立方，必与共，千万为我留之。"何舟泊河沿，遂下宿，徐欲辞归，刘苦留之。

服药后，至四鼓果得汗，形色略定。天未明，何至复诊，喜形于色曰："尺脉已起，可望生矣。然必留徐先生，余为郎君疗此病，徐若去，余亦去耳。"刘唯唯。徐悉病有转机，无以自容，急欲辞归。刘曰："何曾有言：先生去，彼必不留。儿命悬于先生，惟先生怜之，虽日费千金亦不吝。"徐闻，知前言之失，默然无语。何一日登岸数次，不数日，病者已起坐进粥。乃谓刘曰："今病已愈，吾将返棹，徐先生已屈留多日，谅亦欲归。但前有招牌一说，或余便道往取，或彼自行送来，乞代一询。"徐遂丐刘周旋，刘设席相劝，至为屈膝，始得解。

何归，适佺某亦患伤寒，病剧，举家皇皇。何诊之，形症与刘似。曰易耳，遂以前法进，一剂不应，再剂而气绝矣。何爽然曰："今始知死生有命，非药之功、医之能也。"因函致徐，自陈其事而请罪焉。

这个故事出自小说家言，未免有些渲染过当。《中华医史杂志》（1954 年第一期）朱孔阳[1]说："明经[2]医德极高，决非真确。"《医世家何书田之医迹与行

---

[1] 朱孔阳（1892—1986）：上海松江人。生平爱好金石书画。解放后发起成立上海美术考古学社。曾撰写《何氏世系考》。著有《明墓志》《分韵古迹考》《分韵山川考》等。
[2] 明经：指何书田。唐代科举制度中科目之一。与进士科并列，主要考试经义。清代用作贡生的别称。

谊》文中，向迪琮[1]说："与徐秉楠以医龃龉，而终自引咎，不文过以饰非，其品德亦非常人所能企及。"何书田勇于自我批评，与朋友以诚相待，实为可取。

2. 关心时政，乐于奉献

在明清时代，诸多生员由于仕途不畅而留于乡村，通过科举、学校、诗文社等媒介而结成师生、朋友，共同维护着乡村秩序，对基层社会有积极影响。何氏世医亦有这些文化背景，因此往往积极参与地方公共事务，热心地方公益，并常做出奉献。

如二十二世何元长家境并不宽裕，仍出资刊印《陈忠裕公全集》[2]，而获得士人阶层的认可与赞赏。何书田在清道光三年（1823），苏松地区遭遇大水灾时，与四弟何其章积极参与赈济，动员富户低价售米，并自己以身作则，将米分发到贫户家。

何嗣宗《行述》中讲到其祖父十七世何汝阈："公居海滨，目睹塘坏叵测，日夜焦思，适族侄孝廉何刚奉郡侯方公命修筑，公遂与之筹画，倾家相助。"何汝阈医术高超，经常被召入官府给官员看病，虽关系密切，但并未利用这些谋私利，而是在事关地方百姓安危时挺身而出，献言献计，如《松江府志》《奉贤府志》记载："提督梁化凤素重之，梁病亟；有裨将谋作乱，以汝阈故尝活之，阴令其避。汝阈即入告梁夫人，请速发家财，以安军心，且告且泣。夫人感动，乃如汝阈指，遂弭其变。郡邑敦请为乡饮宾，殁祀乡贤。"当时军事长官多是以尅扣军粮，肥入私囊，这个裨将起而反抗，实在不是"作乱"。通过何汝阈以上行为，可知一个医务工作者，不但应当治好疾病，对群众有益的事情，也不应置身事外，他也因此赢得地方社会的尊重，死后得以"崇祀乡贤"。

何书田作为江南名医曾给时任江苏巡抚的林则徐及其夫人诊病，因而有了

---

［1］向迪琮（1889—1969）：四川双流城关镇人。工书、词学、擅楷、行书。1954年后任上海市文史馆研究员。著有《柳溪长短句》《柳溪词话》《云烟回忆录》等。

［2］《陈忠裕公全集》：陈子龙，谥忠裕，明末筹划起义，不屈而死的松江府人。由王昶倡议，为之刊集、建祠。1803年何元长之子何书田与庄泖客分任《陈忠裕公全集》编订，何元长出资付刊。

交往，除了诗文唱和外，并有时政的议论，《何书田年谱》云："承垂询东南利害，山人尽意以对，中丞极当意，遂定交焉……岁杪返掉，四昼夜制《东南利害策》十三道，密以献。后中丞举而行者九。并蒙手书楹联，句云：'读史有怀经世略，检方常著活人书'及书籍笔墨为赠。"在林则徐毕生事业中，禁止鸦片应是他最大的成就，而禁止鸦片政策中所采用的"戒烟丸"，其制方者即是何书田。他在《救迷良方·自序》中说："今者鸦片之流毒，遍海内矣，嗜之而死，虽亿兆人奚足恤，然岂无将死未死，忽幡然悔惧，求延残息于顷刻者，是不可不有以苏之，我欲生即生，良方具在焉。"即怎样让已中鸦片瘾毒之人，能够去除病根，恢复体力，重新做人，这是要靠医药的力量。何书田就根据这个拯救烟民的迫切需要，而辑成了《救迷良方》，其中最有效、平稳、递减法，少反应，而为人民乐用的药方，共18味药物，可以制丸或是熬成膏汁，民间相传称为"林文忠公戒烟方"，或者简称为"林十八"。在这样一个轰轰烈烈的禁烟运动背后，何氏医家，功不可没。故程门雪在《何书田年谱·跋》中说："所著《救迷良方》《东南水利》二书，尤为关心人民健康，留意国民经济之见端，不能仅以名医目之也。因书于《年谱》之后，以志我之钦佩。"

3. 救死扶伤，鞠躬尽瘁

从唐代孙思邈《千金方》的"大医精诚""大医习业"，到宋代以降，医学崇尚儒医，使医者不仅追求穷理而技艺高深，同时也践行以"仁"为中心的道德理想，如济世救人，不计回报，对待患者不分贫富贵贱等。何氏历代家训中都有关于医德的内容，家风延续，且能做到治病救人，鞠躬尽瘁，死而后已。

明代大学士王直撰《太医何彦澄挽诗序》，对何渊（六世）的医德大加赞赏："今之为医者众矣，视财利之丰约，以轻重其施，而于病之可否则后焉……若此者皆仁之贼，而余友彦澄之所深恶也。彦澄既薄官秩不受，视富贵如浮云，故其心仁厚，而施德于人为无穷。"而十九世何嗣宗，康熙进士李光地《赠自宗何子序》评价说："何子自宗，天人之学淹贯胸臆，惟以济人为心，不以利己为念，视人之疾，犹己之疾，视人之危，犹己之危，未尝责报。"又八世何士方在松江有"何长者"之称，明宣德进士蒋性中《何长者传》称赞何士方："贫者辞其报，富者受其酬，凡得酬，不蓄家产，不售金玉，惟收药置剂，济生劝善，余无他治。"即以医治富庶所得的酬劳，来贴补贫者的医疗费用，一生清贫，不蓄家产。

二十二世何元长尤喜接济贫困的病家，姚椿《竹竿山人传》说他："性豪侠好义，所得酬谢，辄散诸贫穷，及殁乃大困。"这在何书田《添岁记》中亦可印证："其年冬，与诸弟同居福泉山世济堂，守制坐食，积逋[1]几至万金。盖以先考在日，性豪迈，遇人厚，不欲藏金以遗子孙，而食指[2]又繁故也。"何氏世医的这种风气亦传承于二十四世何鸿舫、何运亨等后辈，他们对贫者除了不收诊金，还免费给药，何鸿舫有时还取钱串给患者带来的孩子，或是陪来的家属，叫他们买些"过药"吃，借此以为周济。

二十三世何书田对患者有求必应，即使力不从心，亦全力以赴，如他诗中所说:《暮秋，雨窗感作》(节):"唯闻求药者，造门若趋鹜。山人岂卢扁，内恧[3]且内惧，竟日诊百症，讵[4]无十一误。远来谢勿应，又恐攒众怒，务令每人悦，四方病无数。广济仁者心，量力以应付，客告井有人，救之我其赴。"二十三世何其章亦如此，凡远近之以疾见招者，不论贫富亲疏、有无酬报，随请随赴，即徒步数往视，不以为劳，人皆便之。他曾对好友钦善[5]说:"以重币招我于百里外，皆富贵人也，病过五分，即却谢之。因富贵人沉溺其心者重，无可返之心，即无可返之病，贪其币去，死尚一二年，百剂迁延，千金可致，吾不为也。若数十里内贫贱人病，虽至六七分，且无金，吾乃曰:病三四分耳，可治。所轻其辞者，实告必惊且悲，益甚其病，且无力就他医，甚其病，或速之死。设方治之，有底于生者，我无功；莫挽其死者，众且曰始闻病三四分耳，吾甘受医杀之谤。"舍名弃利，一心救治患者的仁爱之心令人钦佩。

在医疗资源不甚发达的古代，有一定名气，且医德口碑较好的医生，诊务是非常繁忙的，而对于仁义为怀的儒医来说，把患者拒之门外，或请出诊不

---

[1]逋（bū）：拖欠。

[2]食指：比喻家庭人口。

[3]恧（nù）：惭愧。

[4]讵（jù）：岂。

[5]钦善（1766—1828）：字茧木，行二，号正念居士，华亭人，诸生。博学励节，工诗古文辞，有《吉堂诗文稿》。

赴，都是有违其道德理想和职业操守的。再加上交通不便，路途奔波，对医生来讲，实在是呕心沥血，勉为其难的事。何其章（小山）就是这样辛劳加之受疫病感染而献身，何书田《添岁记》记载："六月中旬至七月之初，天炎旱，多时疫，百里内外踵门求请者无虚日。小山意不忍拒，又恃气禀素强，辄掉小舟冒暑而出，出必逾夕归，归不逾时即复出，旬余不遑[1]寝处。外感内损，神色顿瘁，然犹勉力以支，绝不言病。初二日早起，有人急要之嘉定，又将行矣。忽觉四肢寒，时方对客处方，告罢而卧。卧即发热，漏下数刻始已。初四日复寒且热，初五以后不甚寒，而热势渐壮，口渴，心内恐，若有所见，恶步履声，与之言，懒倦不能答。初服人参白虎汤，渴不止，改用升散法，得发疹遍体，而热仍不退，脉洪数益甚。至初十日东方未明，而懵然逝矣。"《福泉山上海历史之源·何氏故居》中说："自何元长至何鸿舫，三世四人，医务鼎盛，救人最多，何小山以盛夏抢救患疫患者，舍身忘己，年仅四十七而染疫以死。"可谓鞠躬尽瘁，死而后已。

何书田还常为病家着想，每劝人毋轻服药，曰："药有偏胜，不若调摄之为愈。"常教导患者养生之术，如其诗所说："当筵酒食休酣恣，涉路风霜善护持。悟得卫生真妙诀，菜羹蔬食胜参芪。"何时希《女科一知集》中记载一不孕患者，从中医辨证看，虽病证较复杂，即既有脘痛、便泄、痛经等中下焦虚寒之象，又有咽痛、舌剥等阴虚夹热之症，然经寒温并用、虚实兼顾之法治疗后，取得了良好效果。由此他感叹道："勿知难而缩手，庶乎可为人民之医！"这种钻研医术，一心为患者着想的精神同样可佳。

此外，受制于传统社会医疗场域的混乱、无序，他们还要在医患矛盾中艰苦努力。比如有不信任医生的试医患者，有一知半解的"知医"病家，有蛮横不讲理的患者等，在这种复杂情况下，医生自身的学术水平，实践经验，社会地位，与患者的沟通技巧，责任心等都是对医者的考验。在《何嗣宗医案》中有治安徽李藩台之病时，想必周围蜚语很多，何嗣宗立排众议，以贯彻诊疗；何书田曾碰到进门即问"识我何病"的患者，凭借高超的望诊技术，书田从患

---

[1] 遑（huáng）：闲暇。

者糟鼻、目无神，推测其"困于酒"，得到肯定后，又从"形容枯槁"推断其"胃无谷气"，进而诊断为膈证，已不治，患者离去后未一月即死。书田先生临殁前一年，碰到一个刁难的患者（《添岁记》称"恶客"），竟不体谅医生的病体，促使这位名医，在诊病桌上吐血三四碗（见鸿舫先生抄本），这是多么可悲和痛心之事。然这毕竟是少数，广大的民众是十分热爱为民服务的医生的，《福泉山上海历史之源》中记载了这样的场面："道光十三年癸巳（1833），何书田六十寿辰，'诗文故交，承致祝而畅叙者六百七十三人。''可见这位名医的交游宽广'。其子鸿舫六十岁时，有炮艇数艘来祝寿，鸣炮震于全镇（重固镇东街为商市），西街为民宅，中界以沏河，仅河一里之长耳，声势亦不弱。"

辛苦行医，报酬是不高的，仅是维持日常生活，但为了从事著书立说，何书田宁可过着典衣质钗、负逋度岁的日子，闭门却客，而悠然自得地咕哔吟哦，拈髯推敲，留下了近10种医著，这种追求医学文化的精神，可以说非比寻常，可敬可佩。他的《病余稿》全诗的最后两句："若使衰年能广济，福泉种杏亦成村。"可见其死而后已的为民服务精神，此亦是何氏众多医家的心声，值得学习颂扬。

二、何氏医家事略（一世至三十世）

何易宇（第一世，宋）

光启之长子。字业新。易理、医学，名闻中外。（《镇江谱》）

何楠（第一世，宋）

光启之次子。徽宗朝，官吏部侍郎。高宗时，以忤秦桧，隐于医。（《松江谱》）

何彦猷（第一世，宋）

初，岳飞在狱，大理寺丞李若朴、何彦猷、大理卿薛仁辅，并言飞无罪，万俟卨俱劾去。（《宋史·岳飞本传》）

绍兴中，为大理丞。时秦桧诬岳飞下狱，彦猷言飞无罪，万俟卨劾其挠

法，罢黜。(《中国人名大辞典》)

光启之四子。官大理寺丞，扈跸南迁（1127）。居京口十字街，为镇江始祖，亦以医传世。(《松江谱》)

何飞（第三世，宋）

字德明。精幼科，诊视如神，著《慈幼论》一卷。(《丹徒续县志·方技》)

易宇之孙。著有《慈幼论》行世，因以"慈幼"名堂。宋咸淳四年戊辰生，元天历二年己巳卒（1268—1329）。(《镇江谱》)

何侃（第四世，宋）

字直哉。绍定中，由儒士选授严州淳安县主簿。归隐于医，何氏以医名世自侃始。(《松江府志·艺术》)

官将仕郎。善医。四世孙銮，习其业。(《图书集成医部全录》引《松江府志》)

淳安公始饮上池水，著异方数十卷，秘之枕中。灯灯相印，故至今以方药著名，云礽不绝。(明李世祺《观谱原序》)

朝柱六世孙。行百四秀。官淳安主簿。任满不仕，研究方书，吾宗医实始于此。(《松江谱》)

按：侃为何氏医学世系的第四世，在松江一支则为医学之始祖。

何水（第四世，元）

官洛阳尹。谢官，隐镇江市药。为宋孝宗时太医院使何柱之六世孙。(《图书集成医部全录》引《镇江府志》)

按：何柱即何朝柱。

字思洁。元至顺元年庚午（1330）进士。官河南洛阳知县，以廉惠著。精医学，时灾疫盛行，水施药，活数万人。至元间，元政乱，水知天下将多故，遂致仕归，累征不出。(《丹徒县志·名臣》)

飞之子。号静轩。元贞元年乙未生，至正十七年丁酉卒（1295—1357）。(《镇江谱》)

何处恭（第五世，元）

元世祖朝，征召不出。私谥安素先生。(《樗寮文集·何氏世谱序》)

号梅轩。元世祖朝，征召不出，赐号正一持心处士。(《奉贤谱》)

侃之子。一名伸，行万六秀。世乱不仕，守父业。(《松江谱》)

按： 行万六秀，"行六"二字是排行，"万"是富饶，"秀"是才美之意，这种名号为元代所通用。

何禄元（第五世，明）

水之子。字天佑。品谊醇笃。水解组归，谓之曰："吾家世习医学，一遵古方，今丹溪先生弟子戴原礼，最得丹溪心法，盍往从之。"禄元奉命即往，数年，尽得其奥。凡遇奇症，投剂立效，时人谓之"小神仙"云。元后至元三年丁丑生，明洪武廿五年壬申卒（1337—1392）。(《镇江谱》)

何贵实（第六世，元）

处恭之次子。一名佺，号信斋，行庆七秀。研精祖业，绝意仕进。(《松江谱》)

按： 谱载贵实于延祐戊午（1318）修何沧墓事，略可知其生存年代。

何仁山（第六世，元）

朝柱九世孙。元大德进士。仕医学管勾。(《松江谱》)

名深仁，号仁山，又号仁斋，行庆三秀。元大德进士。避乱于中亭桥，筑汲古阁，著书以老。(《泖峰先贤录》)

何深基（第六世，元）

仁山之族弟。字正卿，行庆一秀。登进士。授医学管勾。(《松江谱》)

何渊（第六世，明）

丹徒人。精于医，征隶太医院。仁宗礼遇极隆，欲官之，不受，给太常寺正卿俸。(《江南通志》)

水之孙。字彦澄。诏征入京师，以医事三朝，咸膺殊眷。(《镇江府志》《丹徒县志》)

著《伤寒海底眼》(一名《海底眼医书》)，钞本，撰年约1644。(《中医图书联合目录》)

按： 撰年有误，据杨士奇序年为永乐丙申（1416）。

注： 其余有关何渊之资料，见《伤寒海底眼》中"何渊生平传略"。此书收于本套

丛书《何氏伤寒温病六书校评》。

何子英（第七世，元）

贵实之长子。字伯英，行真三秀。官平江路学录。亦精医术。（《松江谱》）

按：谱载："至正间，兄弟再整墓庵"，可考子英与子华之生存年代。

何子华（第七世，元）

贵实之次子。字仲华，行真四秀。仕元扬州路院学提举。有封诰。亦精于医。（《松江谱》）

何天祥（第七世，元）

侃曾孙。官医学教谕。起危疾如神。（《松江府志》）

广族子也。以刀圭济世，往往起危疾如神，而未尝责报。（《奉贤县志》）

按：何广，字公远，曾官上饶知县、御史、陕西按察副史，传见《奉贤县志》。著有《律解辨疑》若干卷，《松江府志·子部法家》著录之。不是医家，但因他系当时何氏的名宦，故《奉贤县志》引起他。而朱孔阳同志文中，却以"广族"为名，也作为医家，应为改正。他是六世。另有名广的医家，为第九世，见后。

字克善，号德斋耆老。至正间，官医学教谕。自青龙迁居云间郡城之东，有"壶春丹房"，会稽杨维桢为之记。郡守颜其居曰"世济"，"世济堂何氏"所由名也。（《樗寮文集》）

仕元医学教谕。时变告归，卜居松江、筑壶春丹房。（《奉贤谱》引《松江府志》）

云间医学教谕先生克善何君，以医名于郡，筑丹房于所居，以"壶春"颜之，志所得也。命东维子为之记，辞弗获，乃捉笔而言：夫壶春者浑然太极，生之本也，静而明，虚而灵，凡日之烜，雨露之滋，风霆之鼓荡，草木之萌蘗，靡非壶春一功也，而先生乃取名之丹房，喻医之仁亦犹壶春之发生万物，化育无穷焉。故知人在两仪间，气而已，天地之气不顺，则四时不序，百物不遂焉；人之气不顺，则五内不和，百疾咸作焉。是故先王忧民之伤生，立医师掌医，治之以药，使复其和，民得以生。然则先生之仁心，盎然和煦，同于壶春，奚啻泽于一郡耶。繇是推之，其为壶春，岂不至矣乎。乃汉之费长房幻入壶中，谓之长春，非余之所知也，唯先生自择焉，是为壶春丹房记。至正乙酉（1345）长至日，东维子会稽杨维祯撰。（《壶春丹房记》）

按：此文为《东维子集》所遗，今录之，可以作为该集补遗资料。杨维祯，字廉夫，诸暨人。元泰定进士。诗文书法名擅一时。有《铁崖古乐府》《复古诗集》等著。

仁山之长子。仕元医学教谕。所居有"壶春丹房"，名流争为之序，今犹存公之遗像，并杨铁崖记。（《松江谱》）

何天锡（第七世，元）

士志在天下者，必存心于博济，得志则推惠及人，不得志则独行其道可也。处博济之心，行独善之事者，其惟何君乎。君绍厥绪，研究家学，洞窥轩岐雷跗之奥。敏行讷讷，如不能言者，郡人亦莫知君也。后市隐于鹤城东之华表里，疾者以脉丐诊，辄道以致疾所由，若合符节。未尝以药值多寡较。于是乡士大夫咸多其能，比相称道而美之。君则曰：处厥职，任厥事，理宜然也，讵德行而市美耶。江海遗民张[⿰黑壽]尝论董仙人疗疾，辄令种杏，以彰厥功，即此以观，董犹有名心矣，张子以"何君当不在董下"之论，其孰曰不可。（节）岁在著雍涒滩（至正戊申1368）闰七月既望后五日钱塘芸轩生钱全徵拜撰，并隶古于华亭城东之味道斋。（《类汇·赠世儒医均善何先生序》）

仁山第四子，字均善。精医学。（《松江谱》）

何傛（第七世，明）

渊长子。荫太医院院使。（《丹徒县志·恩荫》）

字孟宏，号惠庵。太医院院使，例授奉政大夫。医名天下，渊随驾北京，屡往省视，建"仰日堂"以寓孝思，尚书王直作记，学士陈循等赋诗。明洪武廿五年壬申生，正统五年庚申卒（1392—1440）。（《镇江谱》）

按：陈循字德征，泰和人。永乐状元。景泰中，进华盖殿大学士。有《芳州集》。

何仪（第七世，明）

渊次子。荫太医院院使。（《丹徒县志·恩荫》）

字孟敏，号敬轩。太医院院使，例授奉政大夫。幼随父南京，遂隶籍焉。洪武廿七年甲戌生，弘治二年己酉卒（1394—1489）。（《镇江谱》）

按: 何仪当为南京何氏医学之始,但《镇江谱》中,仅著其子景为医,余失记载。

何养浩(第八世,明)

子华之子,字彦直,以医名世。(《松江谱》)

何士贤(第八世,明)

公世居松之华亭乡,高祖而上,业医有德。(中略)公性明敏,恭谨节俭,博学广记,涉猎经史,坐中谈论,亹亹有条,儒医兼通,士夫见重。国初以明医从事总兵官,下辽阳,跋涉海道,有《纪行诗集》。郡中乡饮,累征为介宾。晚年以"慎节"自号,医业济人,悉付于子。伯子澄,故有隐行,不失令名。(节)永乐十七年己亥,同郡旧月老人吕先达希阳著。(《类汇·慎节先生何公行状》)

天祥第三子。字伯愈,号慎节。言物行事,堪为轨则,儒医兼通。所著有《海道纪行诗稿》。累征乡饮介宾。元天历二年己巳生,明永乐十七年己亥卒(1329—1419)。(《松江谱》)

何士方(第八世,明)

天祥第五子。字叔刚,号慧芳。仕元嘉兴府县学教谕。仁慈爱物,医药不受值。进止容与,皆堪矜式,远近咸称为"何长者"。性尤洒落,不事生产,筑秋涛阁于泖河之道藏浜,又构竹深书屋于东关内,因取以为号。间究八法,诗词古文无不精妙,栽花插竹,引名人觞咏其中,逼真"二山"高致。议论必引经据古,确乎不易,人咸心折焉。殁后十四年,巡抚黄公犹为书其额云。葬焚化院。(《松江谱》)

按: 何士方的生卒年,李伯屿《云间何长者传》谓:"年至八十,卒于家,殁后十有四稔为宣德七年"语钩稽之,当为元后至元五年己卯生,明永乐十六年戊戌卒(1339—1418)。

何昱(第八世,明)

儁之次子。字仲显,号寿庵。医学著名。永乐二十一年癸卯生,正德六年辛未卒(1423—1511)。(《镇江谱》)

何昇(第八世,明)

儁之长子。字仲昭,号思杏。德行文章,乡邦推重,郡守累征大宾。医名

尤擅。永乐十九年辛丑生，弘治二年己酉卒（1421—1489）。(《镇江谱》)

何景（第八世，明）

仪之长子。字仲春。太医院医士。(《镇江谱》)

何旻（第八世，明）

渊之孙。字仲仁，号丹亭。工诗精医，著有《京江小梅诗稿》。正统四年己未生，成化十九年癸卯卒（1439—1483）。(《镇江谱》)

何澂（第九世，明）

士贤之长子。官东宫良医正。品行卓绝，暗室不欺，详《奉贤县志》。太守孙汉阳尝书其事于轴，悬堂中以自徼。(《松江谱》)

按：孙承恩，字贞甫，松江人。嘉靖间曾为汉阳知府。为文深厚尔雅，有《让溪草堂稿》。

何洵（第九世，明）

（上略）洵自永乐五年（1407）膺召，扈从大驾北征。后丁母忧，服阕赴京，太医院荐为院使，任以班首，公勤清慎，历六寒暑，活人无算。（节）吕先达撰（《类汇·故慎节先生何公行状》）

士贤第三子。字景浒，号存心。占籍上海。官太医院院使。元至正廿六年丙午生，明正统五年庚申卒（1366—1440）葬华亭县北园。(《松江谱》)

何广（第九世，明）

季父毅中，联芬拔萃，为医国之手，从事太医院，与游者多敬让之。（节）(《类汇·赠良医何子公谨序》)

士方之次子。字毅中，号诚斋，官太医院医士。(《松江谱》)

何永錣（第九世，明）

昱之次子。字惟善，号绍庵。业医。天顺四年庚辰生，嘉靖三年甲申卒（1460—1524）。(《镇江谱》)

何钟（第九世，明）

君父晓谷公悬壶邑东谏壁镇，君常随侍。（节）(《类汇·东郊何君墓表》)

儁之孙。字惟鸣，号晓谷。郡大宾。天顺八年甲申生，嘉靖廿一年壬寅卒（1464—1542）。(《镇江谱》)

何震（第十世，明）

由岁贡选泾阳教谕，规言矩行，为文亦谨守绳尺，时人重之。殁祠乡贤。（《松江府志·古今人传》）

字以升，广族也。规言矩行，品如金玉，文亦淳谨。由岁贡选训导，迁泾阳教谕。殁后崇祀乡贤。（《奉贤县志·儒林》）（原注：旧志入《文苑传》）

士贤之孙。号彦昇。官太医院医士，言坊行表，有古君子风。（《松江谱》）

何谦（第十世，明）

洵之长子，字益之。官太医院医士。（《松江谱》）

何严（第十世，明）

字公谨。天祥曾孙。宣德己酉（1429）副榜。性温厚，积学工诗文。何氏世业医，至严大究其奥。宣德中，官太医院副使。（《松江府志》）

严为人恂恂退让，读书积学，能诗文。以医世其家，疗治如神。宣德甲寅（1434）诏入太医院。寻病卒，年四十五。（《奉贤县志》）

严号著存。宣德四年副贡生，选阁门宣赞舍人。迁太医院院判。（《樗寮文集》）

士方之孙。天姿聪慧，学力过人，工诗文，精家学。宣德己酉副榜。甲寅岁，应诏入京，甫四月而得疾，卒于南熏坊之寓所。归葬薛山之麓，吴状元宽阡表，沈少卿粲志墓。洪武廿三年庚午生，宣德九年甲寅卒（1390—1434）（《松江谱》）

按： 吴宽，字原博，号匏庵。长洲人。成化状元，卒礼部尚书。诗文有典则，书法苏轼，有重名。

沈粲，字民望。松江人。官大理寺少卿，工书。

何穆（第十世，明）

子英之曾孙。字孟深，号橘林。医名远播。生平乐善循理，轻财好施。（《松江谱》）

何汝亨（第十世，明）

昇之孙。字贞甫，号伴蒲。太医院吏目。弘治四年辛亥生，嘉靖四十五年丙寅卒（1491—1566）。（《镇江谱》）

何溥（第十世，明）

字宗德。润之丹徒人。世以医名，高祖彦澄公（渊）受仁庙眷遇。父晓谷公（钟）悬壶邑东谏壁镇，君常随侍，因自号东郊居士。幼业儒，邃于理学，念济世利人，除仕宦莫如医，且世业也，遂本儒理以穷医道，探原《灵》《素》，下逮刘张李朱诸家，靡不融释其义蕴。视人之疾，不啻在己，少不得当，早夜沉思，至废寝食……盖以纯儒之心，精究医意，识解独超，而又绝去趋避之见，乃臻神妙若此。（下略）马一龙撰。（《类汇·东郊何君墓表》）

按：马一龙，字负图。溧阳人。嘉靖进士，官至国子监司业，著有《农说》。

钟之长子，医学正科。弘治五年壬子生，嘉靖三十五年丙辰卒（1492—1556）。（《镇江谱》）

何潘（第十世，明）

钟第五子。字宗源，号东畦。医学正科。弘治十六年癸亥生，万历二十二年甲午卒（1503—1594）。（《镇江谱》）

何庠（第十世，明）

旻之孙。字养文，号杏山。太医院医士。弘治十六年癸亥生，嘉靖三十五年丙辰卒。（1503—1556）。（《镇江谱》）

何鼎祥（第十世，明）

东城何鼎祥"七世良医"，闻于吴下，人以名其堂。（《松江府志》）

谦次子。字迪善。精医，名振一时，世居东城"世济堂"。（《松江谱》）

何全（第十一世，明）

华亭人。自宋元来，世以医名，全不徙故业，益精其术，每以匕剂起沉疴，无责报意。领正统丁卯（1447）乡荐。特授御医，累擢院使。亲老乞归，御制诗送之。（《江南通志》《松江府志》《奉贤县志》）。

撰有《翠谷良方》。（《松江府志·艺术》）

严之长子。字廷用，号翠谷。正统丁卯举人。少负轶才，志趣旷逸。登荐后，益精岐黄，沉疴危疾，匕剂立起。尝被召入京，特授御医院掌院正使。留侍内廷，有功勋，敕建"俊士坊"，在郡城东门内。松江府知府黄平、华亭县知县敦天直建（按：嘉靖六年，迪功郎孙男九经重建；天启三年，五世孙从效重修）。赐金铸神农黄帝象。时宦者王振用事，公不乐仕进，旋以亲老告养南归，御制诗文送之。高风仁术，一世景慕。详载《云间志略》及郡、县志。永乐七年己丑生，成化十年甲午卒（1409—1474），葬玉屏山昭位主穴。（《松江谱》）

何员（第十一世，明）

严之次子。字廷规，号朴轩。官太医院医士。（《松江谱》）

何纯祺（第十一世，明）

谠之长子。字天申。隐于医，与弟俱行道浙地，因家焉。（《松江谱》）

按：谠非医，纯祺与弟纯禧，迁为浙江运盐河支，后世不详。

何纯禧（第十一世，明）

纯祺之弟，与兄行医浙江运盐河。（《松江谱》）

何宗武（第十一世，明）

穆之次子。号博济。孝友洒落，直道待人。亦精世业。（《松江谱》）

何棐（第十一世，明）

钟之孙。字从周，号守谷。业医。嘉靖五年丙戌生，万历十一年癸未卒（1526—1583）（《镇江谱》）

何植（第十一世，明）

濬之次子。字从建，号松泠。医学正科。嘉靖三十三年甲寅生，崇祯元年戊辰卒（1554—1628）。（《镇江谱》）

何谦（第十一世，明）

庠之长子。字益卿，号龙泉，医学精邃，尤擅外科。嘉靖三年甲申生，万历三十五年丁未卒（1524—1607）。（《镇江谱》）

按：松江支第十世亦有名谦者，异地同名。

何凤春（第十二世，明）

全之子。太医院御医。（《松江府志》附传）

全第四子。字以仁，号爱山。府庠生。精世业。洒落不事家人生产，肆志于诗酒间。官太医院御医。告归省墓，复被召赴京，坠清河卒。讣闻京师，上嗟叹累日，谕祭清河。思公进"太平丸"功，特配食功臣庙，春秋二祀。女字刘媛（瑗）者，得公秘传。葬玉屏山。（《松江谱》）

何凤池（第十二世，明）

全第七子。字文美，号希杏。精家学，与兄爱山齐名。王梅庭为作像赞，已佚。景泰二年辛未生，正德九年甲戌卒（1451—1514），葬东门北城脚。（《松江谱》）

何㻞（第十二世，明）

宗武第四子。号兰畹。庠生。习祖业。（《松江谱》）

何文荣（第十二世，明）

永锼之曾孙。字贵卿，号润西。业医。嘉靖三十三年甲寅生，卒年无考（1554—？）。（《镇江谱》）

何文龙（第十二世，明）

文荣之弟。字化之，号春宇。医学正科。嘉靖四十年辛酉生，卒年无考（1561—？）。（《镇江谱》）

何然（第十二世，明）

溥之孙。字时安，号少东。医学正科。嘉靖二十七年戊申生，万历四十年壬子卒（1548—1612）。（《镇江谱》）

何罴（第十二世，明）

溥之孙。字时祥，号肖雩。南京太医院吏目。嘉靖四十四年乙丑生，万历四十五年丁巳卒（1565—1617）。（《镇江谱》）

何廉（第十二世，明）

罴之弟。字时介，号肖东。医学著名。隆庆三年己巳生，崇祯六年癸酉卒（1569—1633）。（《镇江谱》）

何烈（第十二世，明）

应载之父。赠承德郎，太医院院判。（《丹徒县志》）

钟之曾孙。字武卿，号肖充。嘉靖三十三年甲寅生，万历二十八年庚子卒

（1554—1600）。（《镇江谱》）

何爌（第十二世，明）

字仁源。以医名，遇人病，虽贫贱，务尽心诊视，不屑屑计财利。何氏自宋防御使曰公务者，谢官隐镇江市药，孝宗乃官其子朝柱太医院使。历六世、生元洛阳尹曰水，复谢官隐镇江市药。水有孙曰渊，字彦澄，诏征入京师，以医事三朝，咸膺殊眷。爌其六世孙也，绍述家学。著《伤寒全生集》梓行。年近八十，无疾卒。子孙多以医名世。（《镇江府志》《丹徒县志》）

按：《中国医学大辞典》《中国医学人名志》均著录，文同。

《伤寒全生论》一卷、《伤寒全生集》五卷，均何爌著。（《丹徒县志·艺文》）

钟之曾孙。字显卿，号仁源。名重岐黄，心存济世。著有《伤寒全生集》行世。嘉靖四十一年壬戌生，崇祯九年丙子卒（1562—1636）。（《镇江谱》）

何燔（第十二世，明）

澹之孙。字盛卿，号恒所。业医。嘉靖四十三年甲子生，崇祯十三年庚辰卒（1564—1640）。（《镇江谱》）

何文显（第十二世，明）

植之长子。字君谟，号顺泠。业医。万历八年庚辰生，清顺治二年己酉卒（1580——1645）。（《镇江谱》）

何文默（第十二世，明）

儁五世孙。字讷卿，号云江。医学正科。嘉靖廿八年己酉生，天启七年丁卯卒（1549—1627）。（《镇江谱》）

何文煜（第十二世，明）

禄元八世孙。字仁泉。医学正科。万历三年乙亥生，卒年不详（1575—?）。（《镇江谱》）

何其益（第十二世，明）

谦第三子。字春堂。业医。嘉靖三十六年丁巳生，万历十七年己丑卒（1557—1589）。（《镇江谱》）

何琏（第十三世，明）

鼎祥之孙。字宗器，号春田。官太医院医士。（《松江谱》）

何九传（第十三世，明）

凤春之长子。字宗裔，号述庵。袭职太医院医士。（《松江谱》）

何九经（第十三世，明）

官伊府良医正，世其业。（《松江府志》附传）

御医、封迪功郎何九经墓在薛山。（《青浦县续志·名迹》）

字宗礼，号野云。华亭廪生。爱山第四子。官伊府良医正，升御医，封迪功郎。世宗朝，奉旨往广东拣选药材，使还称旨，赐锦绮二端。葬薛山祖茔。（《松江谱》）

何銮（第十三世，明）

字廷音。华亭人。四世祖将仕郎侃善医（按：侃为銮之九世祖），世传其业，銮尤精太素脉。龙华张副宪以雏僧饰女妆，腕带金钏，隔幕试之，銮诊曰：此脉清如入水珠，乃方外孤子之流，不应在公府中。副宪叹为神人。尝视督学冯侍御疾，知其为父暮年子，及病所由起，皆隐中。其四世孙如曾亦善察脉。（《松江府志》《奉贤县志》）

钦差提督学校巡按直隶监察御使冯，据医士何銮义割祖茔前地，创建儒学。其青浦县治，察院基址，悉皆捐助，不受价值。相应延为乡饮，以彰有德（节）。嘉靖二十一年（1542）（《类汇·给捐助修青浦县学义田帖》）

宋何沧十二世孙也，善医，精太素脉。（《中国医学人名志》）

按： 何沧仕宋左朝奉大夫，为何氏从汴梁（许昌长葛）迁居青浦县青龙镇之始祖。与何氏第一世医家何楠，何彦猷为从兄弟，第四世医家何侃是其曾孙。

羃之子。号育泉。府庠生。以医名世，有奇验，载府、县志。青浦县廱及文庙基址，皆出产以助义。医不受值。有督学冯公给帖。有司高之，延为乡饮大宾。（《松江谱》）

何应绥（第十三世，明）

文荣之长子。字伯宠，号振西。业医，居孟河固村株树下。万历十四年丙戌生，清顺治四年丁亥卒（1586—1647）。（《镇江谱》）

何应珩（第十三世，明）

显五世孙。字季白，号玉吾。业医。万历四十三年乙卯生，清康熙十九年庚申卒（1615—1680）。（《镇江谱》）

何应瑞（第十三世，明）

然之子。号继雩。业医。隆庆六年壬申生，天启六年丙寅卒（1572—1626）。（《镇江谱》）

何应祯（第十三世，明）

溥之曾孙。字吉甫，号继东。业医，著名维扬，崇祯时，遂偕三子居焉。万历元年癸酉生，崇祯五年壬申卒（1573—1632）。（《镇江谱》）

何应祥（第十三世，明）

应祯之弟。字兆甫，号继垣。业医，客居河南（按：此河南二字系指运河南岸，非河南省）。万历六年戊寅生，卒年无考（1578—?）。（《镇江谱》）

何应祉（第十三世，明）

应祯之弟。字锡甫，号继美。业医。万历十七年己丑生，卒年无考（1589—?）。（《镇江谱》）

何应奇（第十三世，明）

黑之子。字成志，号幼雩。礼部医官。万历十二年甲申生，清顺治十一年甲午卒（1584—1654）。（《镇江谱》）

何应佐（第十三世，明）

廉之次子。字鸣皋，号启东。业医。万历三十年壬寅生，卒年无考（1602—?）。（《镇江谱》）

何应时（第十三世，明）

著《何氏类纂集效方》十八卷，有康熙间毓麟堂刊本。（《中医图书联合目录》）

钟四世孙。字尔中，号继元。医寓丹阳。万历十八年庚寅生，清康熙二年癸卯卒（1590—1663）。（《镇江谱》）

注：此书收于本套丛书《何氏方书三种校评》。

何应璧（第十三世，明）

丹徒人。性颖悟，贯穿医书数千卷。贫者病，济之药，更助以资，镇江良医称何氏。(《江南通志》)

字继充。渊七世孙。医学书数千卷，任取一叩之，无不穿贯本末。贫者病，济之药，更助以资。是时镇江医甚盛，何氏为最，病者服诸医药弗愈，持质应璧，少损益，辄立愈。人未病，早决其生死。书法遒美，酌用苏、米而变化之。以子金城，封湖州府知府。(《镇江府志·方技、忠义》)

钟之四世孙。字次奎，号继充。太学生。性颖悟，于医独有神解（中同《县志》，节），由是名震海内。万历二年甲戌生，崇祯十一年戊寅卒（1574—1638）。(《镇江谱》)

注： 其余有关何应璧之资料，见其著《增编药性赋》中"何继充生平传略"。此书收于本套丛书《何氏本草类纂与药性赋校评》。另著有《医方捷径》，此书收于本套丛书《何氏方书三种校评》。

何应载（第十三世，明）

何烈子，授太医院院判。(《丹徒县志》)

京口何继充与其弟嗣充，当代医王也。参定李长科所著《胎产护生篇》。(《女科书录要》引该书李序)

字坤甫，号嗣充。以名医荐，授太医院院判。万历二十年壬辰生，清康熙九年庚戌卒（1592—1670）。(《镇江谱》)

何应周（第十三世，明）

爌之长子。字起文，号达源。医学正科。万历十八年庚寅生，崇祯十四年辛巳卒（1590—1641）。(《镇江谱》)

何应壮（第十三世，明）

爌第四子。字尔谦，号印源。以岐黄名世。万里二十七年己亥生，崇祯九年丙子卒（1599—1636）。(《镇江谱》)

何应圻（第十三世，明）

爌第六子。字尔萃，号澄源。医学正科。万历三十五年丁未生，清顺治

十八年辛丑卒（1607—1661）。（《镇江谱》）

何应参（第十三世，明）

燔之次子。字省之，号继恒。业医。万历四十五年丁巳生，卒年不详（1617—？）。（《镇江谱》）

何应举（第十三世，明）

儁之六世孙。字素恒，号肖春。业医。万历三年乙亥生，卒年不详（1575—？）。（《镇江谱》）

何应豫（第十三世，明）

著《妇科备考》四卷，有嘉庆间刊本。（《中医图书联合目录》）

注：此书收于本套丛书《何氏妇科专著校评》中。

何应珮（第十三世，明）

文煜长子。字巽池。精医学。万历二十五年丁酉生，卒年不详（1597—？）。（《镇江谱》）

何一才（第十三世，明）

其益长子。字子美，号孺龙。精岐黄术，有奇效。太史陈仁锡为作传，已佚。万历十二年甲申生，清顺治四年丁亥卒（1584—1647）。（《镇江谱》）

何十奇（第十四世，明）

九经长子。字彦伯。官太医院医士。（《松江谱》）

何十翼（第十四世，明）

字承云。天祥七世孙也。官景、楚二府良医正。隆庆四年（1570）告归，一郡倚为司命。馈遗充斥，悉散之贫者，里人见之，必拱手加敬，称仁人云。（《松江府志》《奉贤县志》）

（上略）余尝心慕乎承云何公之医也。公克以医世其家，家有藏书，咸禁方奇经，秘勿传，公受而读之，裁以己意，核以古法，术益精良，而公之名日益显。于是起为景藩御医，声驰吴楚间。未几南归，乡之扶疾而赖公以起者，户满屦矣，四方请药者，车塞道矣，公不问贫富远迩，求即辄应，投即辄中，故自荐绅先生以及细民之家，每见公必拱手加敬，称仁人云。庚辰秋，余抱病三月，几与鬼邻，而复值母艰，内有哀痛迫肠，外有虚热攻体，时命大谬，谓当已耳。适余恍惚中若有以公告者，当是时，余未识公也，及公至，按而视之，洞烛如白日，投药试饵，应手而愈。故自今循顶至踵，得与有生之乐者，孰非公之所赐耶。然则公非直与将相等也，有将相不及公者三：相与将位尊骄倨，每倚富贵而羞贫贱，至疾苦不相闻，而公以药石惠及于匹夫匹妇，其不及公者一也。虚縻爵禄，执空文以罔君上，无所称塞，而公视人若视其身，治病若治其家，德不望报，报不责厚，其不及公者二也。将与相不贤，或巧攫善类，阴螫豪杰，以快私意，而公于贤士大夫保恤调和，毕其技能，有扶植善人之心焉，其不及公者三也。是三者公得以施于一乡，而不能施于天下，异日者不肖傥有进，则请师其意而广之，公借其术以医不肖之身，不肖借其术以医天下人之心，庶几有以谢公也夫。嘉靖丁未周思兼莱峰撰。（《类汇·赠承云何先生序》）

按： 周思兼，号叔夜。华亭人。嘉靖进士。除平度州知州，举治行第一。累官湖广佥事。

斯何冠之峨峨，而绶之若若耶，其出入王门时耶，又何其鬓之皤然而颜之童然耶，其表仪乡国时耶。绘者能貌公，而不能写公活人之苦心；瞻者知式公，而不能溯公簪缨之家世。吾为题之卷端，以永诏乎来祀。嘉靖乙丑陆万钟撰（《类汇·辅翁像赞》）

按： 陆万钟，字元量，号敬斋。进士。官布政司右参政。

九经次子。字辅伯，号承云。性情质直，见义必为。年十八，赴京选授景府良医正。

时景藩为世皇爱子，宠拟东宫，公恒以匡谏，王嘉纳焉。王薨，转授楚府良医正，楚王尤重公，令摄长史事，诸王亲有不法者，公得绳之。隆庆初，年近八旬，致仕归里，江南数郡仰公若孙华云。正德十二年丁丑生，万历廿七年己亥卒（1517—1599）。（《松江谱》）

何十哲（第十四世，明）

全之曾孙。字明伯，号濬泉。府庠生。通家学，工吟咏。（《松江谱》）

何十儒（第十四世，明）

凤池之孙。字俊伯，号晓峰。官太医院医士。（《松江谱》）

何十信（第十四世，明）

十儒之弟。字言伯，号晓江。孝友性成。以医名世。嘉靖六年丁亥生，万历十年壬午卒（1527－1582）。葬车墩镇金巷村新阡。（《松江谱》）

何十洲（第十四世，明）

员之曾孙。字集仙，号忆岩。徙居张堰，医道大行，尝有客舟病疫者数人，悉扶至家疗之。生平乐善好施，大都类此。（《松江谱》）

何十世（第十四世，明）

员之曾孙。号景岩。医名振起，又善解纷，里中人咸倚仗之。寿至八十。（《松江谱》）

何士敬（第十四世，明）

袭职太医院医士，升任潞府良医正。（《松江谱》）

何金瓒（第十四世，明）

应奇之长子。原名金铠。字元师，号衷雪。医学正科，郡大宾。万历三十四年丙午生，清康熙二十九年庚午卒（1606—1690）。（《镇江谱》）

何金铠（第十四世，明）

应奇次子。字元峰，号寅东。业医。万历三十八年庚戌生，清顺治十三年丙申卒（1610—1656）。（《镇江谱》）

何镇（第十四世，清）

著《本草纲目类纂必读》三十六卷、《何氏家传集效方》三卷、《何氏附方济生论必读》十八卷，并康熙间刊；《何氏济生论》八卷，嘉庆间刊。（《中医图书联合目录》）

按：撰述年《联合目录》作康熙十一年壬子（1672），均系何镇晚年之著。

应时之子。字龙符，号培元。业医。明泰昌元年庚申生，清康熙十三年甲寅卒（1620—1674）。（《镇江谱》）

注：其余有关何镇的资料，可见其著《本草纲目类纂必读》中"何镇生平传略"。《本草纲目类纂必读》收于本套丛书《何氏本草类纂与药性赋校评》。《何氏附方济生论必读》收于本套丛书《何氏方书三种校评》。

何锵（第十四世，清）

应时次子。字子将，号真元，又号陶庵。业医。明天启七年丁卯生，清康熙四十四年乙酉卒（1627—1705）。（《镇江谱》）

何金奏（第十四世，明）

烈之孙。字元雅，号寅充。业医，寓居常州。万历二十六年戊戌生，卒年不详（1598—？　）。（《镇江谱》）

何金璜（第十四世，明）

金奏之弟。字元玮，号觐充。业医。万历三十二年甲辰生，清康熙九年庚戌卒（1604—1670）。（《镇江谱》）

何金鼐（第十四世，明）

应载之长子。字九和，号理充。医学正科。万历四十一年癸丑生，清顺治十六年己亥卒（1613—1659）。（《镇江谱》）

何金组（第十四世，清）

应载第三子。字元缓，号仍充。以医名。明天启六年丙寅生，清康熙三十一年壬申卒（1627—1692）。（《镇江谱》）

何金珑（第十四世，清）

应载第五子。字元芮，号振充。医寓丹阳。明崇祯二年己巳生，清康熙十七年戊午卒（1629—1678）。（《镇江谱》）

何金玟（第十四世，清）

爌之孙。字文玉，号复源。业医。明崇祯元年戊辰生，清康熙三十七年戊寅卒（1628—1691）。（《镇江谱》）

何金琪（第十四世，清）

精于医。康熙甲戌（1694）奉召入京，上念其老，命肩舆入大内，真异数也。时公卿皆折节，奉上谕主于张文贞相国第。后奉旨于南书房校仇诸医书。事竣，赐人参、文绮、冠、靴等物。驰驿归里。（《丹徒续县志·方技》）

应壮之次子。字共玉，号绳源。国学生。奉召入京（中同县志），大学士明珠、张英遇之尤厚。吾乡相国张文贞公，以公为渭阳尊行，且奉上谕，遂主于其府第，相得甚欢。（下同县志）驰驿归里，为一时仅事焉，敕封儒林郎、

候选州同。明天启六年丙寅生，清康熙三十五年丙子卒（1626—1696）。（《镇江谱》）

按：明珠，满洲人。为《大清会典》《明史》等官书总裁官。张英，字敦复，桐城人。康熙进士。有《笃素堂集》。

何金顼（第十四世，清）

应壮第四子。字端玉、号纯源。业医，明崇祯十四年辛巳生，清康熙五十年辛卯卒（1641—1711）。（《镇江谱》）

何金瑄（第十四世，清）

爃之孙。字宣玉，号宗源。以医著名，刊有《校订何氏本草类纂》行世。明泰昌元年庚申生，清康熙廿三年甲子卒（1620—1684）。（《镇江谱》）

参订何镇所著《何氏附方济生论必读》。（《中医图书联合目录》）

按：《何氏本草类纂》《何氏附方济生论必读》均有康熙十五年丙辰（1676）毓麟堂刊本，疑皆何镇所著，经何金瑄校订刊行者，因是时镇已卒，金瑄为其族弟也。

何金堡（第十四世，清）

应圻长子。字森玉，号溥源。医寓邗东嘶马镇。明崇祯四年辛未生，清康熙五十三年甲午卒（1631—1714）。（《镇江谱》）

何金玙（第十四世，清）

应圻次子。字与玉，号溯源。业医，寓居六安州。明崇祯五年壬申生，清康熙十二年癸丑卒（1632—1673）。（《镇江谱》）

何金琦（第十四世，明）

应圻第三子。字奇玉，号衡源。业医。明崇祯十年丁丑生，清康熙五十三年甲午卒（1637—1714）。（《镇江谱》）

何金琇（第十四世，清）

字秀玉，号崇源。邑诸生。有声庠序，屡试不得志，遂弃举子业，究心先世岐黄之学。方明洪、宣间（按：当为永乐间），有彦澄公（渊）以医显于朝，三杨先生皆折节敬礼；嗣是代有闻人；至明末，仁源（爃）、继充（应璧）两公名益重，仁源即崇源之大父，而继充其世父也。崇源尽发累世之藏书，精研于阴阳表里、虚实补泻之法，于是医学大进，所至辄有奇效，四方延请者，岁无虚目。又念药物可以疗病，非所以养生，日取《参同契》《悟真篇》诸书，详证其奥义。复手定冲虚子《金丹真论》，往往有心悟独得之解，为前人所未发。平居静穆淡远，喜愠不形，每言境过辄忘，胸中不留一物，盖天资近道如此。(《丹徒续县志·方技》)

爌之孙。郡乡饮大宾。精研医理，活人甚众。手著《金丹正理》行世，大学士张文贞深为赏识，录呈御览。明崇祯八年乙亥生，清康熙五十五年丙申卒（1635—1716）。(《镇江谱》)

何金瑝（第十四世，清）

金琇之三弟，字笔玉，号宏源。以医著名。明崇祯十一年戊寅生，清康熙三十五年丙子卒（1638—1696）。(《镇江谱》)

何金简（第十四世，清）

金琇之四弟。原名金华，字和玉，号友兰。以医著名。明崇祯十三年庚辰生，清康熙四十三年甲申卒（1640—1704）。(《镇江谱》)

何金根（第十四世，明）

医士何金根性躁易怒，早亡。(《松江府志》《丹徒县志·节孝》)

儁七世孙。字元辂，号小酉。业医。万历三十七年己酉生，崇祯五年壬申卒（1609—1632）。(《镇江谱》)

何金汤（第十四世，清）

儁七世孙。字元巩，号峙东。医寓扬州东关。明天启三年癸亥生，清康熙三十一年壬申卒（1623—1692）。(《镇江谱》)

何金砺（第十四世，明）

应璧之侄。字元石。太学生。亦以医著。(《丹徒县志》附传)

号绍充。医著名。万历二十年壬辰生，清康熙五年丙午卒（1592—1666）。(《镇江谱》)

何金朋（第十四世，明）

一才之长子。字兰生，号龙芝。业医。万历三十七年己酉生，清顺治十三年丙申卒（1609—1656）。(《镇江谱》)

何金鼎（第十四世，明）

应珮之子。字大还。丹阳县医学。天启二年壬戌生，卒年不详（1622—？）。（《镇江谱》）

何从政（第十五世，明）

十翼次子。字明卿，号心云，更名其通，号云江。官太医院医士。立心忠厚，志行端方。隆庆二年戊辰生，崇祯十五年壬午卒（1568—1642），葬薛山。（《松江谱》）

国医华胄，刀圭神授。弱冠即选籍廊岩，暮年而栖迟林岫。恒以半匕鼎丹，跻斯世于仁寿。故观表而测里者，瞻公之遗像，即可卜宅心之敦厚（节）。侄孙铿百拜谨撰（《类汇·叔祖云江公像赞》）

按： 何铿，字贞石，进士，官都察院。

何从教（第十五世，明）

十信次子。字瑞卿，号少江。慷慨直谅，胸无畦町，每遇花朝月夕，座上客常满，尊中酒不空，琐琐家人产，不计也。甫弱冠，医名鹊起，用药多奇中，由其胆识过人也。嘉靖二十六年丁未生，万历四十一年癸丑卒（1567—1613）。（《松江谱》）

何从效（第十五世，明）

十信第三子。字庠卿，号及江。徙居望河泾。亦精世医。轻财好施。嘉靖二十九年庚戌生，天启五年乙丑卒（1550—1625）。（《松江谱》）

何从台（第十五世，明）

十洲次子。字君辅，号斗元。潜究儒书。通家学，晚年业益精通，全活无算。（《松江谱》）

何纶（第十五世，明）

缜之兄。字朝美，号晴海。体修貌伟。年十九，入郡庠，科试冠军，食饩。与兄九困棘围，绝意进取，益肆力于古文，下笔千言争赴腕下，董司马幼海尝师事之。且能大恢先业。弘治七年甲寅生，万历元年癸酉卒（1494—1573），葬佘峰之阴。（《松江谱》）

何缜（第十五世，明）

余河潭支，珙第三子。号晴洲。精家学，授太医院医士。性旷达，敏慧便捷，人服其能。正德十三年戊寅生，嘉靖三十三年甲寅卒（1518—1554）。（《松江谱》）

何衍（第十五世，清）

镇之长子。字子长。编次何应时所著《何氏类纂集效方》、何镇所撰《何氏附方济生论必读》十八卷。崇祯十三年庚辰生，卒年不详（1640—？）。（《镇江谱》）

何涝（第十五世，清）

镇之次子。字瞿涛，号京元。编次何镇所撰《何氏附方济生论必读》十八卷。顺治五年戊子生，康熙三十一年壬申卒（1648—1692）。（《镇江谱》）

何仁沾（第十五世，清）

应时之孙。字人元。业医。顺治十五年戊戌生，卒年不详（1658—？）。（《镇江谱》）

何浩（第十五世，清）

应璧之孙。字公直，号世充。医寓扬州大桥镇，复移居五州。明崇祯元年戊辰生，清康熙四十二年癸未卒（1628—1703）。（《镇江谱》）

何浣（第十五世，清）

金组次子。字又新，号又充。业医。康熙五年丙午生，雍正七年己酉卒（1666—1729）。（《镇江谱》）

何如瀍（第十五世，清）

镇之侄，号绎源。康熙十五年丙辰（1676）编次何镇所著《附方济生邃论》。（《镇江谱》）

何澐（第十五世，清）

爌之曾孙。字公御，号接源。业医。顺治十一年甲午生，乾隆元年丙辰卒（1654—1736）。（《镇江谱》）

何涞（第十五世，清）

金玟次子。字汇南，号世源。业医。顺治十四年丁酉生，乾隆五年庚申卒

（1657—1740）。（《镇江谱》）

何洑（第十五世，清）

应壮之孙。字子来，号来源。国学生，考授州同。以医名。顺治六年己丑生，康熙四十八年己丑卒（1649—1709）。（《镇江谱》）

何丞（第十五世，清）

金项次子。字禹臣，号禹源。业医，康熙六年丁未生，乾隆七年壬戌卒（1667—1742）。（《镇江谱》）

何如涧（第十五世，清）

燧之曾孙。字东畿，号仁东。医寓溧阳。顺治三年丙戌生，卒年不详（1646—？）。（《镇江谱》）

何澍（第十五世，清）

如涧之弟。字紫澜，号绍源。业医。顺治十一年甲午生，康熙五十五年丙申卒（1654—1716）。（《镇江谱》）

何澶（第十五世，清）

金瑄长子。字西都，号统源。业医。编次何应时所著《何氏类纂集效方》、何镇所著《附方济生邃论》。顺治二年乙酉生，康熙三十七年戊寅卒（1645—1698）。（《镇江谱》）

何洵（第十五世，清）

金瑄次子。字允绪，号肖源。业医。顺治六年己丑生，雍正五年丁未卒（1649—1727）。（《镇江谱》）

按： 与第九世何洵，异地先后同名。

何濩（第十五世，清）

燧之曾孙。字声远，号昆源。业医。康熙十九年庚申生，乾隆十七年壬申卒（1680—1752）。（《镇江谱》）

何茹洼（第十五世，清）

金堡之子。字卜远，号东源。业医。顺治十年癸巳生，康熙五十六年丁酉卒（1653—1717）。（《镇江谱》）

何雷（第十五世，清）

金琦长子。字震一，号怀源。业医。康熙二十一年壬戌生，乾隆四年己未卒（1682—1739）。（《镇江谱》）

何茹泇（第十五世，清）

应圻之孙。字时霖，号仙源。医寓嘶马镇。康熙元年壬寅生，雍正十三年乙卯卒（1662—1735）。（《镇江谱》）

何游（第十五世，清）

号澹庵。生而颖悟，过目不忘。念先世彦澄（渊）、仁源（爌）、绳源（金珬）诸公，皆以医学著名朝野。虑家学之或坠也，苦志习医。家藏医书甚多，无不悉心考究，兼通内外针灸诸科，脉理医方，别有神解。于是声名大至，四方争延至之，凡经诊视，立奏奇效，车辙马迹历遍九省。性好施与，尝屡致万金，而辄施之邑中，如育婴、掩骸、施粥、修桥诸善举，皆不辞劳费。尝曰：医家从空手取人之财，不用之施与而安用之耶。举郡大宾。著有《医学折衷论》十卷、《何氏十三方注解》一卷、《医案》四十卷。同里王文治撰传。（《丹徒续县志》）

按： 王文治，字禹卿，号梦楼。丹徒人。乾隆进士。工书法，秀逸天成。

金琇长子。字澹庵，一字次偓，号悟天道人，又号三教子。乡饮大宾。医名震遐迩。乐善嫉恶，君子亲之。重刻《好生录》《痘疹正宗》等书行世。著《脉案》四十卷，家藏未梓。康熙二年癸卯生，乾隆六年辛酉卒（1663—1741）。（《镇江谱》）

何淲（第十五世，清）

金琇次子。字乘御，号健庵。太学生。以医著名。康熙七年戊申生，雍正十一年癸丑卒（1668—1733）。（《镇江谱》）

何荥（第十五世，清）

金琇第三子。字会若，号恕斋。国学生。以医著名。康熙十五年丙辰生，乾隆三年戊午卒（1676—1738）。（《镇江谱》）

何澹（第十五世，清）

金琇第四子。字静若，号致庵。平生乐善，医学尤精。康熙二十年辛酉

生，乾隆二十四年己卯卒（1681—1759）。(《镇江谱》)

何淀（第十五世，清）

爝之曾孙。字宁万，号会源。业医。康熙十年辛亥生，康熙五十六年丁酉卒（1671—1717）。(《镇江谱》)

何渐（第十五世，清）

金瑋第三子，字于磐，号衣源。医寓句容县夏蜀镇。康熙十三年甲寅生，雍正五年丁未卒（1674—1727）。(《镇江谱》)

何龙池（第十五世，清）

字让庵。父早卒。及长，习劳以为常。锐志医学，有名一时。著有《医学管窥》十二卷。(《丹徒续县志》)

金简第四子。字又江。性坦直，敦信义，与人交，不设城府。以医著名，有《医学管窥》藏本。康熙三十三年甲戌生，乾隆二十八年癸未卒（1694—1763）。(《镇江谱》)

何澌（第十五世，清）

儁之八世孙。字盈潭，号殷源。国学生。业医。康熙十六年丁巳生，乾隆八年癸亥卒（1677—1743）。(《镇江谱》)

何在汶（第十五世，清）

儁之八世孙。字自鲁，号鲁源。业医。康熙二十六年丁卯生，乾隆十五年庚午卒（1687—1750）。(《镇江谱》)

何洪（第十五世，清）

金朋次子。字钟远，号如龙。业医。明崇祯十一年戊寅生，清康熙二十二年癸亥卒（1638—1683）。(《镇江谱》)

何渌（第十五世，清）

《脉法心参》二卷、《藏府发明》一卷、《运气纂要》一卷，并何渌著。(《丹徒县志·艺文》)

一才之孙。字清湘，号传龙。究心医学，著有诸书（下同《县志》）顺治六年己丑生，雍正元年癸卯卒（1649—1723）。(《镇江谱》)

何絜（第十五世，明）

雍南先生为文章有声，金沙周仪部仲驭膺时望，好汲引东南人士，使人寓意先生，愿定交。一见即大悦，试以文，三试三称善，游仪部之门者逾千人，雅推重先生。黄公石斋阅其文，叹赏久之，顾谓仪部曰：斯文之责，此生可属也。其后先生以著作负盛名，佥谓公有巨识。四方交游之士，微独心折其文，尤仰先生之行不可及，里中赠学士张公湘晓及今相国昆季，固称至好焉。先生家故贫，遵遗训，道义自守，以干谒为羞。郡丞吴公冉渠心慕其才，与之交久且善。值睢州汤公（斌）游润，告之曰：润有何生者，初以为文人，既订交，更不愧端士。汤公因时时与游，深以吴公为知言。所著有《诗概汇编》《诗概新编》《文概前、后二集》《明二十四家诗选》《幼科精诣》等；近复作《信录》，以表甲申、乙酉之殉国难者。旧有《晴江阁诗集》八卷、《文集》二十二卷行世，人称晴江先生。其名之传，在百世不在一时也。章性良撰。（《丹徒县志·雍南何公传》节）

按：《中国人名大辞典》著录。

黄道周，号石斋。漳浦人。工书善画，以文章气节高天下，屡劾权贵。明亡，兵败不屈死。谥忠烈。有《续离骚》《石斋集》等。

汤斌，字孔伯，号潜庵。顺治进士。其在江南巡抚任，以耿直刚介称，谥文正。有《明史稿》等。

俊之八世孙。郡增广生。乡饮大宾。工诗古文词，所交多名流。当道重其才，聘修郡、邑志及《江南通志》。有《晴江阁诗文集》行世。明天启二年壬戌生，清康熙三十五年丙子卒（1622—1696）。（《镇江谱》）

何应宰（第十六世，明）

我何氏由汴都扈从南渡，散处润州、吴阊暨泖峰之间。祖称肇基，云初接武，无虑数千指，或事诗书以掇功名，或习岐黄以种阴德，舍此无他营者矣。一门之内，和气凝聚，耆年硕德，趾相错也，若今之斗元、君调、伯起、晴江、思庵、嗣冲，皆在七旬左右，而台翁老叔中处一焉。翁之祖，父均以国医选籍帝庭，而翁志切亢宗，少攻举子业，再试不售。始翻然曰：我有翠谷公（全）遗方，可仿而行也。翠谷公者即翁六世祖。乡举于正统丁卯，既登贤书，绝意荣臕，第操医术以济世，一经诊视，立起沉疴，集其方以裕后昆者也。翁日取而搜讨之，裁酌之，旁及《素问》青囊诸书，悉窥其奥。技既百试百效矣，忽念同宗之以医名者，郡邑已不乏其人，海滨百里内，猝有不虞，远莫能致，我当活此一方人。乃弃故居而徙庄行（按：庄家行镇属上海奉贤，何氏之迁在该地，当自何应宰始，其时约在十七世纪初叶），一切危症，他医束手，翁技之匕剂，无不霍然，咸谓翠谷公再生。不惟自朝及夕，屡满户外，昏暮亦多叩阊而入，假榻而寝者。不惟里闬倚为慈母，东西两浙宦官巨室，越境敦请，岁无虚日。（节）壬戌进士侄万化半莪拜撰。（《类汇·台甫老叔七旬寿序》）

从政长子。字台甫，号益江。徙居庄行镇，医道盛行。品行卓绝，乐善不倦。有司高之，延为乡饮大宾。学政梁公儒赠"玉简商山"扁额。明万历十九年辛卯生，清康熙十一年壬子卒（1591—1672）。（《奉贤谱》）

何克绍（第十六世，明）

从教长子。字守卿，号怡江。精世业。隆庆元年丁卯生，万历四十四年丙辰卒（1567—1716）。（《松江谱》）

何克缙（第十六世，明）

从教第三子。字绅卿，号以江。情性峭直，而不戾于俗。亦精家学。万历三十四年丙午生，崇祯元年戊辰卒（1606—1628）。（《松江谱》）

何克绳（第十六世，明）

从效之子。字武卿，号豫江。习世业。（《松江谱》）

何如曾（第十六世，明）

字希鲁。銮之从曾孙。善察脉。与孝廉张省廉交厚，知其病已深，劝其缓赴礼闱，未几果卒。某太夫人有危疾，六脉俱沉，群医束手，如曾曰：此经所谓双伏，乃阳回吉兆也，一剂而愈。（《松江府志》）

穆之六世孙。字希鲁，号盾斋。居青溪。岁祲民疫，广施药石济人。直指使者旌其门。察脉如神。（《松江谱》）

何国柱（第十六世，清）

昇之八世孙。字殿臣，号龙源。业医。康熙二十年辛酉生，卒年无考（1681—？）。（《镇江谱》）

何桢（第十六世，清）

昇之八世孙。字俊如，号晓源。精于医，著有《晓源医略》。康熙二十六年丁卯生，乾隆六年辛酉卒（1687—1741）。（《镇江谱》）

《晓源医略》九卷，何桢著。（《丹徒县志·艺文》）

何懋赏（第十六世，清）

金瓒之孙。字功受，号如东。业医。康熙二年癸卯生，卒年不详（1663—？）。（《镇江谱》）

何懋德（第十六世，清）

金铛之孙。字恕思，号东园。业医。康熙十一年壬子生，乾隆四年己未卒（1672—1739）。（《镇江谱》）

何杨（第十六世，清）

廉之曾孙。字序东，号五峰。业医。康熙三十四年乙亥生，乾隆三十六年辛卯卒（1695—1771）。（《镇江谱》）

何楷（第十六世，清）

銮之孙。字斯诚，号启元。业医。康熙四年乙巳生，雍正十一年癸丑卒（1665—1733）。（《镇江谱》）

何廷楠（第十六世，清）

应时之曾孙。字致和，号恒元。业医，康熙五十二年癸巳生，乾隆三十四年己丑卒（1713—1769）。（《镇江谱》）

何廷杰（第十六世，清）

浩长子。字苏莲，号昶斋。邑增生。工诗善书，兼擅医名。康熙十四年乙卯生，乾隆十三年戊辰卒（1675—1748）。（《镇江谱》）

何廷枢（第十六世，清）

浩第四子。字维斗，号玉庵。以医著名。康熙三十年辛未生，乾隆四十一年丙申卒（1691—1776）。（《镇江谱》）

何榆（第十六世，清）

燧之四世孙。字维梓，号开源。业医。康熙十年辛亥生，康熙五十八年己亥卒（1617—1719）。（《镇江谱》）

何如楹（第十六世，清）

爔之四世孙。字丹书，号立庵。业医。康熙三十年辛未生，乾隆十五年庚午卒（1691—1750）。（《镇江谱》）

何寀（第十六世，清）

澟之子。字彬臣，号祖源。业医。康熙二十四年乙丑生，乾隆十六年辛未卒（1685—1751）。（《镇江谱》）

何开荣（第十六世，清）

爔之四世孙。字慎枢，号承源。业医。康熙三十六年丁巳生，乾隆二年丁巳卒（1677—1737）。（《镇江谱》）

何如桂（第十六世，清）

丞之长子。字燕山，号大源。业医。康熙三十六年丁丑生，雍正六年戊申卒（1697—1728）。（《镇江谱》）

何如兰（第十六世，清）

丞之次子。字苍来。业医。康熙三十七年戊寅生，乾隆三十四年己丑卒（1698—1769）。（《镇江谱》）

何茂枝（第十六世，清）

灈之子。字因丌，号本源。业医。康熙九年庚戌生，雍正十一年癸丑卒（1670—1733）。（《镇江谱》）

何茂椿（第十六世，清）

茹浈长子。字千纪，号泰源。业医。康熙十六年丁巳生，雍正二年甲辰卒（1677—1724）。（《镇江谱》）

何茂桂（第十六世，清）

茹浈之次子。字维馨，号调源。业医，居邗东张汪镇。康熙二十二年癸亥生，乾隆十六年辛未卒（1683—1751）。（《镇江谱》）

何茂桢（第十六世，清）

茹浈第三子。字千英，号硕源。业医。康熙三十年辛未生，乾隆十四年己巳卒（1691—1749）。（《镇江谱》）

何茂谷（第十六世，清）

茹洤第四子。字慎思，号德源。业医。康熙三十五年丙子生，卒年无考（1696—?）。（《镇江谱》）

何茂榛（第十六世，清）

茹油之子。字翁陵，号广源。业医。康熙二十五年丙寅生，乾隆三十三年戊子卒。（1686—1768）。（《镇江谱》）

何嘉栋（第十六世，清）

金琦之孙。字廷弼，号惠源。业医。康熙六十一年壬寅生，乾隆二十六年辛巳卒。（1722—1761）。（《镇江谱》）

何修业（第十六世，清）

游之子。号学庵。克传家学，声名不亚于父。余京婿也，亦能诗。（《丹徒县志》附传）

游之次子。字学庵，号晓亭。太学生，候选州同。医名远播。康熙二十八年己巳生，乾隆十一年丙寅卒（1689—1746）。（《镇江谱》）

何琳（第十六世，清）

潡长子。原名景旦。字肇鲁，号素庵。业医。康熙三十八年己卯生，乾隆三十一年丙戌卒（1699—1766）。（《镇江谱》）

何鹏腾（第十六世，清）

潡第六子。原名景太，字履青。儒医。康熙五十二年癸巳生，乾隆十九年甲戌卒（1713—1754）。（《镇江谱》）

何鹏远（第十六世，清）

潡第八子。字汉阳。业医，居富安场。康熙五十六年丁酉生，乾隆四十九年甲辰卒（1717—1784）。（《镇江谱》）

何景适（第十六世，清）

潡第九子。字南宫。业医。康熙五十九年庚子生，乾隆四十八年癸卯卒（1720—1783）。（《镇江谱》）

何鹏霄（第十六世，清）

荣之次子。字祖培，号药上。以医名，著有《自怡诗草》。康熙五十六年

丁酉生，乾隆三十二年丁亥卒（1717—1767）。（《镇江谱》）

何树功（第十六世，清）

《全生镜》六卷、《仰日堂医案》十六卷，俱何树功著。（《丹徒县志·艺文》）

澹之次子。字绳庵。业医，著书（见《县志》）未梓。康熙四十一年壬午生，乾隆二十四年己卯卒（1702—1759）。（《镇江谱》）

何伟业（第十六世，清）

淀长子。字铭常，号朴庵。业医。康熙三十一年壬申生，乾隆七年壬戌卒（1692—1742）。（《镇江谱》）

何立业（第十六世，清）

金瑾之孙。字维岳。业医。康熙二十四年乙丑生，康熙五十八年己亥卒（1685—1719）。（《镇江谱》）

何磐业（第十六世，清）

立业之弟。字辞诚，号硕庵。以医名。康熙三十六年丁丑生，乾隆三十年乙酉卒（1697—1765）。（《镇江谱》）

何秩（第十六世，清）

渐长子。字大猷，号嵩岑。以医名。康熙四十六年丁亥生，乾隆三十五年庚寅卒（1707—1770）。（《镇江谱》）

何梅（第十六世，清）

洪之子。字羹臣，号龙翔。国学生。以医名。顺治十八年辛丑生，雍正七年己酉卒（1661—1729）。（《镇江谱》）

何汝阄（第十七世，明）

后改名涧，亦工医。（《松江府志》附传）

十翼之曾孙。字邃英，号卧云。上庠生。博物洽文，能诗古文词。晚年居小昆山，著书自娱。亦工医。万历二十六年戊戌生，清康熙十年辛亥卒（1598—1671）。葬薛山。（《松江谱》）

何汝闻（第十七世，明）

汝阄第四弟。字协虞，号文江。精世业。万历三十五年丁未生，清顺治

十六年己亥卒（1607—1659）。（《松江谱》）

何汝闰（第十七世，明）

汝闿第六弟。字六成，号成江。精家学，徙居小蒸镇。万历四十年壬子生，清顺治六年己丑卒（1612—1649）。（《松江谱》）

何汝阈（第十七世，清）

字宗台。华亭人。世积医学，汝阈尤多秘方，活病者万计。（《江南通志》《江苏省志》）

天祥十世孙。为人明允诚笃，世其家学，活人万计。娄令李复兴将有均役之举，忽病危，汝阈投药即瘥。巡抚汤文正斌召治疾，时海塘久圮，汝阈密告宜改石工，请发帑，无金义户。汤重其品，悉从之，称为“医中君子”。提督梁化凤素重之，梁病亟，有裨将谋作乱，以汝阈故尝活之，阴令其避。汝阈即入告梁夫人，请速发家财以安军心，且告且泣。夫人感动，乃如汝阈指，遂弭其变。郡邑敦请为乡饮宾，殁祀乡贤。（《松江府志》《奉贤县志》）

按： 梁化凤，字岐山，长安人。顺治武进士。谥敏壮。

著有《何氏伤寒纂要》。（《奉贤县志·艺文》）

应宰长子。品行高而德厚，有司延为乡饮介宾。康熙庚子九月二十日入乡贤祠，详载《省志》《奉贤县志》。精世业，著有《伤寒钞》行世。明万历四十六年戊午生，清康熙三十二年癸酉卒（1618—1693）。（《奉贤谱》）

注： 其余有关何汝阈的资料，见《伤寒纂要》中“何汝阈生平传略”。此书与其另著《何氏伤寒家课》均收于本套丛书《何氏伤寒温病六书校评》中。

何汝阑（第十七世，清）

应宰之次子。字圣猷，习家学。明崇祯二年己巳生，清顺治十五年戊戌卒（1629—1658）。（《奉贤谱》）

何汝闻（第十七世，清）

从政之孙。字楚三。习家学。赘居庄行镇庄氏。顺治六年己丑生，康熙二十六年丁卯卒（1649—1687）。（《松江谱》）

何汝遑（第十七世，清）

克绍长子。字君进，号晴江。精家学。（《松江谱》）

何汝景（第十七世，清）

克绍第三子。字君安，号念怡。精家学。（《松江谱》）

忆余童牙就塾，便与君安同研窗，君安少而颖，一过辄能成诵，发甫壮，已读等身书，余舌拶不下，曰：此汗血驹也。不谓余幸缀君家半莪榜后，而君安衿未青，幼妇之辞徒工，朱衣之头不点，命也，岂才之罪哉。君安遂投笔而起，操三指以立名海内，人第知其读父书，孰识何氏之受业长桑，所从来远矣。按谱（节），宋淳安公始饮上池水，著异方数十卷，秘之枕中，灯灯相印，故至今以方药著名，云礽不绝。或以宰官身救世，或以大医王济人，历宋元以迄皇明，因鼎屡迁，而家业无改，谁谓醴泉无源也。李世祺顿首撰。（《类汇·观谱原序》）

按：李世祺，字寿生。青浦人。天启进士。官终太仆寺卿。

何汝旭（第十七世，清）

克绍第四子。字君献，号碧江。少孤，力学，亦以医名世。明万历二十六年戊戌生，清康熙十四年乙卯卒（1598—1675）。（《松江谱》）

何家彦（第十七世，清）

十信之曾孙。原名汝昊，字君旦，号元江。邑庠生，枕藉经史，精诗古文辞。洞窥六脉，名重一时。（《松江谱》）

何汝晁（第十七世，明）

克绳之子。字君明，一字朗生，号明江。徙居朱家角，医道大行。生年不详，卒于清康熙三年甲辰（？—1664）。（《松江谱》）

何家章（第十七世，明）

克绳之子。字闻儒，一字藏叔，号珠江。医名远振，而狂放不羁。徙居青浦之沥上。（《松江谱》）

何庭蕖（第十七世，明）

从台之孙。字仲甫，号青莲。精世业，徙居吕巷。（《松江谱》）

何懋忠（第十七世，明）

任潞王府良医正。余失考。（《松江谱》）

何承元（第十七世，明）

太医院御医，授潞府良医正。余失考。（《松江谱》）

何玉（第十七世，清）

昇之九世孙。号琢庵，字佩夫。业医。雍正四年丙午生，卒年无考（1726—?）。（《镇江谱》）

何为仁（第十七世，清）

如楹之子。字恺夫，号永庵。任医学正科。雍正四年丙午生，乾隆五十四年己酉卒（1726—1789）。（《镇江谱》）

何天赐（第十七世，清）

漠之孙。字锡纯，号达源。业医。乾隆三十年乙酉生，卒年不详（1765—?）。（《镇江谱》）

何之炎（第十七世，清）

茂椿长子。字鸣山，号国源。业医。康熙四十四年乙酉生，乾隆三十七年壬辰卒（1705—1772）。（《镇江谱》）

何其烺（第十七世，清）

茂桂之子。字利中，号朝源。业医。康熙四十七年戊子生，乾隆二十一年丙子卒（1708—1756）。（《镇江谱》）

何之勋（第十七世，清）

茂桢之长子。字遵尧，号少源。业医。康熙五十六年丁酉生，乾隆四十一年丙申卒（1717—1776）。（《镇江谱》）

何之炤（第十七世，清）

茂桢之次子。字廷耀，号洋源。业医。康熙五十九年庚子生，乾隆四十年乙未卒（1720—1775）。（《镇江谱》）

何之炘（第十七世，清）

茂榛长子。字光耀，号益源。业医。康熙五十九年庚子生，乾隆五十二年丁未卒（1720—1787）。（《镇江谱》）

何之爝（第十七世，清）

茂榛次子。字照临，号述庵。业医。康熙六十一年壬寅生，乾隆五十三年

戊子卒（1722—1768）。（《镇江谱》）

何之炖（第十七世，清）

茂榛第三子。字正庵。从医名江北。雍正七年己酉生，嘉庆七年壬戌卒
（1729—1802）。（《镇江谱》）

何梦釜（第十七世，清）

游之孙，字冶成。以良医著闻于时。（《丹徒续县志》引王文治撰《何澹
庵传》）

号镕亭。以医名。雍正十三年乙卯生，嘉庆十三年戊辰卒（1735—1808）。
（《镇江谱》）

何梦熊（第十七世，清）

字太占。以良医著闻于时。（《丹徒续县志》引王文治撰《何澹庵传》）

修业长子。号心冰，又号晚桥。郡廪贡生，候选儒学训导，科岁试屡次冠
军，蜚声庠序。著有《覆瓿草》行世。兼以医道驰名于江、淮间。雍正六年戊
申生，嘉庆三年戊午卒（1728—1798）。（《镇江谱》）

何梦鹤（第十七世，清）

字元素。以良医著闻于时。（《丹徒续县志》引王文治撰《何澹庵传》）

修业次子。号雪涛。邑庠生。医名远振。雍正八年庚戌生，乾隆三十九年
甲午卒（1730—1774）。（《镇江谱》）

何烜（第十七世，清）

游之孙。字丹谷。郡庠生。以医名。雍正八年庚戌生，卒年不详（1730—？）。
（《镇江谱》）

何步蟾（第十七世，清）

鹏腾之子。字桂岩，号月坡。业医，居盐城上冈镇。乾隆五年庚申生，道
光三年癸未卒（1740—1823）。（《镇江谱》）

何梦麟（第十七世，清）

鹏远长子。字玉书。业医，寓富安场。乾隆二十四年己卯生，卒年不详
（1759—？）。（《镇江谱》）

何贵麟（第十七世，清）

鹏远次子。字趾庵。业医。乾隆三十三年戊子生，卒年不详（1768 —？）。（《镇江谱》）

何凤翽（第十七世，清）

廉六世孙。字吉人，号紫庭。邑增生。何镇所著《何氏济生论》六卷，由凤翽节录重订。乾隆四年己未生，乾隆四十七年壬寅卒（1739—1782）。（《镇江谱》）

何凤瑞（第十七世，清）

秩长子。字鸣梧，号峰圃。业医。雍正十年壬子生，嘉庆八年癸亥卒（1732—1803）。（《镇江谱》）

何廷熙（第十七世，清）

磐业之子。字景衡。以医名。雍正十三年乙卯生，嘉庆三年戊午卒（1735—1798）。（《镇江谱》）

何为龙（第十七世，清）

文默五世孙。字作霖，号康庄。国学生。精医学，著有《仰堂医案》。康熙五十六年丁酉生，乾隆三十六年辛卯卒（1717—1771）。（《镇江谱》）

何煦（第十七世，清）

金汤之曾孙。原名鹏举，字昭东。业医。康熙五十年辛卯生，乾隆四十一年丙申卒（1711—1776）。（《镇江谱》）

何炜然（第十七世，清）

梅长子。字从龙。业医。康熙廿五年丙寅生，乾隆十四年己巳卒（1686—1749）。（《镇江谱》）

何灿然（第十七世，清）

梅次子。字印龙。国学生。业医。康熙廿八年己巳生，乾隆二年丁巳卒（1689—1737）。（《镇江谱》）

何枚（第十八世，清）

汝阑长子。字臣宗。精家学。顺治九年壬辰生，康熙三十八年己卯卒（1652—1699）。（《奉贤谱》）

何槎（第十八世，清）

汝间长子。字汉云。精家学，徙居孙家桥。（《松江谱》）

何栋（第十八世，清）

汝间次子。字南云。精家学，徙居泗泾镇。康熙廿二年癸亥生，乾隆廿一年丙子卒（1683—1756）。（《松江谱》）

何友晏（第十八世，清）

字九陛。李匠桥人。诸生。笃志学问，诗书画为世推重，京师贵人争延致之。著有《南北游草》。与宋徵舆、周茂源等同修《郡志》。尤精医理。（《奉贤县志》）

按：周茂源，字叔来。华亭人。顺治进士。有《鹤静堂集》。

少失怙，藉曾祖乡饮公延师训诲，发愤经书，为文坛祭酒。旁通家学，兼擅吟咏、书画诸艺。乙卯夏殂于京师。（《松江府志》）

工书画，为文鎔经铸史，兼娴吟咏。精医术，为世推重。（《清代画史》）

工书画，能诗，兼精医术，有《南北游草》。（《中国人名大辞典》）

汝逞之子。府庠生。试辄冠其曹。善书画，工吟咏，通家学。明万历四十六年戊午生，清康熙十四年乙卯卒（1618—1675）。（《奉贤谱》）

何佳琪（第十八世，清）

字子玗，一作子玛。岁贡生。乡贤佳玫季弟也。幼敦敏好古，善仿唐人书。尤精医理，能阐传家学，顾不业医，知而延诊者亦不轻诺，诺即往诊。诊脉必四无人声，屏息细切，数移晷刻乃罢，吉则书方，不则却去，无一失者。其给方必至翌日乃就，盖情性沉挚，不肯轻率如此。然议论纵横，动中病隐，他医辄不能道，以故沉疴痼疾争往就之。尝习静养功，早晚运气有常度，功未毕，人不能造见也。老而益健，面颜如童。咸丰间，避居邑东乡，一旦，无疾坐而逝。（《丹徒县志》）

廉之六世孙。字子玗，号止叟，又号觉一。道光乙酉（1825）岁贡生，拣选县学训导，品行文学俱优。尤精医理。乾隆四十二年丁酉生，咸丰六年丙辰卒（1777—1856）。（《镇江谱》）

何均（第十八世，清）

著《医学绪言》一卷。（《丹徒县志·艺文》）

儁十一世孙。原名塾，号心斋。以医著名，乐善安贫，不妄取利，著有《医学绪言》行世。雍正十一年癸丑生，嘉庆廿一年丙子卒（1733—1816）。（《镇江谱》）

何家坤（第十八世，清）

廷枢之孙。原名家墅，字体乾，号实庵。业医。乾隆二十二年丁丑生，嘉庆二十三年戊寅卒（1757—1818）。（《镇江谱》）

何家埭（第十八世，清）

家坤之弟。号永庵。业医。乾隆三十七年壬辰生，道光二十一年辛丑卒（1772—1841）。（《镇江谱》）

何兴基（第十八世，清）

开荣之孙。字于诗，号愚谷。邑增生。乾隆二十七年壬午生，道光五年乙酉卒（1762—1825）。（《镇江谱》）

何依基（第十八世，清）

兴基之弟。字于仁。业医。乾隆四十六年辛丑生，嘉庆二十四年己卯卒（1781—1819）。（《镇江谱》）

何增祜（第十八世，清）

爌之六世孙。字笃周。业医。乾隆二十六年辛巳生，嘉庆十一年丙寅卒（1761—1806）。（《镇江谱》）

何瑗（第十八世，清）

天赐长子。字又蘧，号寿轩。业医。嘉庆元年丙辰生，卒年无考（1796—？）。（《镇江谱》）

何兆奎（第十八世，清）

其烺长子。字光源，号立庵。业医，迁居仙女庙河南。乾隆三年戊午生，嘉庆十二年丁卯卒（1738—1807）。（《镇江谱》）

何聚奎（第十八世，清）

其烺次子。字坤源，号映瑞。业医。乾隆五年庚申生，乾隆五十年乙巳卒

（1740—1785）。（《镇江谱》）

何兆坤（第十八世，清）

之勋之子。字应源，号用六。业医，居江北再兴州七圩。乾隆二十三年戊寅生，嘉庆二十年乙亥卒（1758—1815）。（《镇江谱》）

何培（第十八世，清）

之炌长子。字元本，号真源。业医。乾隆八年癸亥生，乾隆五十五年庚戌卒（1743—1790）。（《镇江谱》）

何疆（第十八世，清）

之炌第三子。号时庵。业医。乾隆二十六年辛巳生，道光十一年辛卯卒（1761—1831）。（《镇江谱》）

何仁垍（第十八世，清）

之炖长子，原名圮，字道生，号寿山，以医名江北。乾隆三十三年戊子生，道光十二年壬辰卒（1768—1832）。（《镇江谱》）

何义增（第十八世，清）

之炖次子。字德生，号心田。业医。乾隆三十八年癸巳生，卒年不详（1773—? ）。（《镇江谱》）

何坚永（第十八世，清）

琳之孙。字引长，号荣久。业医。乾隆三十八年癸巳生，道光二十年庚子卒（1773—1840）。（《镇江谱》）

何坚德（第十八世，清）

步蟾之子。字达三，号固庵。国学生。以医著名。乾隆五十四年己酉生，道光二十九年己酉卒（1789—1849）。（《镇江谱》）

何坚墇（第十八世，清）

金琇四世孙。字南屏。业医。乾隆五十二年丁未生，卒年不详（1787—? ）。（《镇江谱》）

何绍文（第十八世，清）

廷熙之子。字培源。业医。乾隆四十五年庚子生，道光七年丁亥卒（1780—1827）。（《镇江谱》）

何掌文（第十八世，清）

儁之十一世孙。字凤书。业医。乾隆十四年己巳生，嘉庆二十一年丙子卒（1749—1816）。（《镇江谱》）

何成基（第十八世，清）

金汤之四世孙。字式周。业医。雍正十三年乙卯生，乾隆五十一年丙午卒（1735—1786）。（《镇江谱》）

何德坚（第十八世，清）

谦十一世孙。字玉岩。国学生。业医。乾隆十一年丙寅生，嘉庆十七年壬申卒（1746—1812）。（《镇江谱》）

何元培（第十八世，清）

炜然之子。字汝植，号龙门。国学生，业医。雍正五年丁未生，乾隆四十二年丁酉卒（1727—1777）。（《镇江谱》）

何炫（第十九世，清）

字令昭，号自宗。汝阄孙。读书过目成诵。家世业医，炫尤精诣，起沉疴、愈痼疾如神。后以例贡入太学。著有《伤寒本义》《金匮要略本义》《保产全书》。（《松江府志》）

汝阄孙也。例贡生。读书一过，辄终身不忘。医承世业，起疾如神，志在济世，未尝计利。卒年六十一。著《金匮要略方论本义》。（《奉贤县志》）

著《何氏伤寒纂要》《何氏心传》（一名《何氏虚劳心传》），有1832年抄本。（《全国中医图书联合目录》）

字令昭，嗣宗、也愚、二瞻、怡云、自宗，皆别号也。入华亭庠，辛未岁贡生。积学不售，因精世业，道高望重，四方宗仰。生平美不胜收，即其设义塾以劝学，施义田以育婴而务义可知；三指活人千万，不先富贵后贫贱，而种种积善可知。一生济人心切，席不暇煖。壬寅秋，治制台常公鼐之疾，殁于南省藩署。著有《怡云诗稿》《嗣宗医案》《金匮要略本义（义一作议)》《宝产全书》（宝一作保）行世。康熙元年壬寅生，康熙六十一年壬寅卒（1662—1722），葬佘山富家桥东南。（《奉贤谱》）

注：其余有关何嗣宗的资料，见《虚劳心传》中"何嗣宗生平传略"。此书收于本

套丛书《何嗣宗医著二种校评》。其著《何氏药性赋》收入本套丛书《何氏本草类纂与药性赋校评》。

何燧（第十九世，清）

汝阔之孙。字天垂，号绎宗。精世业。为秦皇士著《伤寒大白集》行世。康熙十四年乙卯生，康熙五十七年戊戌卒（1675—1718）。(《奉贤谱》)

按： 秦皇士，字之祯。云间人。《伤寒大白集》于1714年刊行，一般作秦皇士撰。据此，该书当为何燧所著，而由秦皇士出名者。

何灿（第十九世，清）

枚长子。字英士，号述宗。习祖业。康熙十五年丙辰生，雍正十一年癸丑卒（1676—1733）。(《奉贤谱》)

何炽（第十九世，清）

汝阑之孙。字安士，号江宗。习家学。康熙十七年戊午生，雍正七年己酉卒（1678—1729）。(《奉贤谱》)

何麟（第十九世，清）

友晏之子。字游圣，号圣宗。习世业，亦称克家。顺治七年庚寅生，康熙六十年辛丑卒（1650—1721）。(《松江谱》)

何灿（第十九世，清）

汝旭之孙。字云舒。习家学。顺治五年戊子生，雍正七年己酉卒（1648—1729）。(《松江谱》)

按： 与奉贤何灿异地同名。

何春生（第十九世，清）

均第三子。字启源。业医。乾隆三十二年丁亥生，嘉庆十九年甲戌卒（1767—1814）。(《镇江谱》)

何钟琪（第十九世，清）

应璧六世孙。字蕴山。业医。乾隆三十四年己丑生，嘉庆十四年己巳卒（1769—1809）。(《镇江谱》)

何天衢（第十九世，清）

应璧六世孙。字钟糯。业医，寄籍兴化县。乾隆二十年乙亥生，卒年无考

（1755—？）。（《镇江谱》）

何鉴章（第十九世，清）

家坤次子。字名安。业医。乾隆六十年乙卯生，卒年无考（1795—？）。（《镇江谱》）

何锦（第十九世，清）

兴基长子。字云裳。郡廪生。业医。乾隆四十六年辛丑生，道光五年乙酉卒（1781—1825）。（《镇江谱》）

何秉锟（第十九世，清）

兴基第三子。字式如。太学生。业医。嘉庆二年丁巳生，卒年无考（1797—？）。（《镇江谱》）

何以銮（第十九世，清）

兆奎之子。字殿臣，号继源。业医。乾隆五十二年丁未生，卒年无考（1787—？）。（《镇江谱》）

何以锦（第十九世，清）

兆坤第三子。原名以镒。字天织，号宗源。业医。乾隆五十七年壬子生，卒年无考（1792—？）。（《镇江谱》）

何金泽（第十九世，清）

仁埍之子。字霖成，号大川。业医。嘉庆三年戊午生，道光三年癸未卒（1798—1823）。（《镇江谱》）

何秉锋（第十九世，清）

梦鹤之孙。业医。嘉庆八年癸亥生，卒年无考（1803—？）。（《镇江谱》）

何锡申（第十九世，清）

坚永之子。字惠伯，号巽占，又号金堂。医名远振。嘉庆四年己未生，同治九年庚午卒（1799—1870）。四女适胡克斋，业医。（《镇江谱》）

何士锁（第十九世，清）

梦釜之孙。字鸣銮。以医名。乾隆五十一年丙午生，嘉庆十五年庚午卒（1786—1810）。（《镇江谱》）

何锡龄（第十九世，清）

琳之曾孙。字梦征。号柏臣。奉待生。业医。嘉庆十五年庚午生，光绪七年辛巳卒（1810—1881）。（《镇江谱》）

何锡龄（第十九世，清）

谦十二世孙。字天退，号春占。业医。乾隆十七年壬申生，道光五年乙酉卒（1752—1825）。（《镇江谱》）

按：与字梦征者同地同名，而年代较早。

何锡庆（第十九世，清）

坚德长子。字来章。以医著名。嘉庆十五年庚午生，光绪七年辛巳卒（1810—1881）。（《镇江谱》）

何钟岳（第十九世，清）

儁十二世孙。字嵩山。业医。乾隆十四年己巳生，嘉庆二十五年庚辰卒（1749—1820）。（《镇江谱》）

何鸿堂（第二十世，清）

自宗子，以医名。（《奉贤县志》附传）

炫次子。字维丹，号绳宗。太学生。精家学，诊视立方，悉中病綮，名振浙右。为人谦谨和易，蔼若春风，克勤克俭，至老一辙。康熙二十八年己巳生，乾隆二十七年壬午卒

（1689—1762），葬佘山祖茔。（《奉贤谱》）

何王模（第二十世，清）

字铁山，号萍香。奉贤诸生。炫子。为青浦方氏赘婿，徙居竿山，遂著籍焉。习岐俞术，名与父齐，方伯增福赠以额，曰"扁鹊重逢"。工诗，格在诚斋，放翁间。年八十一，偶示微疾，诵诗曰："铁山老人坚似铁，瘦骨撑持多岁月，九九总归八十一，千丈麻绳一个结。"湛然而逝。著有《倚南轩草》四卷、《萍香诗草》二卷，已刻行世。（《松江府志》）

以医名。诸生。徙居青浦北竿山。（余同《府志》）。（《奉贤县志》附传）

奉贤庠生。何氏上世居青龙，再徙，王模还居竿山，遂著籍焉。工诗，不欲以方伎名家，而就医者趋之，目以为仙。年八十一，无疾卒。（《青浦县志》）

"香雪轩"，何王模居。手植梅数十本，故名。又有"竿山草堂""枣花书屋"。(《青浦县志·名迹》)

工诗文。不欲以医名家，不能举火，则之吴门，就之者如市，少足辄归，以诗自娱。(《樗寮文集》)

精岐黄术，亦能诗。字铁山。青浦人。诸生。有《萍香诗钞》。(《蒲褐山房诗话》《湖海诗传》)

按:《湖海诗传》录何王模诗，有"过珠溪忆王述庵""秋感集唐""春日晚坐"等三首。《蒲褐山房诗话》与《湖海诗传》均王昶著。昶，字德甫，号述庵，青浦人。时称通儒，学者号为兰泉先生。其著又有《金石萃编》《湖海文传》《明词综》《清词综》等。为何书田之师。

炫之季子。校定炫著《何氏虚劳心传》。(《中国医学大成提要》)

竿山何氏，代有名医，乾隆间，铁山先生兼以能诗著称，所著有《萍香诗钞》。(《瓶粟斋诗话》)

由庄行迁居青浦之北竿山。尹望山相公督两江时，从父炫入见。命作"祭先农坛歌"，成十章以进，大加称赏。留居金陵节署者岁余。初入泮，寄籍嘉兴之秀水，后归青浦。(余同府、县志)。(《松江谱》)

炫四子。风流倜傥，工书好吟咏，著有《衡门草》。徙居竿山之赵巷。中年始读医书，其诊视类以敏悟得之。康熙四十二年癸未生，乾隆四十八年癸卯卒(1703—1783)。(《奉贤谱》)

为竿山始祖。庠生。世居奉贤庄行镇，后僦居淞塘方氏之墓庐以居，淞塘近北竿山，因慕笱隐生之为人，遂结庐焉。两试棘闱不第，即弃举子业，习岐黄术，名噪江浙间。性好吟咏，信口成篇，不加点窜(节)。(《青浦谱》)

何玉陞(第二十世，清)

汝阈之曾孙。字怀封，号三宗。习世业。康熙三十三年甲戌生，雍正九年辛亥卒(1694—1731)。(《奉贤谱》)

何金铿(第二十世，清)

炽长子。字锦江。习家学。康熙五十二年癸巳生，乾隆四十二年丁酉卒

（1713—1777）。（《奉贤谱》）

何澍（第二十世，清）

友晏孙，传其术，颇得神解。（《奉贤县志》附传）

麟之长子。字用霖，号超宗。习世业。康熙十四年乙卯生，雍正六年戊申卒（1675—1728）。（《奉贤谱》）

何元宏（第二十世，清）

春生长子。字骏声。业医。乾隆五十四年己酉生，咸丰三年癸丑卒（1789—1853）。（《镇江谱》）

何若冲（第二十世，清）

钟琪之子。字丽川。业医。乾隆五十八年癸丑生，咸丰十一年辛酉卒（1793—1861）。（《镇江谱》）

何鸿铨（第二十世，清）

锡申次子。字选廷，号少占。业医。道光廿一年辛丑生，卒年无考（1841—? ）。（《镇江谱》）

何鸿恩（第二十世，清）

琳四世孙。字泽如，号小臣。业医。咸丰二年壬子生，卒年无考（1852—? ）。（《镇江谱》）

何荣（第二十一世，清）

炫之孙。原名润。字观我。府庠生。天姿聪敏，文笔英锐，制举之余，兼肄祖业，不幸早世。工吟咏，其诗选入《四友堂吟稿》。康熙五十二年癸巳生，乾隆十二年丁卯卒（1713—1747）。（《奉贤谱》）

何实（第二十一世，清）

鸿堂长子。字若虚。奉贤庠生。习世业。康熙五十四年乙未生，乾隆三十四年己丑卒（1715—1769）。（《奉贤谱》）

何如森（第二十一世，清）

鸿堂第三子。原名容，字新柏。太学生。习世业。雍正七年己酉生，嘉庆十一年丙寅卒（1729—1806）。（《奉贤谱》）

何云翔（第二十一世，清）

精世业，名振一时。(《新松江府志》附传)

王模长子。字北海，原名云祥，避七世祖天祥讳，故改。太学生。精医。雍正七年己酉生，乾隆四十一年丙申卒（1729—1776），葬青浦一区一四图洪字圩。(《青浦谱》《奉贤谱》)

何云鹏（第二十一世，清）

呜呼吾叔祖，雅抱轶流俗。少读神农书，济世日不足，无论贱与贵，延请赴必速。平生淡世纷，名利非所逐。徜徉泉石间，性情厌拘束，结交多友朋，栽培喜松菊。(《竿山草堂诗稿·哭南洲叔祖诗》节)

王模第三子。号南洲。太学生。精医。雍正十二年甲寅生，乾隆五十七年壬子卒（1734—1792）。(《青浦谱》)

何云鹤（第二十一世，清）

王模第四子。字西亭，号若松，晚号学耕。精世业，兼工诗，选入《四友堂合稿》。雍正十三年乙卯生，嘉庆八年癸亥卒（1735—1803）。(《青浦谱》《奉贤谱》)

阿翁怀抱玉壶清，人世繁华不系情，庾氏梅花林氏鹤，一般幽兴足平生。一卷丹经服习深，长桑终古度金针，廿年施得回春手，人羡庐山旧杏林。(何世义《祝西亭叔父六十诞》六首，录二首)

传得龙宫天上方，活人只有热心肠，山下仙翁称董奉，市中女子识韩康。壶春日月多闲暇（原注：壶春丹房，杨铁崖先生赠我先世旧额也），向平早喜了婚嫁。花前携酒一偏提，湖上看山双不借。(何世英《哭叔父若松先生》十首，录二首)

何鸿（第二十一世，清）

金铿长子。字宾王，号肃岩。习世业。(《奉贤谱》)

何鹤（第二十一世，清）

炽之孙。字素纯，号逸岩。习世业。(《奉贤谱》)

何廷铨（第二十一世，清）

澍之子。字述曾，号体宗。习家学。(《奉贤谱》)

何榛（第二十一世，清）

谦之十世孙。原名兆桐。医寓苏州。嘉庆年间生，余不详。（《镇江谱》）

何德昭（第二十一世，清）

字广明。习外科。（《松江谱》）

何世仁（第二十二世，清）

著《治病要言》四卷、《竿山草堂医案》十六卷、《福泉山房医案》十卷。（《松江府续志·艺文》）

世仁活人无算，居"竿山草堂"，门前车舟恒塞衢巷不通。自王模以下至世仁，皆有著书（节）。（《青浦县志》）

何氏之医，自南宋至今，代有闻人。何元长，以字行，青浦北竿山人。以医名苏松嘉湖间。少时尝寓居莘塔。（《吴江县续志·游寓》）

医名噪东南，活人无算。殁而为之传志者，皆一时闻人。（《樗寮文集》）

自号福泉山人。初嗜书画篆刻，后精医，所治辄应手愈，尤精望闻之法，决生死无不中（节）。（《中国人名大辞典》）

（节）所治病应手辄效，负盛名三十余年。（《中国医学大辞典》）

著《伤寒辨类》二卷、《何元长医案》二卷、《重固三何医案》三卷（上卷属何元长）。（《中医图书联合目录》）

云翔长子，字元长，号澹安。嘉庆初年，由两湖总督经略毕沅以军营文案，保举布政使司理问，签掣湖南，授宣德郎。医术盛行，性豪迈，喜宾客，尤好施与。晚年迁居福泉山重固镇，自号福泉山人。乾隆十七年壬申生，嘉庆十一年丙寅卒（1752—1806），葬父茔昭位。（《青浦谱》）

注：有关何世仁的其余资料，见本套丛书《何元长医著二种校评》中"何元长生平考略"。《伤寒辨类》收于本套丛书《何氏伤寒温病六书校评》。

何世义（第二十二世，清）

云鹏长子。字宜民，又字方其，号见山。庠生。工诗，善医，著有《见山吟稿》。乾隆二十一年丙子生，嘉庆八年癸亥卒（1756—1803），葬北竿山四十四保一区四图。（《青浦谱》）

何世英（第二十二世，清）

春园年二十二，充青浦县学弟子员。省试归而父殁，家酷贫，日市米以炊，俯仰惶悴。世故通医，攻旧业自给，门鲜知者，则出寓淀湖（淀山湖）之滨，名大噪。然犹不废文艺，暇辄把卷默诵，盖不屑终其身自晦于医，故数数以诗文自见。道光八年三月，娄县钦善撰。（《青浦谱·春园何君墓表》节）

按： 钦善，字吉堂。博学励节，为王芑孙高弟。有《吉堂诗文稿》。

君字人杰，春园其号。体硕然清瘦。读书勇过常人。尤善书，端楷有法，客以素楮来请，虽数千言可立待。其自青浦县学为廪膳生，学使者称其书为阖郡第一。君又好诗，其所宗向在晚唐。与其兄子其伟少同学，最相善，其伟亦喜为诗，少君四岁，其学医后于君。君家酷贫，日市米以炊。尝试金陵，未抵家，闻其父丧，自是一意以医养母。君兄世义，好诗善医，与君同。以不得志，纵酒病。君客泖滨，所诊视日数十人，以劳遘疾，遂卒，年四十四。子一人，其超也，其超以道光十七年葬君于竿山之东麓，属予以铭。予虽不识君，而与其伟雅故，因以交其超，重其文行，故不辞而为之铭。铭曰：技之能者弗克兼，业之精者弗克久，以君家世之传，所以为天之永佑者也。道光十六年丙申仲冬，娄县姚椿撰（《樗寮文集·文学何君墓志铭》节）

廪贡生何世英墓，在北竿山，娄县钦善表墓，姚椿志铭。（《青浦县志·名迹》）

先府君卒后，从父行之习世业者，先生为最，盖以先生遇人厚，无贫富、远近、识不识，有请必赴，无俗医之见存也。庚午（1810），寓淀湖之滨，所诊视日数十人，多应手愈，名益噪。先生与其伟同受业娄文学庄先生师洛之门。及长，弃席帽，携药囊，奔走于江湖风雪中，其遇又同。其楷笔秀劲，得力于乐毅论、天冠山；诗宗晚唐诸家，吾师长洲王惕甫先生称其风格；间好填词，亦饶有幽致，顾不多作。著有《涵碧山房诗稿》《十六国宫词》《春园吟草》《南宋杂事诗》凡若干卷，藏于家。犹忆十六七岁，一灯相对，篇成或至鸡唱，方暑，燎烟辟蚊，饥则叩茅店沽豆浆饮。呜乎，二十年前往事如昨，忽忽发苍齿动，去岁哭庄先生，今又承先生遗命书行实，不知涕之何从矣。嘉庆十八年十二月，侄其伟谨述。（《吞生斋文集·从叔父春园先生行略》节）

王模之孙。能医。早世。(《中华医史杂志》朱孔阳文)

云鹏次子。廪膳生。工诗词，善医。并精书法，学使者少宗伯万公称其书为一郡冠。乾隆三十五年庚寅生，嘉庆十八年癸酉卒（1770—1813）。(《青浦谱》)

何二膺（第二十二世，清）

字凤山，号莱堂。庄行人。嘉庆丙辰岁贡生。炫之孙。沈静好学。善起沉疴。(《青浦县志》)

丁巳贡生。炫曾孙，铁山侄孙。(《莱堂诗稿·小传》)

嘉庆丁巳岁贡生。工诗，选入《四友堂合稿》。继先业。乾隆十三年戊辰生，嘉庆十八年癸酉卒（1748—1813）。(《奉贤谱》)

何二典（第二十二世，清）

如森第三子。字赓源，号阜商。太学生。精家学。乾隆四十二年丁酉生，道光二年壬午卒（1777—1822）。(《奉贤谱》)

何焜生（第二十二世，清）

钟十三世孙，字锦珊，号石庵。业医。咸丰八年戊午生，卒年不详（1858—？）。(《镇红谱》)

按：《镇江谱》（原名《京口何氏家乘》）所载的历代医家，至何焜生为止，以后已无"业医"的记载，而其世系则截至二十六世。推想过去在医学上这样发达的世家，不应此后遂无一人业医的。可能是该谱最后修订时（光绪丁亥1887），于其二十三至二十六世，业医与否失于调查，因之缺乏记载。

何二淳（第二十二世，清）

字文止，号淀山，又号瓶城。奉贤籍，乾隆壬子（1792，一作庚戌）恩贡生。炫之曾孙。医得叔祖铁山公之传。著有《淀山集诗稿》。(《四友堂诗稿》)

何其伟（第二十三世，清）

字韦人，又字书田。增贡生。世仁子也。幼解四声，长通六义，师事娄庄师洛、同里王昶。诗效陆务观，主清澈自见，著《竿山草堂小稿》。医能世其传，名满江浙，林文忠则徐、姚椿皆深重之，谓其不仅以医名者。敦孝友，伉爽尚气节。（节）年六十四卒。墓在十五图潜字圩，姚椿撰铭。(《青浦县

志·文苑、艺文、名迹》)

《医人史传》，何其伟原著，长治续;《竿山医案择效》何其伟著，张澄照手写本，稿藏珠里诸氏。(《青浦县续志·艺文》)

陆平原内史墓，何书田新居去不半里。(《青浦县志·艺文》)

按： 晋·陆机墓在重固镇福泉山西北，当地谓之"丞相坟"。出何氏荷薪堂宅后，一望可见。

青浦何书田茂才，居北竿山下。工诗，家世能医，书田尤精其术，名满大江南北。侯官林则徐抚吴时，得软脚病，何治之获痊，林赠以联曰："菊井活人真寿客，竿山编集老诗豪"，由是投分甚密，而何介节自持，未尝干以私，人两重之。(《楹联四话》)

何其伟医承世业，起疾如神，为嘉道间吴下名医之冠。其经济文章，亦推重当时，特为医名所掩耳。著有《医学妙谛》。(《清代名医医案精华》)

先生精医不言医，酒酣耳热好论诗;小沧浪馆昔联襼，题笺斗韵相娱嬉。韶华弹指逾五载，我历荆襄青鬓改;别来未寄尺素书，只道灵光岿然在。今逢姚令共泛舟，始知君作蓉城游;欲招黄鹤一凭吊，楚天木落空悲秋。惟君推解偏乡里，鸿雁哀鸣少流徙;清门累世泽孔长，何况克家多令子。云旗摇飏泖水东，竿山山色长苁茏;岂徒方技足千古，盛业应归文苑中。(《青浦谱·侯官林则徐辗诗》)

按： 林则徐，字元抚，又字少穆，晚号竢村老人。嘉庆进士。道尤时官两广总督，以禁鸦片，为英帝国主义军事侵略，发生战争。迫和议成，谪戍伊犁。旋起为云贵总督。卒谥文忠。有《林文忠政书》《云左山房集》。

七榆草堂在重固福泉山麓，何其伟、其章居。王学浩、改琦图之，林文忠公为题额。(《青浦县续志·名迹》)

按： 王学浩，字孟养，号椒畦。昆山人。乾隆举人。善诗，工书画。

改奇，字伯蕴，号香伯，又号七芗，玉壶外史。松江人。工画，人物以拙而妙，花卉秀雅，善诗词，有《玉壶词》。

世仁长子。字诒谷，号韦人，又号书田，晚号竹竿山人。增贡生。七试棘闱，两荐不售。工诗精医。校刊《陈、夏二公全集》。著有《竿山草堂诗稿》

《忝生斋文集》《竹竿山人医案》《医人史传》《医学源流论》《竹竿山人添岁记》等。乾隆三十九年甲午生，道光十七年丁酉卒（1774—1837）。(《青浦谱》)

注：有关何书田的其余资料，见本套丛书《何书田医著八种校评》中"何书田生平传略"。所著《何氏药性赋》收入本套丛书《何氏本草类纂与药性赋校评》中。

何其瑞（第二十三世，清）

世仁次子。字玉符，号希白。武庠生，善医。咸丰三年癸丑卒，生年无考（？—1853）。(《青浦谱》)

曾寓医金泽。(《何书田年谱》)

原名宪曾。(《奉贤谱》)

何其顺（第二十三世，清）

世仁第三子。字愉堂，号渔塘。太学生。善医。乾隆五十年乙巳生，嘉庆二十年乙亥卒（1785—1815）。(《青浦谱》)

何其章（第二十三世，清）

字耀文，其伟之弟。诸生。质性厚重，内行纯备，好学深思。诗笔醇茂，兼工词。早卒。(《青浦县志·文苑》)

世仁第四子。一字琢甫，号小山。庠生。工诗词，精医理。著有《七榆草堂词稿》，已刊行，又诗稿未刊。乾隆五十年乙巳生，道光七年丁亥卒（1785—1827），葬薛山之麓。(《青浦谱》)

何氏世神于医，至书田、小山兄弟，二十四世矣（按：当为二十三世）。书田自以体弱，就诊者分日而视，远方延致，俾小山应之。小山尝谓余：以重币招我于百里外，皆富贵人也，病过五分，即却谢之。余问故，曰：富贵人沉溺其心者重，无可返之心，即无可返之病，贪其币去，死尚一二年，百剂迁延，千金可致，吾不为也。若数十里内贫贱人病，虽至六七分，且无金，吾乃曰：病三四分耳，可治。所轻其辞者，实告必惊且悲，益甚其病，且无力就他医，甚其病，或速之死。设方治之，有底于生者，我无功；莫挽其死者，众且曰始闻病三四分耳，吾甘受医杀之谤。不特无利心，并不存名心也。小山居心如此，即古所谓隐德否耶。华亭钦善撰。(《青浦县续志·艺文·七榆草堂图记》节)

余家传多钞本书，弟披览之，颇有所得，遂与余同习世业。余寓上海，弟寓嘉善之胥塘镇，往来十二三年，所经诊无虑数万人，多应手愈者，由是名日著。道光癸未（1823）秋，不复出游，而凡远近之以疾见招者，不论贫富亲疏，有无酬报，随请随赴，即徒步数往视，不以为劳，人皆便之。丁亥（1827）夏，天炎旱，多时疫。百里内外踵门求治者无虚日，弟意不忍，又恃禀气素强，辄掉小舟冒暑而出，出必逾夕归，归不逾时即复出，旬余不遑寝处。外感内损，神色顿瘁，然犹勉力以支，口不言病。七月初二日早起，有人急要之嘉定，将行矣，忽四肢恶寒，时方对客处方，告罢而卧，卧即发热，才七日而憬然逝矣（节）。兄其伟述。（《昚生斋文集·亡季弟小山行略》）

著《七榆草堂诗、词稿》。（《松江府续志·艺文》）

重固何氏家藏七榆草堂图册，凡数十叶，绘者王学浩、改琦，林则徐题其引首；姚椿、姚枢、钦善、姜皋、郭麟诸名流皆有诗文纪之。七榆草堂者，何小山其章读书处也。小山最工词，即以此堂名其稿。（《青浦县续志·艺文》）

何其峻（第二十三世，清）

云鹤之孙。原名德曾，字俊人，号肖岩。青庠生。善医。道光元年辛巳生，光绪七年辛巳卒（1821—1881）。（《青浦谱》）

何其超（第二十三世，清）

字古心。弱冠为诸生，与陈渊泰、沈莲结二卯文社。旋学医于从兄其伟。继交娄姚椿，友而兼师，诗文深得指授。尝赴张祥河河南臬署之招；扶沟知县唐鉴延主明道书院；一至京师、游嵩山而归。移家浦南、沪上、淀西者数年。同治戊辰（1868）复构枣花书屋，始还竿山焉。卒年六十九。恩贡生，就职教谕。（节）（《青浦县志·文苑》）

著《藏斋诗钞》六卷，有"枣花老屋""梁园""玉窦""知生""淀南"等五集。编集《续青浦诗传》。（《青浦县志·艺文》）

何其超古心与陈醇甫渊泰、沈冀野骏熙、王少逸绍基为泖峰四友。（《青浦县志·杂记》）

遂高园、藏斋，在竿山北赵巷，何其超居。恩贡生何其超墓在北竿山，子副贡昌梓祔。（《青浦县续志·名迹》）

按：遂高园、藏斋为何其超斋号。

世英之子。字超群，号古心，晚号藏斋。青庠廪膳生，咸丰壬子科恩贡生，就职复设教谕。工诗善医，著有《藏斋医案》十卷、《春煦室医案》二卷、《春煦室医论》一卷、《藏斋文稿》《藏斋随笔》《归山集》《枣花老屋词稿》各一卷，又选《四友堂合稿》。其《藏斋诗钞》六卷、《青浦续诗传》二十卷，已刊。嘉庆八年癸亥生，同治十年辛未卒（1803—1871），葬北竿山四十四保一区一四图。（《青浦谱》）

注：其余有关何其超的资料，可参见《春煦室医案》中"何古心生平传略"。此书收于本套丛书《何氏四家医案校评》中。

何三阶（第二十三世，清）

炫五世孙。字星台，号晴峰，又号半田。奉贤庠生。习世业。乾隆五十一年丙午生，道光五年乙酉卒（1786—1825）。（《奉贤谱》）

何三珠（第二十三世，清）

炫五世孙。字懋政，号砚圃。习世业。嘉庆五年庚申生，道光廿四年甲辰卒（1800—1844）。（《奉贤谱》）

何三湘（第二十三世，清）

二膺之次子。字襄文，号帆随。奉贤庠生。工诗，善医。著有《帆随吟稿》，何其超选入《四友堂合稿》。卒年六十六岁。（《四友堂合稿》）

有"著屐朝寻药，盈室独方书""岐黄久阐灵兰秘，桃李群沾化雨鲜"等句。（《帆随吟稿》）

何昌福（第二十四世，清）

其伟次子。字平子，号泉卿。监贡生。精医。著有《温热暑疫节要》《瘟疫摘要编诀》《论病条辨》各一卷，《壶春丹房医案》三卷，《荷薪主人医案》一卷（即《重古三何医案续编》三卷之一）。嘉庆七年壬戌生，咸丰八年戊午卒（1802—1858）。（《青浦谱》）

注：其余有关何昌福的资料，可参见《壶春丹房医案》中"何平子生平传略"。此书收于本套丛书《何氏四家医案校评》中。《温热暑疫节要》《瘟疫摘要编诀》二书收于本套丛书《何氏伤寒温病六书校评》。

何长治（第二十四世，清）

字鸿舫。其伟子。太学生。居重固。生有异禀，浸淫载籍，手自朱黄。少师娄县姚椿，诗文得古人步骤，一洗绮靡芜秽之习。书法胎息平原，坚拔浑厚，自谓大江以东独绝。间画墨梅，世不易得。何氏故世医，至长治声誉益振，病者求治，户限为穿。殁后，人宝其书，或得寸笺方案者，珍若球璧。长治豪于饮，修髯古貌，声若洪钟。于学无不精通，然大都为医名所掩。晚年自号横泖病鸿。（《青浦县续志·文苑》）

《医人史传》，何其伟著，长治续。（《青浦县续志·艺文》）

《还如阁诗存》二卷，何长治著，鹿邑王树棻序，已刊。长治初有《瞻竽山庐诗稿》，经乱散佚。（《青浦县续志·艺文》）

何长治屋后小丘有古井，称为福泉。

停沤舫，为何其伟子长治读书处。

太学生何长治墓，在四十五保四区二图应泾。（并《青浦县续志·名迹》）

咸丰间，寓漕河泾。工书能诗，尤长医理，立起沉疴，时以国手推之。（《上海县续志·游寓》）

《兰陵室医案辑存》为名医何鸿舫之经验良方，沈寿龄辑。（《宝山县续志》）

何长治，承家学，亦以活人术济世。同治中，尝主里中秦绿山房，以诗文相征逐。寻归故里，筑梅花庐以迎宾客。光绪己丑冬卒。著有《医人传》及《瞻竽山房诗文集》，藏于家。（《罗店镇志》）

徐起工山水，尝客重固，为何长治写福泉山图，烟云欲活。（《青浦县续志·杂事》）

精医，悬壶上海北市。工行书，胎息平原，气势磅礴。（《海上墨林》）

何鸿舫，青浦重固庐名医也。先生貌体修伟，长髯斑白，拂拂过胸，而精神殊为矍铄，语言更爽利无匹，好饮酒，健谈笑。医学外兼工书法，作擘窠大字，尤力透纸背，为人写楹联堂额，署款每作"横泖病鸿"。迨归道山之后，欲求先生手笔之人，偏求其平日所开药方，每纸可易鹰币二枚，后竟增至四枚，以药方为人珍视若此，诚医林之佳话，亦艺苑所罕闻也（节）。（《退省庐

笔记》)

重固何氏，松之世医也，元长传书田、书田传鸿舫、鸿舫传虚白，代有著述。辛亥（1911），余馆汇西，见方子策卿珍藏鸿方，爱逾垂璧。鸿舫工书善诗，虽参戎幕，然牢落半生，终以医显（节）。（《伤寒辨类·刘铁冷序》）

鸿舫先生诗文与医，其所素习，而又工于书。然性豪迈，雅不愿以医名。出与海内名人游，又尝佐戎幕，思负其奇以驰骋当世，遇无一可，不得已而隐于医。能起垂绝之症，求治者日踵于门，先生恒喟然叹曰：此岂壮夫事哉。性善饮，醉则酣嬉淋漓，浑洒笔墨，或作为诗歌以自娱。先生与余妇汤氏有姻连，余又尝馆先生之梅花庐课其孙读，因得接其容仪，先生短视长髯，状貌如古佛。与之谈，竟日无倦容，对客豪饮，高论雄辩，论者莫当。于当世士勘有可其意者，吾以此知此老胸襟别有事在，区区医之良，与其书之工，不足以尽先生也。然人重先生名，殁后数十年，医方之流落人间者，咸珍贵之。方君策卿，其妇家赵氏，亦与先生有姻连，因此得医方数十纸，装潢成帙，藏于家。后附以虚白医方，虚白者先生子，亦工医而又善书者也。方君尝出以示人，余展玩之，恍见先生当日长髯拂拂，杯酒留连之状态焉，因书其端。

癸丑仲冬云间胡常德序于沪西寓庐

按：此序及《伤寒辨类》刘铁冷序中所指，方策卿珍藏之《重古何鸿舫先生医方墨迹》一册，今归雪斋。胡常德尝馆何氏，课鸿舫先生之孙，常接谈论，故其文颇见感情，亦甚真挚。

田昌鼎居小蒸镇。工医，游何长治门，能传其术。（《青浦后续诗传》）

松江王松亭，亦先生门下士，在禾行医。（《景景医话》）

见苏州沈氏所藏何鸿舫书联及诗册，册乃书赠其弟子沈挹芝者。（《雪斋杂记》）

自光绪丙子至光绪戊子（1876—1890）间，药方中所印侍诊门人，计有宝山沈子庚、常熟孙署卿、松江徐少卿、苏州陆方石、常熟陈叔田、苏州顾羲士、奉贤孙萼士、宝山蒋仲韬、周庄朱咏莲、叶榭蒋琴泉、松江吴季常、青浦曹伯荣、嘉善顾印谷、上海陈玉如、当涂黄行之、平湖李印菱、金山黄叔岑、松江钱子杰、常熟姜仲渔、上海顾丹泉、上海陈寿昌、朱眉康、顾华谷（按：

二人地名，印章不清）、横泾方清卿、嘉定高守先、安徽蒋尧松、昆山胡省三、长子虚白、次子右韩。(《何鸿舫手书方笺册》)

著《重古三何医案》三卷（下卷属何鸿舫）。(《中医图书联合目录》)

其伟第三子。原名昌治。字补之，号鸿舫。太学生。知州衔，赏戴蓝翎，浙江补用县丞，升用知县。公貌甚奇，须眉如戟，豪饮雄辩，有古侠者风。书学颜平原，特苍劲。医名亦重。暇则以诗自娱，著《还如阁诗存》二卷，已刻行世；《瞻竿仰樗庐吟草》《通波惰农诗草》存稿未刊。道光元年辛巳生，光绪十五年己丑卒（1821—1889）。(《青浦谱》)

注： 其余有关何长治的资料，可见本套丛书《何鸿舫医案及墨迹校评》中"何鸿舫生平传略"。

何昌焕（第二十四世，清）

夙精《难》《素》，不乐进取，善养生。(《青浦县续志》)

其伟第四子。字鼎甫，又字炳之，号蔚如。咸丰壬子（1852）科举人。保举教谕，拣选知县。善医。道光四年甲申生，光绪廿二年丙申卒（1824—1896）。(《青浦谱》)

何昌霖（第二十四世，清）

其伟第五子。字本之，号石根。邑庠生。保举训导，未赴任，加光署正衔。精家学，审症甚详。道光八年戊子生，同治六年丁卯卒（1828—1867）。(《青浦谱》)

素喜金石。同治元年（1862）去东乡颛桥镇行医。马立中抱疾，以附子收效。(《虚白诗稿》)

何昌畴（第二十四世，清）

其瑞长子。字宝陇，号新畲。太学生。善医。嘉庆八年癸亥生，咸丰九年己未卒（1803—1859）。(《青浦谱》)

何昌期（第二十四世，清）

其瑞次子。字宝瑜，号达孚。邑庠生。善医。(《青浦谱》)

何昌龄（第二十四世，清）

元长孙。青浦人。尝旅寓邑之苏家港最久。何氏之医，自宋至今，代有闻

人。昌龄为人豪宕自喜。(《吴江县续志·寓贤》)

医克承家学,性豪迈,行道吴江,求治者盈门。(《吴江县志》)

其章第三子。字端叔,号厚斋。邑庠生,议叙县佐。善医。嘉庆十五年庚午生,同治二年癸亥卒(1810—1863),葬重固陈华浜口。(《青浦谱》)

注:其余有关何昌龄的资料,可参见《何端叔医案》中"何端叔生平传略"。此书收于本套丛书《何氏四家医案校评》中。

何昌墀(第二十四世,清)

其章第五子。字六芳,号子丹。邑庠生。善医。嘉庆廿一年丙子生,咸丰六年乙卯卒(1816—1855)。(《青浦谱》)

何昌梓(第二十四世,清)

字慎悔。精医,盖家学也。工诗,有《春熙室诗》行世。(《青浦后续诗传》)

著有《香雪轩医案》四卷、《烬余诗钞》二卷。(《青浦县续志·艺文》)

副贡生何昌梓墓,在北竿山。(《青浦县续志·名迹》)

字伯颖。其超子。居竿山。咸丰己未副贡,医承家学,好为深思,尝取家中所储诊籍手自辑录,阐发其奥赜之理,治病究合脉法,应手奏效。何氏自道光间分竿山、重固两支,时昌梓医名,与其从兄长治竞爽。兼工诗,其超题其《烬余集》云:"颇忆苏家名父子,斜川一脉继东坡。"其矜许如此。(《青浦县续志·艺术》)

(节)庚申(1860)秋,随王父至上海,旋分居亭林行医,戊辰(1868)始归,医名直与王父坰。公立品端方,笃于友爱,亲族邻里有急,济之无吝。平居不干世务,诊视之暇,惟以吟咏自适,著有《烬余诗钞》二卷、《香雪轩医案》四卷。光绪十五年己丑,长男寿彭百拜谨述。(《青浦谱·先府君伯行公述略》)

其超长子。字辛木,号伯颖,又号伯行。咸丰己未(1859)科副举人。工诗、精医。道光七年丁亥生,光绪六年庚辰卒(1827—1880)。(《青浦谱》)

何昌鈐(第二十四世,清)

其超第三子。字斌华,号叔游。太学生。精家学。尤工绘事。咸丰十

年（1860）侨居天马山，遂家焉。道光十二年壬辰生，光绪三十年甲辰卒（1832—1904）。（《青浦谱》）

何昌圻（第二十四世，清）

其超第四子。号寄瓶，字季平。太学生。精医，曾迁嘉善，复还竿山。道光十五年乙未生，光绪十六年庚寅卒（1835—1890）。（《青浦谱》）

何昌燧（第二十四世，清）

其超第五子。号嵩玉。习世业。道光十九年己亥生，光绪元年乙亥卒（1839—1875）。（《青浦谱》）

何光藻（第二十五世，清）

（节）从嘉之李亚白师教读，声音训诂，辨别精微。于道光丁未（1847）岁试，取入青浦县学第七名。次兄昌福即以家传医籍，朝夕分别指授，伥执卷披吟，弗顾他务，不二年，颇有见识。同治五年叔长治识。（《青浦谱·亡侄景门文学传》）

昌福长子。原名后传。字承伯，号景门。邑庠生。议叙九品。道光二年壬午生，道光廿九年己酉卒（1822—1849）。（《青浦谱》）

何运亨（第二十五世，清）

咸丰庚辛（1860—1861），西北各乡避难来漕（即漕河泾镇，在上海市之西）者数万人，俱称君秉性敦厚，孝友好施。既悬壶于斯，求治者日众，遇有贫病，不取酬仪，并给以药，活人无数，病者咸德之。况日积医资，分给三党，以及同乡，可谓见义勇为，令人闻而起敬矣。宣统三年正月，盐运使衔，候选知府亲家弟上海唐锡瑞拜撰。（《青浦谱·八愚何君传》节）

昌福第四子。字眉寿，又字守讷，号八愚。太学生，保举布政司照磨。善医，著有《医案》一卷（即《重古三何医案续编》三卷之一）。道光十七年丁酉生，同治十一年壬申卒（1837—1872）。（《青浦谱》）

八愚何公，重古医世家也。年廿余岁时，行医寓罗店。生平济困扶危，岁得酬金以万计，皆挥手去，故身后萧条。孙婿上海刘江谨述。（《青浦谱·何母张太夫人生传》节）

何履亨（第二十五世，清）

昌福第五子。字九思，号究筍、玖诗。议叙从九品。善医，工书法，精篆

刻。道光十九年己亥生，光绪七年辛巳卒（1839—1881）。(《青浦谱》)

何振宇（第二十五世，清）

字虚白。长治之子。亦工书善医。(《青浦县续志》附传)

长治长子。原名振寅。字孟诚，号虚若、爱年，又号虚白。太学生，保举候补国子监典籍。善医、工书、能诗，有《虚白医案》。道光二十二年壬寅生，光绪二十一年乙未卒（1842—1895）。(《青浦谱》)

按： 何虚白曾在上海南市寓期，故老多能道之。《景景医话》作者陆晋笙，自言与之交好，见《重固三何医案·陆序》。

何振实（第二十五世，清）

长治次子。字诚中，号右韩，又号又安。太学生，继承家学。道光二十四年甲辰生，民国丁巳卒（1844—1917）。(《青浦谱》)

何振基（第二十五世，清）

字鲁廷，附贡生，居重固。昌焕子，医得父授，苦志钻研，治伤寒温热诸证尤神，病家争延致之。时仲父长治方以医负盛名，振基承其后，亦藉甚，论者谓重固何氏之医，与竿山何氏一脉，均能绳绳勿替云。(《青浦县续志·艺术》)

昌焕次子，字季雅，号鲁廷。附贡生，善医。咸丰三年癸丑生，光绪三十四年戊申卒（1853—1908）。(《青浦谱》)

何元康（第二十五世，清）

昌龄次子。原名后康。字仲英，号迪夫。邑庠生。工诗，精医。迁居西塘，遂家焉。道光十二年壬辰生，卒年不详（1832—？）。(《青浦谱》)

何元廑（第二十五世，清）

其章之孙。原名后钰，字玉壶，号式如。邑庠生。善医。道光二十一年辛丑生，光绪十年甲申卒（1841—1884）。(《青浦谱》)

何诚豫（第二十五世，清）

昌鉁第五子。改名廷琮，字桐孙，号明夫。善家学，又精外科。同治二年癸亥生，光绪十九年癸巳卒（1863—1893）。(《青浦谱》)

字同孙，又字桐荪，号明甫。习世业，兼理外科。(《奉贤谱》)

何诚履（第二十五世，清）

昌梓子寿彭，字考祥。亦精医。尝谓南方地暖，温病为多，因作《温病说》。(《青浦县续志·艺术》)

《医镜》三卷，何寿彭著。(《青浦县续志·艺文》)

昌梓长子。改名寿彭。字安孙，号考祥。精医，著有《医镜》《医案》。咸丰十年庚申生，光绪三十一年乙巳卒（1860—1905）。(《青浦谱》)

幼聪慧，读书倍恒人。年二十一岁，即丁大父（其超）之忧，为仰事俯育计，不得不弃儒习家学。以研究所得，施治患者，多应手愈，远近延诊者踵相接。诊视之余，惟喜探讨医经精义，凡古人处方立说，足资参考者，无不摘录，成有《医镜》三卷、《医案》二卷，藏家待刊。民国十年辛酉男锡勋谨述。(《青浦谱·先府君考祥公述略》节)

何诚复（第二十五世，清）

昌鉁次子。改名廷璋。字稼生，号端夫。青庠生。精医。著有《竿山志略》(《青浦县续志·艺文》著录)。咸丰五年乙卯生，光绪二十八年壬寅卒（1855—1902）。(《青浦谱》)

何五徵（第二十五世，清）

昌龄之子。字伯鸿。举人。亦能医，工诗文。(《中华医史杂志》朱孔阳文，未注出处)。

同治甲子（1864）举人。(《奉贤县志·选举》)

何五煌（第二十五世，清）

字愚伯，号燮卿。炫之裔孙。奉贤庠生。长于儿科。道光二十年庚子生（1840—? ）。(《奉贤谱》)

据闻清末时，有病家赠何燮卿联云："二十五代为医，必服其药；一千余里抱病，幸赖此君。"可见医道之深。(《新民晚报》1962 年 4 月)

何谦（第二十五世）

昌霖子。字燮梅，性沉穆，仁心深厚，精研家学。年七岁，叔祖公子圩先生赞曰：此何氏龙麟子也。游艺于金石书画，得伯父鸿舫之风骨笔力，画开海派之先。抚琴焚香，煮茶品茗，常作鹤乡之游。取妻南京张氏，乃正一龙虎天师府张应京之后，祖婆乃一品夫人明益郡主朱氏。得朱氏丹道真传，清修南宗丹道，夫妻常携游天台山，谒桐柏，访紫阳，潜心于南宗丹道双修，融正一、龙门为一脉。后隐避入闽，拜武夷白祖，后居侯官，立南宗丹道法坛"翊云轩"，至福宁第一洞天霍童采药炼丹，终隐于福宁福安之间，施医布药，传道畲乡。是何氏世医入闽之始祖。道光二十六年（1846）生，卒于1944年。

何绅书（第二十六世）

运亨次子。字子谷，号艮夫，又号子愚。精家学，又善小儿推拿。同治八年己巳生，民国十五丙寅卒（1869—1926）。（《青浦谱》）

何绩书（第二十六世）

振宇第三子。字裴士，号八子，又号稚白。邑庠生。精医，工书法。同治十一年壬申生，民国七年戊午卒（1872—1918）。（《青浦谱》）

按： 其曾在上海南市设诊，故其墨迹流传在沪者不少。

何红书（第二十六世）

振基次子。字嘉生，号南屏。精医。光绪六年庚辰生，民国七年戊午卒（1880—1918）。（《青浦谱》）

何锡勋（第二十六世）

诚履长子。字钟奇，号子祥。精医。光绪十三年丁亥生，民国十五年丙寅卒（1887—1926）。（《青浦谱》）

何乃赓（第二十六世）

昌龄之孙。字辛伯。善医。咸丰元年辛亥生，宣统元年己酉卒（1851—1909）。（《青浦谱》）

何大涌（第二十六世）

燮梅子，至孝，忠厚，文武双全；精家学，尤其长于穴脉之理，深习血筋之术，断脉、点穴、胎息、内丹皆臻精妙。密行丹道，隐于畲乡传法布道，行医为业。善用香药治疗瘰疬等病症，名传福宁诸县。以秘方入股合办霞浦香山堂药店。生于1868年，卒于1940年。

何承耀（第二十七世）

乃赓之子。字补榆，号老圃。工医。光绪十五年己丑生，卒年不详（1889—？）。（《青浦谱》）

何承泮（第二十七世）

红书长子。字宝衡。工医。光绪三十二年丙午生，卒年不详（1906—？）。（《青浦谱》）

何承志（第二十七世）

锡勋长子。字锦文。私立上海中医学院毕业。1919年生，2006年卒。

注：其余有关何承志的资料，可参见《何承志医案》中"何承志生平传略"。此书收于本套丛书《何氏四家医案校评》中。

何章崧（第二十七世）

大湧子，字庆春，好学敏行。先在福州明华药房内掌盘，1932年至厦门兴办回春堂药号，1938年复归福宁香山堂，主理香药置办及生产诸事。生于1892年，卒于1948年。

何维杰（第二十八世）

绅书之孙。字时希，号雪斋，以字行。私立上海中医学院毕业，曾任该院及私立上海中国医学院、私立上海中医专科学校教授，上海中医学院（今上海中医药大学）学术委员会委员，卫生部中医研究院（今中国中医科学院）特约研究员、教授，上海市人民政府参事等职。著有《医家何书田年谱》《医家何鸿舫事略及墨迹》《中国历代医家传录》《医效选录》《雪斋读医小记》《读金匮札记》《女科一知集》《妊娠识要》《女科三书评按》等十余种书。1915年生，1997年卒。

注：其余有关何时希的资料，可参见本套丛书《何时希医著三种校评》中"何时希生平传略"。《女科一知集》《妊娠识要》《女科三书评按》等著收于本套丛书《何氏妇科专著校评》中。

何国琴（第二十八世）

章崧子，入英办学堂，中英皆通，曾问学于澳门杨鹤龄，承家学。主理霞浦香山堂药局的香药置办及生产诸事。1956年香山堂公私合营，何国琴负责组建福建省霞浦联合诊所，即霞浦县中医院前身。生于1913年，卒于1957年。

何新慧（第二十九世）

承耀之孙女。1952年生。1982年本科毕业于上海中医学院（今上海中医药大学），1989年硕士研究生毕业于上海中医药大学。为上海中医药大学教授，博士生导师，上海市名中医。中华中医药学会仲景学说分会副主任委员，上海中医药大学附属龙华、岳阳医院特聘专家。是上海近代中医流派临床传承工作室指导老师。是上海市非物质文化遗产名录——"竿山何氏中医文化"的代表性传承人。著有《伤寒经纬》《伤寒论品鉴》《中华中医昆仑·何时希卷》《海派中医妇科流派研究·何氏妇科》等书，并历任本科、研究生《伤寒论》教材副主编10余本。是本套丛书《何氏二十八世医著新编》的主编。

何婷（第二十九世）

承志之孙女。1974年生。上海中医药大学毕业。上海市青浦中医医院主治医师。

何石生（第二十九世）

国琴子。创办霞浦中医院针灸科，配合香药贴，对风伤、疼痛科，手到病除，疗效独步闽东。1971年隐于松城青福，筑兰竹山房，椿桐庐，炼丹于此地，业医事，广济民，是南宗丹道传承人，是纯真龙门委羽山大有宫二十二世传人，道号何理真大宗师。生于1937年，卒于1995年。

何大平（第三十世）

承耀之曾孙。1981年生。上海中医药大学硕士研究生毕业。上海市长宁区新华街道社区卫生服务中心副主任医师。

何以丰（第三十世）

承耀之曾孙。1975年生。上海复旦大学医学院博士研究生毕业。上海仁济医院副主任医师。

刘恬姗（第三十世）

新慧之女。1995年生。北京中医药大学东方学院毕业。中医师。

何宋卿（第三十世）

石生子。1969年生。1993年毕业于福建中医学院。从小跟随父亲从种植、采药、炮制、炼制各种香药、香品开始，学习香药疗法及南宗丹道的历代传承家学。1995年起系统研修中国香道丹学，为纯真龙门委羽山大有宫二十三世传人，隐修于福建。是"福州香药疗法"（福州市第三批非物质文化遗产名录，2010年）、"何氏香药制作技艺"（上海市奉贤区第六批非物质文化遗产项目，2019年）的代表性传承人。

三、何氏医家世系简图

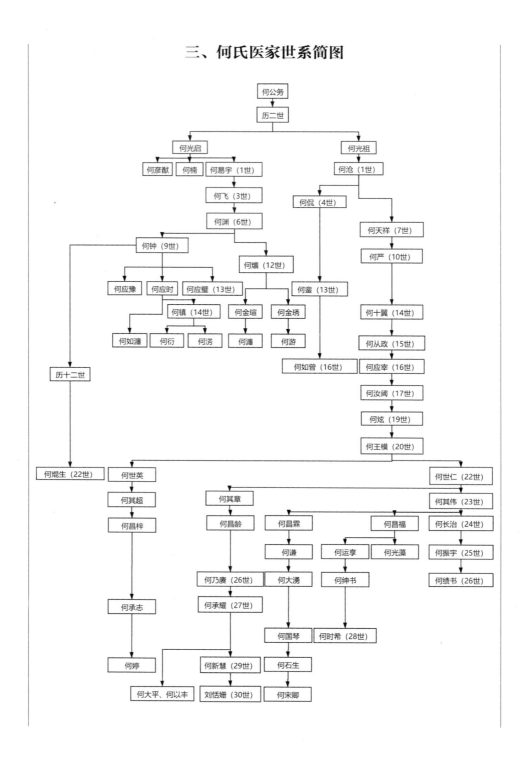

四、何氏汴梁、竿山家谱序跋（四篇）

（一）汴梁何氏族谱序

离合之统绪，事变之所致也。宗室之处常者，恒以礼义存心，言念尔祖，则虽百世文昭武穆，钟业不移，支以支绳，庶以庶衍，及其处变之际，能礼义存心，必使一体如分者亲也。亲之所自出者祖与宗也，我祖之功而谁显之，我宗之德而谁扬之，此何氏族谱所由作也。

何为韩、王之后，汉唐奕世清白一致，不绝如线，至于皇宋，以功业显，以文章著，代有其人。侍郎公（何楠）复虑其家乘日久而或致离叛，乃惓惓修辑订正，以永其传。余以谱牒之存没，修之者无其人也；苟有其人世世修之，则家世焉得而遗亡也哉。必恒以礼义存心，言念尔祖之孝子慈孙为能如是。爰书以为序。

隆兴二年新安朱熹书

按：朱熹：字元晦，学者称紫阳先生、朱夫子。尽得二程之学，穷理致知，反躬践实，而以居敬为主。

（二）观何氏谱跋

谱牒，家之序也。世有妄亲他人之祖为己祖，是谓不智；弃其祖而莫之顾，是谓不仁。何氏昭穆相乘，奕世绵远，举无二者之非，子孙世世珍藏之，而勿以慢易，视为他日之陈迹而可乎。

咸淳三年吉水文天祥书

按：文天祥：字宋瑞，号文山。举进士第一，知赣州。元兵至，应诏勤王，被执，不屈而死。临刑，作"正气歌"以见志。

（三）书何氏家谱后

己丑（1129）秋，余守松江，病妻患腹胀十年矣。闻青浦何君书田良于医，延治之，数日病除。后余量移苏郡，留权粮篆，家中人有疾，必函促以来，无不愈。书田居青浦北竿山下，自号竹竿山人，工诗，有集，是以文人隐于医者。贵人厚室以厚币聘，多不就，惟余手书招之，辄飞舸至，至必挟所藏佳字画纸墨笔砚相饷遗。选方后，必促膝纵论古今得失，互相质证，其议论丰采，卓荦不群；其诗词歌咏，清和入妙，盖与余为文字之契，殆相忘形骸者欤。昨出长洲，王惕甫典簿出其家谱见示，乃知何氏自宋元以来，以医世其业，皆以良称。古人有不作良相，即作良医之言，以医能活人，功与良相并。何氏活人多矣，有隐德者其后必大，岂但绳绳未艾已耶。因书其后。

道光十一年辛卯人日，江苏督粮使者、

陕西延榆绥道，同安苏廷玉书于吴淞舟次

按： 苏廷玉（1783—1852）：字韫山，号鳌石，晚号退叟。清泉州府同安县人。嘉庆进士。精医术。任刑部主事，勤审案，有能干之誉。

（四）何氏家谱跋

记曰：医不三世，不服其药。今之求医者，非不欲择此也，择之则无医；夫三世犹难择，况数十世乎；况数十世之皆儒而医者乎。诚有之，其必大异于今之所谓医也，谅矣。

何氏自宋以来以医世其家，而历世所传之人，实皆不仅以医著，政惟不仅以医著，为能世其家，而慎斯术以济于世，故称"世济堂何氏"。余识书田明经，且服其药，誉之似于阿，然如斯册所录铭表传赞之文，讵一时一人之私言乎哉。易曰：善不积，不足以成名。又曰：积善之家，必有余庆。夫善莫大于活人，而何氏积以二十世之久，子孙将恢厥绪，策名清时，苏疲氓而跻仁寿，此物此志也，於戏，必如是始可言医。今之医又何为而纷纷也哉。

道光十三年林则徐拜跋

按： 林则徐在江苏巡抚任，何书田曾诊愈其软脚病及其夫人之肝脾泻，是年两人有4次相晤，书田并为林撰成《救迷良方》一书，于徐禁烟事业大有助力者。

参考文献

［1］何时希.何氏八百年医学.上海：学林出版社，1987

［2］黄帝内经素问.北京：人民卫生出版社，1978

［3］灵枢经.北京：人民卫生出版社，1979

［4］南京中医学院.难经校释.北京：人民卫生出版社，1979

［5］刘渡舟.伤寒论校注.北京：人民卫生出版社，1991

［6］湖北中医学院.金匮要略释义.上海：上海科学技术出版社，1978

［7］李经纬，余瀛鳌，蔡景峰，等.中医大辞典.北京：人民卫生出版社，
2009

［8］辞海编辑委员会.辞海.上海：上海辞书出版社，1983

［9］明·何渊，著.何时希，编校.伤寒海底眼.上海：学林出版社，1984

［10］清·何汝阈，著.何时希，编校.伤寒纂要.上海：学林出版社，
1985

［11］清·何汝阈，著.何时希，编校.何氏伤寒家课.上海：学林出版
社，1989

［12］清·何元长，著.何时希，编校.伤寒辨类.上海：学林出版社，
1984

［13］清·何平子，著.何时希，编校.温热暑疫节要.上海：学林出版
社，1987

［14］清·何平子，著.何时希，编校.温疫摘要编诀.上海：学林出版
社，1987

［15］清·何嗣宗，著.何时希，编校.何嗣宗医案.上海：学林出版社，
1982

［16］清·何元长，著.何时希，编校.治病要言.上海：学林出版社，
1984

［17］清·何元长，著.何时希，编校.清代名医何元长医案（上、下）.上海：学林出版社，1984

［18］清·何书田，著.何时希，编校.何书田医著四种.上海：学林出版社，1984

［19］清·何书田，著.何时希，编校.删订医方汤头歌诀.上海：学林出版社，1987

［20］清·何书田，著.何时希，编校.杂症总诀.上海：学林出版社，1984

［21］清·何书田，著.何时希，编校.杂症歌括.上海：学林出版社，1984

［22］清·何书田，著.何时希，编校.竹竿山人医案.上海：学林出版社，1985

［23］清·何书田，著.何时希，编校.竿山草堂医案.上海：上海中医学院出版社，1989

［24］何时希.清代名医何书田年谱.上海：学林出版社，1986

［25］清·何鸿舫，著.何时希，编校.横泖病鸿医案选精.上海：科学技术出版社，1994

［26］清·何鸿舫，著.何时希，编校.清代名医何鸿舫医案.上海：学林出版社，1982

［27］清·何鸿舫，著.何时希，编校.何鸿舫先生手书方笺册.上海：学林出版社，1984

［28］何时希.名医何鸿舫事略及墨迹.上海：学林出版社，1988

［29］清·何元长，何书田，何鸿舫，著.何时希，编校.重固三何医案.上海：学林出版社，1989

［30］清·何嗣宗，著.何时希，编校.虚劳心传.上海：学林出版社，1984

［31］清·何镇.本草纲目类纂必读.清康熙十一年（1672）毓麟堂刊本

［32］清·何应时.何氏类纂集效方.清康熙十三年（1674）毓麟堂刊本

[33] 清·何镇.何氏附方济生论必读.清康熙十五年（1676）毓麟堂刊本

[34] 清·何应璧，著.何时希，编校.增编药性赋.上海：学林出版社，1989

[35] 清·何汝阆，何炫，著.何时希，编校.清初何氏医著两种.上海：学林出版社，1989

[36] 清·何应璧，著.何时希，编校.医方捷径.上海：上海科学技术出版社，1994

[37] 清·何古心，著.何时希，编校.春熙室医案.上海：学林出版社，1989

[38] 清·何平子，著.何时希，编校.壶春丹房医案.上海：学林出版社，1987

[39] 清·何端叔，著.何时希，编校.何端叔医案.上海：学林出版社，1985

[40] 青浦中医医院.何承志杂病医案集.上海：上海科学技术出版社服务部，1988

[41] 徐福洲.何氏世医八百年—何承志和他的祖先.香港：今日出版社有限公司，2003

[42] 何时希.医效选录.上海：上海科学技术出版社，1994

[43] 何时希.读金匮札记.上海：学林出版社，1988

[44] 何时希.雪斋读医小记.上海：学林出版社，1985

[45] 何时希.女科一知集.上海：学林出版社，1985

[46] 何时希.妊娠识要.上海：学林出版社，1985

[47] 何时希.六合汤类方释义.上海：学林出版社，1985

[48] 何时希.女科三书评按.上海：学林出版社，1985

[49] 何时希.珍本女科医书辑佚八种.上海：学林出版社，1984

[50] 清·何应豫，著.温建恩，校注.妇科备考.北京：中国中医药出版社，2015

[51] 金·刘完素，著.孙洽熙，孙峰，整理.素问玄机原病式.北京：人

民卫生出版社，2005

　　［52］元·朱震亨，著.王英，竹剑平，江凌圳，整理.丹溪心法.北京：人民卫生出版社，2005

　　［53］金·张子和，著.邓铁涛，赖畴，整理.儒门事亲.北京：人民卫生出版社，2005

　　［54］晋·王叔和.脉经.北京：科学技术文献出版社，1996

　　［55］宋·太平惠民和剂局方.刘景源，整理.北京：人民卫生出版社，2013

　　［56］清·汪昂.医方集解.上海：上海科学技术出版社，1979

　　　　　　　　　　　　　　　何氏内妇科临证指要